U0272701

骨伤科
简明技术与手术教程

主编 王 强 沈影超

中国中医药出版社
·北京·

图书在版编目（CIP）数据

骨伤科简明技术与手术教程 / 王强，沈影超主编 . —北京：中国中医药
出版社，2018.2
ISBN 978 - 7 - 5132 - 4314 - 8

Ⅰ.①骨…　Ⅱ.①王…　②沈…　Ⅲ.①骨损伤—外科手术—教材
Ⅳ.① R683

中国版本图书馆 CIP 数据核字（2017）第 148269 号

中国中医药出版社出版

北京市朝阳区北三环东路 28 号易亨大厦 16 层
邮政编码　100013
传真　010-64405750
山东临沂新华印刷物流集团印刷
各地新华书店经销

开本 710×1000　1/16　印张 24.5　字数 379 千字
2018 年 2 月第 1 版　2018 年 2 月第 1 次印刷
书号　ISBN 978 - 7 - 5132 - 4314 - 8

定价　326.00 元
网址　www.cptcm.com

社 长 热 线　010-64405720
购 书 热 线　010-89535836
维 权 打 假　010-64405753

微信服务号　zgzyycbs
微商城网址　https://kdt.im/LIdUGr
官 方 微 博　http://e.weibo.com/cptcm
天猫旗舰店网址　https://zgzyycbs.tmall.com

如有印装质量问题请与本社出版部联系（010-64405510）

内容简介

　　本书分为上、下两篇，上篇是骨伤科基本手术与技术，包括一般手术技术和骨折手法复位技术两章；下篇是各部位骨伤科疾病常用手术与技术，分别对上肢、下肢、脊柱、骨盆、皮瓣各部位的常见骨伤疾病中临床常用的手术与技术进行了介绍。

　　本书以《中华骨科杂志》和其他核心期刊的文献为依据，对常用手术和技术进行归纳总结，按照概述、适应证、优缺点、技术要点、术后处理和注意事项的格式整理，简明扼要，并配有彩色插图，方便广大骨伤科临床医务人员和在校的骨伤科专业学生学习参考。

作者简介

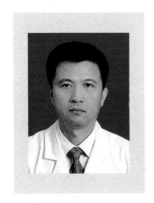

王强，南京中医药大学附属常熟医院（常熟市中医院）骨伤科主任，主任医师，教授，硕士生导师。江苏省第四期"333 高层次人才培养工程"第三层次人才，江苏省首批"卫生拔尖人才"，常熟市卫生计生系统中医骨伤科学科带头人，江苏省中西医结合学会骨伤科分会常务委员，江苏省中西医结合学会脊柱专业委员会委员，苏州市医学会骨质疏松与骨矿盐疾病专业委员会委员，苏州市劳动能力鉴定委员会鉴定专家，苏州市医学会运动医学委员。

擅长颈椎病、腰椎间盘突出症、腰椎疾病，以及四肢骨折创伤的治疗。主持苏州市级和常熟市级科研课题 10 余项，多次获得苏州市双杯奖和常熟市科技进步奖，获得新技术引进奖 10 余次。发表中华级和核心期刊论文 20 多篇。

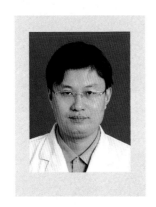

沈影超，南京中医药大学附属常熟医院（常熟市中医院）骨伤科副主任医师，医学硕士，南京中医药大学兼职副教授。毕业于苏州大学，持有国际临床医师骨密度测量（ISCD）证书。擅长颈、肩、腰、腿痛的诊治。发表核心期刊和 EI 收录论文 20 余篇，主持开展苏州市级和常熟市级科研课题 7 项，获得苏州市双杯奖 3 次、常熟市科技进步奖 3 项、常熟市新技术引进奖 3 次、苏州市优秀自然科学论文三等奖 1 项、常熟市优秀自然科学论文一等奖 1 项。

序 一

　　书籍是传播思想、知识和积累文化的载体，早在我国春秋时期便已流传于世，当时书写于简、帛之上，简称为简策、帛书，东汉文字学家许慎所著的《说文解字·序》曰："著于竹帛谓之书。"东汉以后为纸张代替，唐以后已能运用刻版印刷，制成册页，为现代书籍之渊源。中国文化博大精深，历代学者著书立说，遗存庞大，素有"汗牛充栋""望洋兴叹"之谓。寒暑交易，古往今来，中华文明及其文化载体始终秉承着继承与创新的轨迹前行。今日有幸于《骨伤科简明技术与手术教程》付梓前夕披览书稿，阅之颇获收益。概言之，该书为一部理论联系实际、切乎临床应用、与时俱进之骨伤技术宝鉴，体现了全、新、精的鲜明特点，实属一部难得的实用技术指南。所谓"全"，乃束括了全部骨伤科常用手术及相关临床操作技术；所谓"新"，乃编入书中的知识技能皆为临床最常用、最普遍的术式，体现了最新的临床技术，呈现了学科发展的新态势、新成就、新挑战；所谓"精"，作为教程，体现了精准、精炼、精髓的特点，而且作为培养青年骨伤科人才的辅导读物和指南，内容必须规范有据，全书以《中华骨科杂志》和其他核心期刊文献为依据，对常用术式进行归纳总结，并按概述、适应证、优缺点、技术要点、术后处理和注意事项等内容进行论述。书中以当代最新研究成果，以及将理论转化为实践所获取的经验作为基础的阐述，条分缕析，不尚空谈，更非空中楼阁，必将是一部实用新颖的对教科书最契合的参考书，当是不可多得。

　　我们主张中医药事业的发展应该"一体两翼"，即以中医药理论体系和历代积累的临床经验为继承主体，以弘扬传统文化和充分吸收现代科学包括现代医学为两翼，如此必将可以如大鹏展翅，搏击长空。当前，中医医院的发展日益兴盛，综合服务能力不断增强，应对社会需求的各种压力也在增加。从全国而言，中医医院骨伤科往往成为医院繁荣昌盛的顶梁柱，呈现着蓬勃发展的业态，体现了"一体两翼"的思维模式。习近平总书记在 2016 年 8 月召开的全国卫生与健康大会上指出："要着力推动中医药振兴发展，坚持中西医并重，推动中医药和西医药相互补充，协调发展，努力实现中医药健康养生文化的创造性转化、创新性发展。"本书主编王强教授领衔的南京中医药大学附属常熟医院骨伤科正是遵循着总书记所指引的方向，不断加强自身综合业务能力建设，坚持人才培养、科学发展。全科有着丰厚的传统经验积淀，形成了特色鲜明的中医药优势。早在20世纪60年代该院创造的"全麻下行大推拿术治疗腰椎间盘突出症"的经验就已风靡大江南北，被引用推广，并纳入本科教材《中医骨伤科学》。改革开放以来，该科秉持"继承不泥古，创新不离宗"的旨意，在强化中医、中医院姓"中"的前提下，一专多能，现代骨科相关技术也得到全面长足的发展，这些闪烁着现代科技光芒的临床实践与经验积累，为作者们撰写本书创造了条件，也奠定了基础，使之实现了理论与实践的融通，知识与技能的并重。长期以来，人们常常在"中医院要不要手术，能不能手术"这一问题上犹豫，乃至争论。我们是辩证唯物主义者，一切应该从实际出发。早在东汉末年，华佗等就已在治疗"肠胃积聚"等疾病时创用麻沸散进行全身麻醉施行腹腔手术。可见在1800年前我国在麻醉方法、外科手术方面已有领世界之先的成就。作为一种医疗行为本无中医西医之分，而作为一种学科规范则往往有不同的从属范围。在健康中国的建设中，我认为无论中医还是西医，在各自的发展中应该相互借鉴，有所转化，从而在坚持各自的传承中有所创新，步入新医学的星光大道。

　　南京中医药大学附属常熟医院位于江南水乡，乃吴文化的发祥之地，物华天宝，人杰地灵，为我国历史文化名城。一方水土孕育一方儿女，在刚用善武、机智灵动、尚德向善、兼容并蓄的吴文化的熏陶下，常熟人正在改革开放的大潮中勇立涛头，不断开创新局面。在这"胜日寻芳泗水滨，无边光景一时新，等闲识得东风面，万紫千红总是春"的百花园里，本书主编王强教授、沈影超教授和他们的学术团队辛勤耕耘数十载春秋，必将艳丽花朵永远绽放。

　　斯以为序。

识于上海中医药大学
二〇一七年六月一日　施杞

序 二

作为县级医院的临床科主任、医生，业余时间一般会怎样度过呢？我曾经向许多医生问过同样的问题，回答大同小异：有的说要陪陪家人，因为工作牺牲了很多亲情；有的说要与朋友聚聚，因为工作牺牲了很多友情；有的说要出去旅游，因为工作牺牲了很多闲情。

但是，南京中医药大学附属常熟医院骨伤科的主任王强和副主任医师沈影超，却在工作之余，用三年多的时间，写成了通俗易懂、非常实用的《骨伤科简明技术与手术教程》。他们的行动告诉我，只要坚持不懈、勤奋努力，一个基层医务工作者的专著梦，完全可以实现。我真心佩服他们，因为我知道，在追逐梦想的过程中，永远不可能一帆风顺，永远有放弃的借口，而坚持只需要一个理由。

作为院长，我鼓励我的主任们，带领他们的团队在专业方面有所建树，专著也行，科研论文也可，读书笔记也罢，但是不能躺在过去的功劳簿上。否则，不仅自己踟蹰不前，还会成为科室发展的阻力，成为医院发展的障碍。

在医学科技不断进步的今天，我们除了要紧跟临床技术发展的步伐，还要满足患者各种各样的需求，更要适应复杂多变的医改政策。这就要求我们医务工作者，在繁杂忙碌的环境中，能静下心来，回归医学本源，做一个科学的探索者、梦想的追求者。用始终如一的坚持，做自己能做的事，把工作当成职业；做自己该做的事，把职业当成事业；做自己爱做的事，把事业当成使命，实现人生的价值。

我相信，《骨伤科简明技术与手术教程》一定能给各位骨科医师的临床工作和在校骨伤科专业学生的学习带来益处。希望王强主任及其骨伤科团队在临床工作中不断积累先进经验，虚心接受同道的批评指正，不断完善这本专著，期待早日呈现给大家！

南京中医药大学附属常熟医院（常熟市中医院）院长

二〇一七年六月

前 言

骨伤科是一门亦文亦武的学科，培养良好的临床技能必不可少。对于医学生和初学者来讲，学完骨伤科专业的教材是不可能熟悉和掌握骨伤科操作技术和手术技能的。在日新月异、知识爆炸的年代，医学生、骨伤科住院医师、骨伤科主治医师遇到学习困难，总是需要查阅各种文献及在临床上探索，或到高一级的医院进修，使学习曲线延长。本书的亮点在于以《中华骨科杂志》和其他核心期刊文献为依据，对常用术式进行归纳总结，按照概述、适应证、优缺点、技术要点、术后处理和注意事项的规范格式整理，分为手术和技术两种形式，配有插图，方便大家学习。全书的主旨在于简明扼要，突出需要掌握的要点，而不对相关的基础知识进行赘述。如"双小切口腕管松解术"，全文仅 800 余字，但是学习完此章节，读者能完全掌握该术式的技能并在临床上开展。此外，本书不求对骨伤科学科范畴进行全面整理，只对临床实际需要的术式进行点睛式归纳。读者如果需要相关的知识可以参考其他著作，如《实用骨科学》《骨与关节损伤》等。最后，引用一句话与大家共勉：安全是生命线，合作是发展的基础，微创是方向，创新是灵魂。

本教材适合于广大骨伤科临床工作医务人员及在校的骨伤科专业学生使用和参考。由于时间仓促，本书若存在不足之处，恳请读者、专家和同仁提出宝贵意见，以便再版时修正和提高。

南京中医药大学附属常熟医院（常熟市中医院）王强
2017年元月

通 则

一、本文一些符号的表示

直径：用 Φ 表示，放在数值前

时间单位：用汉字表示，如日、小时、分钟；复合单位用英文，如 r/min、mg/d

长度单位：米用 m，厘米用 cm，毫米用 mm

容积单位：毫升用 ml（用小写 l），升用 L

压力单位：毫米汞柱用 mmHg

重量单位：公斤用 kg，克用 g，毫克用 mg

物质的量浓度：毫摩尔每升用 mmol/L，微摩尔每升用 μmol/L

物质的量：摩尔用 mol，毫摩尔用 mmol，微摩尔用 μmol

旋转速度：r/min（勿写为 rpm）

温度：摄氏度用 ℃

力：牛顿用 N

二、重点内容的突出

为了方便读者注意到书中的要点，实现本书重点与全面的有机结合，本书以紫色、加粗来突出重点，提醒读者注意。

三、常见英文缩写

ACL	前交叉韧带	L	腰椎
BMP	骨形态发生蛋白	LCP	锁定加压钢板
C	颈椎	MCL	膝内侧副韧带
Cage	椎间融合器	MIPPO	微创经皮钢板内固定
CPM	膝关节功能训练器	MRI	核磁共振扫描
CRP	C 反应蛋白	PCL	后交叉韧带
CT	计算机断层扫描	PIP	近端指间关节
CTA	计算机断层扫描造影	PLC	膝外侧副韧带
DIP	远端指间关节	S	骶椎
Doppler	多普勒	VSD	负压封闭引流

目 录

上 篇

骨伤科基本手术与技术

第一章
一般手术技术

一、外科手术常用器械技巧

任何骨科手术或者操作，小到缝合大到关节置换，均离不开其工具——手术器械，手术中通用的器械即为外科常用器械。根据结构特点不同而分为许多种类型和型号。只有掌握了每一种手术器械的结构特点，才能正确、灵活地使用，才能达到手术操作中"稳、准、快、细"的要求。

1. 手术刀

（1）组成及作用：手术刀分刀片和刀柄两部分，刀片和刀柄间可以拆卸，用时将刀片安装在刀柄上，手术刀一般用于切开和剥离组织，刀腹较为锋利。特殊的"刀"包括具有止血和切开功用的电刀、激光刀、微波刀，射频消融作用的等离子刀及冲击波刀等。电刀不等同于普通的手术刀，它依靠电火花对组织的气化达到切开的效果。

（2）执刀法：依靠反复放入练习，做到用力的大小决定切开的深度，切开的同时，观察刀下的组织，辨别重要结构。在对瘢痕组织进行解剖时，尤其强调识别，在瘢痕组织和"正常"组织之间分离，是防止误伤重要结构的技巧之一。正确执刀方法有以下四种：

执弓式（**图 1-1**）：拇指在刀柄下，食指和中指在刀柄上，手指维持握刀姿势，依靠腕部用力，可以避免手部疲劳。用于较长的皮肤切口及腹直肌前鞘的切开等。

执笔式（**图 1-2**）：动作的主要用力部位在指部，为短距离精细操作，用于解剖血管、神经等重要结构，可见于腹膜切开和短小切口等。

　　抓持式（图1-3）：握持刀的姿势比较稳定，切割的范围较为广泛。用于使力较大的部位的切开操作。如截肢，肌腱切开，较长的皮肤切口等。

　　反挑式（图1-4）：多用尖刀，全靠在指端用力挑开，可见于腕横韧带松解等操作，以防损伤深层的正中神经组织。

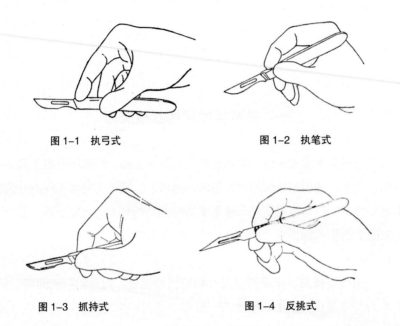

图1-1　执弓式　　　　　　　　　　图1-2　执笔式

图1-3　抓持式　　　　　　　　　　图1-4　反挑式

　　无论采用哪一种持刀方法，都要求刀刃应与组织垂直、逐层切开组织，不要以尖部用力操作，执刀过高控制不稳，过低又妨碍视线。如图1-5所示，都是错误的执刀姿势。

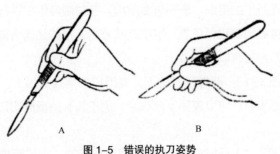

图1-5　错误的执刀姿势
A. 执筷式，且手的位置太高；B. 执刀太低

2. 手术剪　根据手术剪的结构特点有尖、钝，直、弯，长、短各型。据其用途分为组织剪（tissue scissors）（图1-6）、线剪（stitch scissors）（图1-7）及拆线剪（ligature scissors）（图1-8）等。

组织剪包括薄扁组织剪，锐利而精细，用来解剖、断或分离剪开组织。浅部手术操作用直剪，深部手术操作用弯剪。

线剪多为直剪，用来剪断缝线、敷料、引流物等。

线剪与组织剪的区别在于组织剪的刃锐薄，线剪的刃较钝厚。所以，决不能以组织剪代替线剪，损坏刀刃，造成浪费。触及坚韧的组织也应该用刀片解剖，避免组织剪损坏。拆线剪是一页钝凹、一页直尖的直剪，用于拆除缝线。

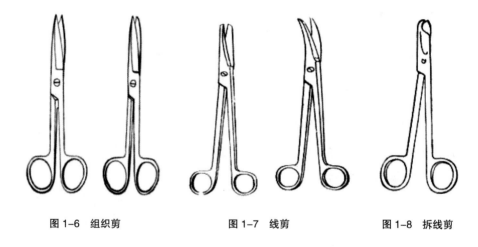

图1-6　组织剪　　　　　　图1-7　线剪　　　　　　图1-8　拆线剪

正确持手术剪法为拇指和环指分别插入剪刀柄的两环，中指放在环指环的剪刀柄上，示指压在轴节处起稳定和向导作用，有利操作，见图1-9。

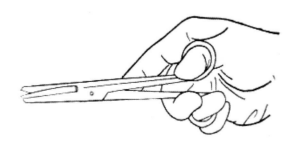

图1-9　正确持手术剪的姿势

3. 血管钳　血管钳原意为用于钳夹血管或出血点，亦称止血钳，也供分离、夹持和解剖组织用，还可用于牵引缝线、拔出缝针，或代替镊子使用。血管钳在结构上主要的区别是齿槽床形态。由于手术操作的不同需要，齿槽床分为直、弯、直角、弧形（如肾蒂钳）等。用于血管手术的血管钳，齿槽的齿较细、较

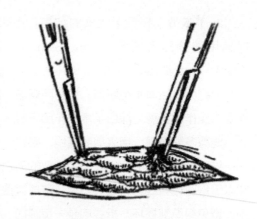

图 1-10　血管钳止血

浅，弹性较好，对组织如血管壁、血管内膜的损伤均较轻，称无损伤血管钳。用于显微操作的血管钳较"蚊式钳"更为精细，通常俗称为"苍蝇钳"。操作时，避免对组织的压榨，不宜夹持皮肤真皮层、脏器及较脆弱的组织。于止血时尖端应与组织垂直，夹住出血血管断端，尽量少夹附近组织，从而避免组织坏死（图 1-10）。

止血钳有各种不同的外形和长度，以适应不同性质的手术和部位的需要。常见的有直、弯两种，见图 1-11。

另外，还有有齿血管钳（全齿槽），蚊式直、弯血管钳。①弯血管钳（Kelly Clamp）：用以夹持深部组织或内脏血管出血，有长短两种。②直血管钳（Straight Clamp）：用以夹持浅层组织出血，协助拔针等用。

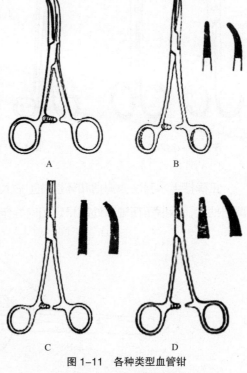

图 1-11　各种类型血管钳

A. 弯血管钳；B. 直血管钳（半齿槽）；
C. 有齿血管钳（全齿槽）；D. 蚊式血管钳（全齿槽）

③有齿血管钳（Kocher's Clamp）：用以夹持较厚组织及易滑脱组织内的血管出血，如肌腱、韧带等，前端齿可防止滑脱，但不能用以皮下止血。④蚊式血管钳（Mosquito Clamp）：为细小精巧的血管钳，有直、弯两种，用于手部、血管神经部位等手术的止血，不宜做大块组织钳夹用。

血管钳使用基本同手术剪，右手正确姿势为拇指和环指分别插入血管钳的两环，中指放在环指环的剪刀柄上，示指压在轴节处起稳定和向导作用，有利于操作。但放开时用拇指和示指持住血管钳一个环口，中指和环指挡住另一环口，将拇指和环指轻轻用力对顶即可。（图1-12）

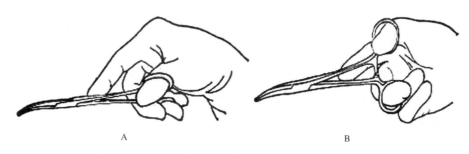

图 1-12　止血钳使用方法
A. 正确执钳法；B. 错误执钳法

要注意：血管钳止血时只扣上一二齿即可，要检查扣锁是否失灵，有时钳柄会自动松开，造成出血，应警惕。使用前应检查前端横行齿槽两叶是否吻合，不吻合者不用，以防止夹持血管壁等精细组织时候滑脱。

4. 手术镊　手术镊用于夹持和提起组织，以利于解剖及缝合操作，也可夹持缝针及敷料等。手术镊有不同的长度，分有齿镊和无齿镊两种。

（1）有齿镊：又叫组织镊，镊的尖端有齿，齿又分为粗齿与细齿，粗齿镊用于夹持较硬的组织，损伤性较大，用于提起皮肤等；细齿镊用于精细手术，如肌腱缝合、血管吻合等，如卢氏镊。因尖端有钩齿，夹持牢固，但对组织有一定损伤。

（2）无齿镊：又叫平镊或敷料镊。其尖端无钩齿，用于夹持脆弱的组织、脏器及敷料。浅部操作时用短镊，深部操作时用长镊，尖头平镊对组织损伤较轻，用于血管、神经手术。

正确持镊姿势是用拇指对食指与中指，执于镊脚的中、上部，示指起稳定作用。（图 1-13）

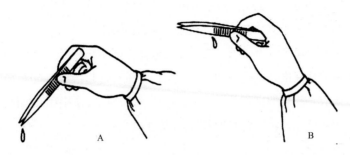

图 1-13 持镊法
A. 正确持镊；B. 错误持镊

5. 持针钳 持针钳也叫持针器。主要用于夹持缝针以利于缝合各种组织，也用于器械法打结操作。应以持针器的尖部夹住缝针的中、后 1/3 交界处，因上肢存在提携角的缘故，缝针应微微上翘；多数情况下夹持的针尖应向左，特殊情况可向右，缝线尾线应重叠 1/3，重叠部分放于针嘴内。常见执持针钳方法有：

（1）掌握法：也叫"一把抓"或"满把握"，即用手掌握拿持针钳，见图1-14。钳环紧贴大鱼际肌上，拇指、中指、环指和小指分别压在钳柄上，后三指并拢起固定作用，示指压在持针钳前部近轴节处。利用拇指及大鱼肌和掌指关节活动推展，张开持针钳柄环上的齿扣，松开齿扣及控制持针钳的张口大小来持针。合拢时，拇指及大鱼际肌与其余掌指部分对握即将扣锁住。此法缝合稳健，容易改变缝合针的方向，缝合顺利，操作方便。（图 1-14）

（2）指套法：为传统执法（图 1-15）。

用拇指、环指套入钳环内，以手指活动力量来控制持针钳的开闭，并控制其张开与合拢时的动作范围。用中指套入钳环内的执钳法，因距离支点较远而稳定性较差，故为错误的执法（图 1-16）。

（3）掌指法：拇指套入钳环内，食指压在钳的前半部做支撑引导，余三指压钳环固定于掌中。拇指可以上下开闭活动，控制持针钳的张开与合拢。（图 1-17）

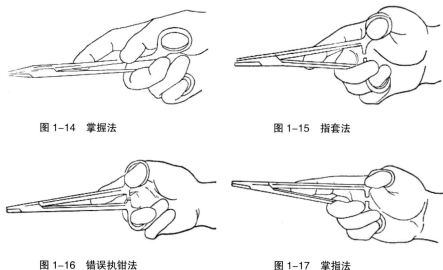

图 1-14　掌握法

图 1-15　指套法

图 1-16　错误执钳法

图 1-17　掌指法

6. 其他常用钳类器械

（1）海绵钳（敷料钳、卵圆钳）（ring forceps）：也叫持物钳。分为有齿纹、无齿纹两种，有齿纹的主要用以夹持、传递已消毒的器械、缝线、缝针、敷料、引流管等。也用于钳夹蘸有消毒液的纱布，以消毒手术野的皮肤，或用于手术野深处拭血，无齿纹的用于夹持软脊膜等组织，协助暴露。换药室及手术室通常将无菌持物钳置于消毒后的大口量杯或大口瓶内（开封后 4 小时内使用）。用其取物时须注意：①不可将其头端朝上，这样将可能存在的液体流到柄端的有菌区域，放回时将污染。正常持法是头端应始终朝下。②专供夹取无菌物品，不能用于换药。③取出或放回时应将头端闭合，勿碰容器口，也不能接触器械台。④放持物钳的容器口应用塑料套遮盖。（图 1-18）

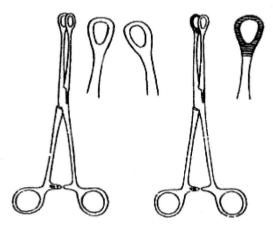

图 1-18　海绵钳

（2）组织钳：又叫鼠齿钳、爱丽丝钳。对组织的压榨较血管钳轻，故一般用以夹持软组织，不易滑脱，如夹持牵引被切除的病变部位，以利于手术进行；固定各种管道于大单上；钳夹纱布垫与切口边缘的皮下组织，避免切口内组织被污染。（图1-19）

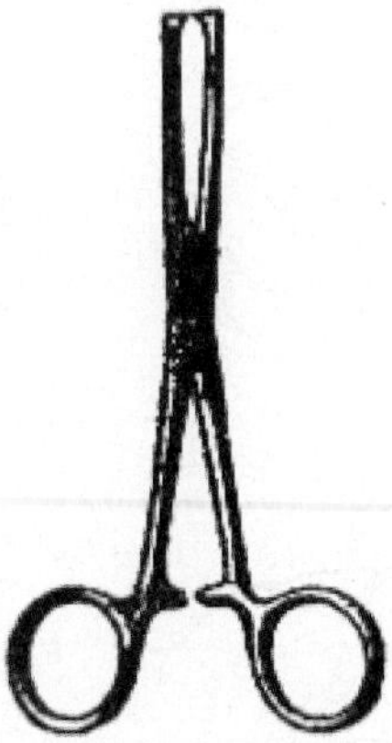

（3）布巾钳（towel clip）：用于固定铺盖手术切口周围的

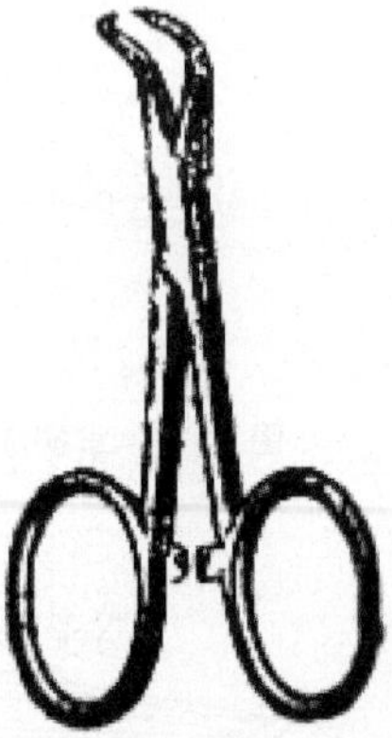

图1-19　组织钳　　　图1-20　布巾钳

手术巾，骨科手术中可用于牵引内踝骨折块，帮助复位。（图1-20）

（4）直角钳（angled clamp）：用于游离和绕过主要血管、半腱肌和半膜肌等组织，可以取肌腱做移植等。

7. 牵引钩类器械　牵引钩也叫拉钩或牵开器，是显露手术野必需的器械。常用的几种拉钩分别介绍如下。（图1-21）

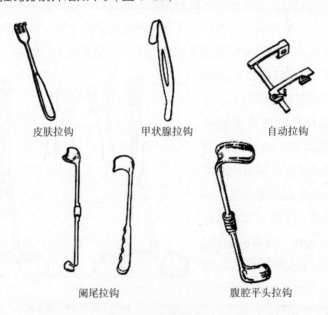

皮肤拉钩　　　甲状腺拉钩　　　自动拉钩

阑尾拉钩　　　腹腔平头拉钩

图1-21　各种拉钩

（1）**皮肤拉钩**：为耙状牵开器，用于浅部手术的皮肤拉开。

（2）**甲状腺拉钩**：为平钩状，常用于甲状腺部位的牵拉暴露，也常用于腹部手术作腹壁切开时的皮肤、肌肉牵拉。

（3）**双弯拉钩**（Hofman retractor）：用撬拨或杠杆的方式暴露，帮助显露深层组织。有时可用于帮助骨折复位。例如，对于严重的不稳定型股骨转子间骨折，要在插入髓内钉之前完成闭合复位通常较为困难。当大转子为一较大的骨折块时，远折端往往向后移位，而股骨头颈骨折块则向前倾斜。可将原切口延长，插入双弯拉钩置于近折端前方，滑至骨折断端尖端向后按压，拍 X 线片确认拉钩位置。向上撬动拉钩的手柄，形成向下的压力，从而纠正骨折端向前成角。

（4）**腹腔平头拉钩**：为较宽大的平滑钩状，用于腹腔较大的手术。

（5）**S 状拉钩**：是一种如"S"状腹腔深部拉钩。使用拉钩时，应以纱垫将拉钩与组织隔开，拉力应均匀，以免损伤组织，正确持拉钩的方法是掌心向上。（图 1-22）

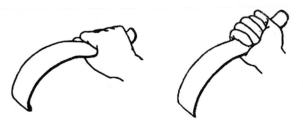

错误使用法（不易持久）　　　正确使用法（持续时间较长）

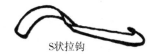

S状拉钩

图 1-22　S 状拉钩及其使用方法

（6）**自动拉钩**（self-retaining retractor）：为自行固定牵开器，脊柱后路手术较为常用。

8. 吸引器　吸引器用于吸除手术野中各种液体和小的异物，使手术野清楚，减少污染机会。吸引器由吸引头、橡皮管、玻璃接头、吸引瓶及动力部分组成。吸引头结构主要有单管型和套管型两种类型（图 1-23），尾部以橡皮管接于吸引瓶上待用。单管吸引头用以吸除手术野的血液及胸腹内液体等。套管吸引头主要用于吸除腹腔内的液体，其外套管有多个侧孔及进气孔，可避免周围松软组织等被吸住、堵塞吸引头。

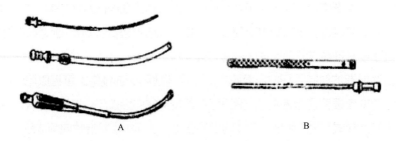

图1-23　吸引头

A. 单管吸引头；B. 套管吸引头

9. 缝针　缝针由三个基本部分组成，即针尖、针体和针眼。针尖按形状分为圆头、三角头及铲头三种，针体有近圆形、三角形及铲形三种。针眼是可供引线的孔，它有普通孔和弹机孔两种。圆针分为1/2、3/8弧度等圆针，大者多用于深部组织。三角针前半部为三棱形，锋利，用于缝合皮肤、软骨、韧带等坚韧组织，损伤性较大。无论用圆针或三角针，原则上应选针径较细者，损伤较少，但有时组织较韧，针径过细易于折断，故应合理选用。

此外，在使用弯针缝合时，应顺弯针弧度从组织拔出，否则易折断。另外还有采用针线一体的缝合针，因针和线的粗细一致故对组织所造成的损伤小，可防止缝线在缝合时脱针与免去引线的麻烦。无损伤缝针属于针线一体类，可用于血管神经的吻合等。还有针线一体的不锈钢丝，可用于髌骨的环扎固定。根据针尖与针眼两点间有无弧度可分直针和弯针，直针用于肌腱的缝合。

10. 高频电刀　电刀结构由高频子发生器、高频电极板、高频电刀头三部分组成。融切割、分离、止血为一体，减少结扎或缝合止血的频度，可大大缩短手术时间。电刀系利用高频电流来切开组织和达到止血的效果。电刀可达到以下几种功能：①干燥：低功率凝结不需要电火花；②切割：释放电火花，对组织有切割效果；③凝固：电火花对组织不会割伤，可用于止血和烧焦组织；④混切：同时起切割及止血作用。

电刀的高频电子发生器和电极板在手术开始前由巡回护士准备，电极板有硬极板和软极板，软极板与患者接触紧密，电阻为零，使用中不易产生烧灼伤。高频电子发生器的电能等级调节至关重要，电能等级是依据不同的外科手术、操作技巧及电刀头类型而定。在普通外科手术中一般为单极输出，电能设定原则是：①低电能：用于细小出血的电凝止血、粘连的分离、中小血管的解剖分离；②中电能：较大出血的电凝止血，筋膜组织的切割、游离；③高电能：血液丰富部位的切割，如脊柱后路手术。

　　高频电刀的缺点：①由于热散射作用，造成切口周围组织小血管的损伤，且当切割操作缓慢时造成的损伤更大，脂肪组织因此很容易液化，造成愈合不良；②在开放式气管内麻醉时应用高频电刀，由于发生器的放电火花，可以造成爆炸事件；③高频电刀极板若接触不良可以造成患者烧灼伤；④电火花接触未挥发的酒精，可以引起燃烧；⑤在电凝和电切时可产生组织气化烟雾，含有一级致癌物，污染空气环境。

二、髓内钉阻挡钉技术

　　由于胫、股骨解剖学特点，胫、股骨近干骺端骨折由于其髓腔大小的变化，髓内钉固定存在侧方移位和骨折畸形愈合的风险，置入后易出现固定牢靠性不足，骨折端缩短与旋转，力线不良或骨折容易再次移位，从而限制了其应用。

　　1. 优缺点　阻挡钉技术可以帮助解决上述问题。阻挡钉技术由 Krettek 等首先提出，其基本方法是：在垂直于交锁钉平面，骨折成角的凹侧骨折线远近端处紧靠髓内钉置入 1～2 枚螺钉，阻挡髓内钉的摆动，使髓内钉能沿髓腔轴线进入干骺端而不发生偏移，复位骨折，矫正力线，有效控制骨折的成角畸形。（图1-24）阻挡钉主要应用于髓内钉外的非锁定钉，帮助骨折复位，增强髓内钉的固定效果。

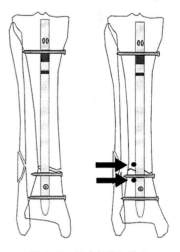

图1-24　髓内钉置入技术

注：在骨折同侧置入两枚阻挡钉以纠正无扩髓髓内钉置入后的成角移位。扩髓的髓内钉远端的骨折匹配较好，基本只需置入一枚阻挡钉即可

　　髓内钉阻挡钉技术的力学原理：髓内钉进针点、髓内钉针尖分别是骨折稳定的第一点和第二点，髓内钉阻挡钉技术通过增加稳定第三点来获得骨折的稳定。交锁髓内钉较高的再移位率主要原因在于远端髓腔宽大，髓内钉与骨骺端皮质骨难以接触，髓内主钉和锁钉之间产生摆动。再加上肌肉拉力作用，很容易造成骨折移位与不稳定。而阻挡钉的置入可增加内置物与骨结构的强度，"人为"地缩窄了远端髓腔，使交锁钉固定的理想髓腔得到了延伸，同时还建立了骨折块之间的三点固定，增加了内固定的稳定性。此外，无论阻挡钉的位置在何处，使用两枚阻挡钉时获得的力学强度要好于单枚阻挡钉。阻挡钉紧贴髓内钉放置时更稳定。

　　2. 术前计划　对长骨骨折的病例，须事先计划好在术中要置入阻挡钉的位置，以减少术中复位不佳的概率。术前须对预计放置阻挡钉的位置进行 X 线检查，以确定该部位没有隐匿性的骨折线。同时也可通过 X 线评估置入阻挡钉位置的骨质量和骨髓腔大小，以确保有足够的位置置入阻挡钉，同时可以通过髓内钉。

　　3. 手术要点

　　（1）置入方法：阻挡钉可以在进行扩髓前置入，也可以在髓内钉放置后发现骨折复位不佳后再打入，以后者多见。步骤如下：①当在手术过程中发现插入髓内钉骨折复位不佳时，拔出髓内钉，髓内钉导丝仍留在髓腔内。②置入的位置：成角移位骨折，选择骨皮质成角的凹侧；侧方移位骨折，选择骨折线和髓腔夹角锐角侧。具体位置距离骨折线 1cm，距离髓腔中心 6 ～ 7mm。③确定阻挡钉的位置后，先打入克氏针，然后行 X 线检查，以确定隐匿性骨折是否存在。④在预计置钉部位开口，分离至骨膜下，电钻钻孔，穿透双侧骨皮质，然后将克氏针更换为螺钉。⑤扩髓，扩髓后置入髓内钉。若位置满意，则锁定髓内钉；若位置不满意，有两个面上的成角畸形，则可以考虑再置入另外一个方向的阻挡钉。

　　对于有移位的骨折畸形愈合病例，髓内钉会向斜行骨折断端骨皮质缺损的位置偏移，因此，阻挡钉放置的位置应该是骨皮质较少的一侧，也可以理解为"锐角原则"，即骨折线和髓内钉（髓腔）交角的锐角侧。对于骨折的横行移位，在更换新的髓内钉时，可以在原来的钉道内置入一枚阻挡钉，迫使新插入的髓内钉进入新的髓内钉钉道，改善骨折的轴向对位。

（2）控制骨折成角：为了避免在胫骨近端骨折应用髓内钉时，髓内钉置入后形成成角畸形，器械公司设计了很多的髓内钉专用设备。如果没有专用器械的髓内钉，也可以使用徒手置钉联合髓内钉阻挡钉技术来改善髓内钉置钉轨迹。（图1-25，图1-26）

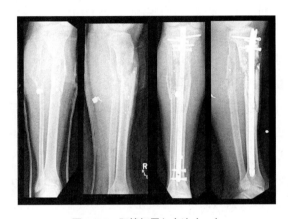

图 1-25 阻挡钉置入方法（一）

徒手置入髓内钉，在髓内钉的外侧和后侧加入阻挡钉以增加骨折固定稳定性，并纠正成角和平移移位

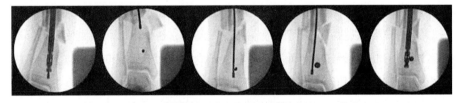

图 1-26 阻挡钉置入方法（二）

胫骨远端，置入导针后，骨折成角移位，在导针内侧（成角凸侧），骨折线以远置入阻挡钉1枚，但是，符合锐角原则。插入髓内钉后成角移位得到纠正

4.注意事项 临床实际中使用髓内钉阻挡钉技术存在较多的"陷阱"，但大部分均可以通过良好的术前计划和深入地了解髓内钉阻挡钉技术来避免。应通过远离骨折线置入阻挡钉来避免人为地造成置钉部位骨折；对斜行和粉碎性骨折，须通过X线评估是否有足够的骨质获得双皮质固定；为避免阻挡钉失效，阻挡钉置入的位置不能偏离髓内钉路径太远，但也不能处于髓内钉进针点的中央，以避免阻挡主钉进针。

三、LISS 锁定钢板技术

微创内固定系统（less invasive stabilization system，LISS）是基于微创外科的原则，吸取交锁髓内钉技术与生物学接骨技术的优点发展起来的新型内固定系统。1990 年国际内固定研究会（Association for the Study of Internal Fixation，ASIF）研发了一种新型内固定产品——LISS。由于使用体外螺钉孔瞄准器，使手术对软组织的损伤降低到最低程度。具有成角固定作用的自钻螺钉可以提供更可靠的固定。LISS 适合于长骨干粉碎性骨折的固定，尤其对骨质疏松和假体周围骨折的固定有其独特的优势。

1. 优缺点　锁定钢板的优势之一是经皮穿入、肌肉下安放及固定。除了钢板插入的部位是直视下操作外，其余部位锁钉的固定包括最远端锁钉均是在体外小切口完成。

2. 术前计划　详尽的术前计划及正确的软组织评价，包括骨折部位的 X 线片、模板测量，以及置入螺钉的位置和数量。

3. 手术要点

（1）成角畸形：LISS 治疗膝关节周围骨折，前后成角发生率较高，其次是内外翻成角，而旋转畸形几乎没有。造成前后成角的原因是周围肌肉的牵拉。在股骨髁上，股四头肌牵拉使骨折近端向前移位，而腓肠肌则使骨折远端向后移位。对胫骨近端骨折而言，股四头肌同样使骨折近端向前移位。对于成角畸形，一般可以利用"膝枕"来平衡肌肉力量，再利用手法牵引复位纠正畸形，之后使用点式复位钳或克氏针临时固定骨折端，最后安放 LISS 钢板。而内外翻畸形的发生率仅次于前后成角，但绝大部分内外翻角度在 5°以内，符合生物学固定的复位要求。

LISS 钢板是根据西方成年人膝关节周围解剖设计的，虽然符合大部分人的解剖特点，由于人种和个体差异的存在，不可能对每个病例都完全符合，因此存在 5°以内的内外翻角度可以接受。那些存在明显内外翻的病例，与医师忽视个体差异而过分追求骨块完全贴合钢板有关。骨块与钢板之间存在 1mm 左右的间隙完全可以接受。

（2）提拉（pulling）钉断裂：对于多段粉碎性骨干骨折，使用锁定钢板固定具有很强的指征。但由于锁定钢板不能在直视下复位，故只能维持骨折端的大致力线，一部分骨块贴近钢板，还有一部分骨块与钢板间隙较大，因而侧方移位不可避免。在此基础上，瑞典骨科学会（AO）推出了解决侧方移位的提拉装置（pulling device）。当骨块与钢板存在较大间隙时，可以利用提拉钉拉住骨折端，再通过提拉钉的拉动将骨块贴近钢板，纠正侧方移位。但是，提拉装置的使用具有一定的技巧及指征，如果不能掌握其工作原理，不但无法纠正侧方移位，还有可能造成螺钉的断裂。对于斜行骨折，如果骨折线的方向与骨块滑向钢板的方向一致，则可以通过提拉钉将骨块靠近钢板；反之，骨折断端之间会出现嵌插，远离钢板的骨块被贴近钢板的骨块阻挡，无法归位，如强行使用提拉装置，则会使螺钉因扭力超负荷而断裂。对于骨折线呈锯齿样的骨折类型，也可能造成骨折端相互嵌插，从而无法复位。因此，正确地使用锁定钢板及提拉钉才能获得想要的结果。

下面以 LISS 治疗胫骨干多段骨折为例介绍提拉钉的使用。首先，进行体外手法牵引小腿间接复位骨折，然后在小腿外侧的远近端作切口插入 LISS。打入 $\Phi 2.5mm$ 克氏针，利用 X 线确定钢板位置。满意后进行 LISS 近端锁钉固定，但不固定远端。接下来便由近及远逐一固定骨块。若骨块远离钢板，则可以利用复位钳体外固定使骨块贴近钢板；如发现骨折端之间存在嵌插，则须将远端克氏针拔除后，重新手法牵引复位，重复上述步骤。如无法利用复位钳复位，则可以用提拉钉进行复位。如果内侧皮质相对完整，其余皮质粉碎的骨块使用提拉钉效果最佳，其可以使原本分离的内侧皮质靠向骨干，从而更好地恢复小腿力线。

（3）锁定钢板偏心固定：即钢板放置位置偏离骨干中心。锁定钢板由于是经皮放置，因而直视下很难确定在侧位上是否偏离骨干中心，只有通过透视来确定其位置。但由于 LISS 存在体外瞄准装置，且对侧肢体也会影响侧位片的透视，因而标准的侧位片往往很难被拍摄到。此外，人体股骨干存在前屈角度，而 LISS 却没有相应的设计。如采用 13 孔 LISS 固定股骨髁上骨折，股骨近端与钢板往往不易贴合。因此，建议钢板尾端的切口适当延长，手术者可以利用手指触及骨干及钢板，位置调整满意后才打入克氏针透视。此外，还可采用特殊的手术床，可以将对侧肢体下降，减少干扰。

4. 注意事项

（1）使用"膝枕"技术可以更好地对膝关节周围骨折进行复位。

（2）使用牵引、手法复位及复位钳等直接和间接复位技术恢复肢体大致力线，尽量不使用外固定支架等临时固定装置。

（3）采用远近端双小切口将钢板于肌肉下插入，同时通过术者手指确定钢板在侧位上位于骨干中心，远近端打入 $\Phi2.5mm$ 克氏针后在 X 线透视下确认无误。

（4）利用体外瞄准装置于体外做小切口，于普通螺钉孔中拧入普通螺钉，利用钢板的解剖特点及普通螺钉的拉力作用将骨折块贴近钢板，达到间接复位及满意的对线对位要求。

（5）完成初步固定后，在瞄准器帮助下打入锁定螺钉完成固定要求。

（6）对于累及膝关节的关节内骨折，在预留钢板位置后，先使用 2 枚拉力螺钉恢复关节面平整，再采用上述步骤固定。使用普通皮质骨螺钉作为拉力螺钉取代 AO 推荐使用的提拉钉，可以有效地减少手术时间。

四、取滑丝螺钉技术

对于锁定加压钢板（LCP）的螺丝滑丝问题，一般先用反螺纹锥形取钉器磨掉尾帽取出钢板，然后用环形套钻取出残留螺钉。然而，我们可以采用边孔敲击技术来巧妙地解决。

1. 手术技巧　如图 1-27，以用锁定加压钢板的联合孔为例。在联合孔内紧邻滑丝的螺钉用普通钻头（直径大于螺钉）钻孔，因为钻的是正常骨质，普通材质的钻头就可以。需要强调的一个技巧是钻孔一定要紧邻滑丝的螺钉，平行螺钉会钻透对侧皮质。

钻孔完毕，滑丝的螺钉一侧空虚，适当敲击钢板，使螺钉和钢板整体移动，滑入孔道，整体撬出。如果是相同方向的多颗螺钉滑丝，螺钉旁边各钻一个孔，一敲一撬即可。

如果不是联合孔，如 LISS，没有联合孔的空档。这时，需要用钨钢钻在螺钉旁边的锁定钢板上钻出一个孔，人为造出一个空档。这一方法除了简便之外，其优点还包括对正常骨质破坏相对较少，耗费时间少，以及再骨折、感染的风险较低。

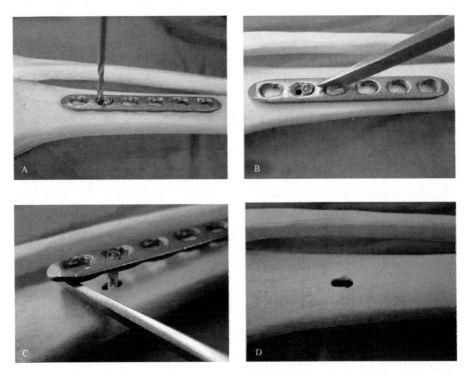

图 1-27　取滑丝螺钉的步骤
A. 钻孔；B. 推移钢板；C. 移去钢板；D. 取出螺钉

2. 注意事项　对于自攻自钻螺钉，如果自攻的棱形部分恰好包埋在皮质骨内，可能会导致取螺钉困难。如果恰好是在皮质骨较厚的股骨或胫骨内，必然会造成取出困难。这种情况不适合使用本技术。必须去除自攻的棱形部分后才能取出螺钉。

五、封闭负压引流技术

对于一个特定的患者、特定的创面，负压泵的设定对于负压创面治疗的成功和失败起着非常重要的作用，这些影响因素包括：压力的大小、治疗时间的长短和治疗的周期（间歇性治疗或持续性治疗）。我们治疗的目标是用最佳的方式促进创面的尽快愈合，而且尽可能地提高患者的依从性。

1. 负压泵设置　流速即负压引流管中空气的流动速度，用来测量流速的单位有很多（如 cm^3/sec，$cm^3/minute$ 等），该技术要有充分的流速来提高从创面清除坏死组织碎屑和渗出物的能力。这对于间歇式治疗方式尤其重要，因为如果不能把碎屑和渗出液吸到足够远的地方，当负压泵"休息"的时候，它们由于重力的作用就会反流到创面。另一个问题是如果封闭膜存在微小的漏气处（多种原因，如透明贴膜不够大，无意中刺破，患者过分活动导致开胶等），会产生不充分的流速，使封闭引流技术起不到应有的作用，一个高流量的泵可以代偿小的漏气而提供充分的负压创面治疗。从另外一个角度看，微小的漏气＋高流量的空气流速可以阻止渗出物在医用海绵和管道内凝固，提高封闭引流的效果。

最常用的参数之一是负压的设置，这必须根据创面的种类、创面组织的类型、用于创面敷料的不同来设定。

负压的大小应该不高于 $-80mmHg$，以避免过高负压对组织的损伤，而且低的负压不容易引起术后短期内的渗血。负压创面治疗不能用于仍然有活动出血的创伤或切口。应用较高的负压（超过 $-125mmHg$）会引起创面范围内和邻近组织的局部血液灌注不良。这个临界值在脂肪和皮下组织上的创面是 $-75mmHg$，而在肌肉表面的创面则是 $-100mmHg$。

2. 治疗时间　负压封闭治疗的目的是主动促进创面血液灌注、降低组织损伤的可能性，应该避免长时间明显的血液灌注不良。而间歇式吸引能引起反应性的充血（血液充分灌注），因而降低由于缺血造成组织损伤的可能性；当负压停止后，基于对局部灌注不良的反应，会明显地增加到同一组织的血流。

关于负压泵的设定最后要考虑的问题是：在一天 24 小时的时间中需要治疗多长时间。

如果一个创面有持续的渗出，如大面积擦挫伤创面，负压创面治疗应该在新的渗出产生之前完全吸收所有的渗出液。

为了增加患者的依从性，就需要允许患者参加日常部分活动。当治疗影响或禁止了患者享受他们的生活，治疗的效果就会由于患者的依从性不高而大打折扣，所以允许患者在白天一段时间内脱离负压泵，患者的依从性就会明显提高，当然，这也依赖于创面敷料的轻便，能使患者自由地活动。

对于大多数种类的创面，每天 6 ～ 8 小时的治疗时间都能取得满意的效果。除了少数例外，如大面积擦挫伤创面等情况。

3. 注意事项 应该允许患者与负压泵短期地分离（不是与敷料的负压分离）。当准备将患者与负压泵分离时，首先医师（如果在家中就是患者本人或亲属）需要夹住引流管的圆管部分，夹子不能损坏引流管，如夹子有齿或手术钳子夹得太紧。

当引流管仍然接在工作着的吸引泵上的时候，夹子应该夹在距离长软管接头数厘米的地方。然后夹闭引流管，确信断开连接后创面的敷料能够保持理想的负压水平，然后从塑料接头处断开，并保护（如用胶布）敷料的表面，防止敷料移动。

一旦透明贴膜下面有渗出物的堆积，就需要将引流管重新连接到负压泵上。将负压泵的参数设定到原来的数值，选用持续吸引模式，吸收渗出液，当液体被吸干净后，就可以重复上述断开连接的步骤，使患者可以再次自由活动。这一过程每日重复数次，直至创面愈合，或创面的特性改变，不再进行负压创面治疗为止。如果患者能够离地行走，他也可以短时间断开负压泵，去进行一些必需的活动，如去洗手间。

进行 6～8 小时治疗后断开负压泵，有以下两点作用：①能鼓励患者进行力所能及的步行和锻炼。②能使患者与其他患者和家人交往，避免因长期"粘在"一台机器上而产生心理负担（长期依附机器会使人感到衰弱和依赖别人）。

对于医院来说，间歇性负压治疗的好处是，同一台机器可以用于不同患者的治疗，如果需要治疗的患者很多，平均一台负压泵每天可以治疗 3 个（或 4 个）患者，根据每个患者是治疗 6 小时还是 8 小时。

4. 治疗总则 医生应该综合临床判断，首先，是患者的一般情况（如创面的严重程度、是否存在感染、营养状况等）；其次，基于对治疗过程中的变化（如比预期的渗出多等）；最后，基于一般的判断和临床经验。当创面组织致密如肌肉、筋膜时，应该应用较高的负压（－80～－100mmHg），而对于较疏松的创面基底，需要应用较低的负压（－60～－80mmHg）。应用负压创面治疗处理不同种类创面的指导原则见表1-1。

医用海绵必须贴敷在创面表面，以确保健康的皮肤不会受到负压，这样做的原因是如果有几厘米的空间位于正常皮肤上（靠近创口的边缘），没有受到医用海绵的保护，当负压泵工作时，就会在吸引创面的同时吸引健康的皮肤，而这会引起新的肉芽组织增生，蔓延到皮肤表面，外观看起来不好，不健康。

表 1-1　应用负压创面治疗处理不同种类的创面的指导原则

创面类型	压力设定（mmHg）	治疗时间（小时）	启动与停止循环（天）
烧伤（大面积）	80	24	5' on，3' off
烧伤（相对小面积）	80	12	5' on，3' off
外科切口	80	6～8	5' on，3' off
锐器伤	80	6～8	5' on，3' off
糖尿病足溃疡	80	6～8	5' on，3' off
静脉回流不良性溃疡	80	6～8	5' on，3' off
动脉性溃疡（缺血）	60	6～8	5' on，3' off
压迫性溃疡	80～100	6～8	5' on，3' off
植皮	60	6～8	5' on，3' off

注：遇到具体的临床情况时，须具体对待。

六、分期手术外固定架转内固定技术

开放性骨折 Gustilo 分型较高、损伤严重的病例，治疗通常复杂。如果是关节部位的骨折，则手术复位要求比较高，而且存在容易感染、术后并发症发生率高、截肢率高的风险，因此，一次手术修复骨折及周围组织结构显得尤为困难。骨科手术时间是术后感染的独立危险因素，骨科手术时间应控制在 3 小时内，手术时间每增加 15 分钟，感染的风险增加 9%。从这个观点出发，对于复杂的手术需要开展分期修复手术。

一期手术的目标为骨折的复位与固定，以及血管、神经、肌组织等重要结构的修复，降低截肢的可能性。

关于对软组织的处理，如果强调争取创面一期闭合而进行清创手术，有可能影响清创的彻底性，由于损伤早期软组织肿胀、炎症反应、微循环障碍等因素，皮肤和软组织坏死、感染的可能性都会增加，因此，延期闭合创口更为安全可靠。创面应用负压封闭引流技术闭合、修复延期闭合，可以有效引流、控制感染、覆盖骨折、闭合创面，且不影响骨折的修复。

关于骨折的处理，对于四肢、骨干的开放性骨折目前支持早期外固定支架治疗，符合骨折的生物学特性，且具有微创、安全性高的优点。对于开放性关节骨折，尤其是复杂性的骨折，应用有限内固定（克氏针或螺钉）加外固定支架治疗争取最大程度的复位和固定骨折，恢复关节面和肢体力线，为最终的确定性固定做好准备。

1. 优缺点

优点： 可以拆除体积庞大的外固定架，有益于生活和日常护理，可以促进患者早期返回工作岗位。其次，有利于肢体功能的恢复，促进功能锻炼；可以避免钉道感染。

缺点： 内固定替代外固定架增加了一次手术及创伤，并增加了患者的经济支出。

2. 手术要点

（1）一期转换：适合于钉道无感染症状，检验血常规、C 反应蛋白、血沉在正常范围内，且外固定的固定时间在三周内的患者。在外固定支架拆除后，直接进行内固定治疗，在一次麻醉下完成。

注意切口应尽可能小，对于骨折部位尽量不扩大剥离范围，能插入内固定物即可。可用骨折的远近端分别做 2 个小切口，中间为软组织桥。考虑到血供的原因，若是胫骨中段骨折则尽可能闭合插入钢板或髓内钉，不予骨折端切开。注意避开软组织挫伤区或皮肤瘢痕区。

（2）二期转换：适合于钉道有感染症状、不适合一期转换或外固定支架固定时间大于三周的患者。二期内固定手术前，检查外固定架骨钉固定部位有无渗出物或感染迹象，若有则予以去除外固定架，辅助石膏托外固定，积极换药。待钉眼处干燥且无红、肿、热、痛等感染迹象后再行手术。手术入路尽量避开原创伤口及皮瓣修复处，以避免伤口愈合不良或感染的发生。

（3）内固定方法的选择：去除外固定支架后，原钉眼处视为开放性创口，必须进行清创，待伤口闭合后再行内固定治疗。

骨折愈合情况、发生部位等因素影响手术内固定的治疗选择。如为胫骨近端骨折，软组织薄弱，瘢痕较多，弹性较差，则可选择其对侧软组织条件较好的一侧行钢板内固定，努力通过两个近远侧小切口，将钢板于骨膜外插入，再用螺钉固定；胫骨中部骨折若范围较广，可选择用 LISS 钢板骨膜外固定；若胫骨中部骨折范围小者，可选择髓内钉固定；胫骨远端骨折应选择较薄的解剖钢板，具体根据软组织的条件而定。

（4）骨缺损的处理：对于骨缺损的病例，在骨折内固定完成后，取自体髂骨植骨或与人工骨混合植骨，增加骨量，促进骨愈合。

（5）骨折间位置不佳的处理：如果二期内固定在损伤 3 周以后进行，骨折块间及外周软组织已经瘢痕愈合，因此，一般不予干扰，以免影响血供；若是骨折块较大并且移位明显，有可能影响肢体的功能及骨折的愈合，则在尽量少干扰其血运的基础上复位，切除骨块间的瘢痕组织，同时予以植骨。

3. 注意事项　使用髓内钉和使用钢板进行一期转换的感染率两者无明显区别。但是，在进行二期转换时，使用髓内钉进行内固定的感染率显著高于使用钢板进行二期转换的感染率。其中，钉道感染是导致外固定转换内固定术后感染的最重要的因素，也是分期转换和选择不同内固定对愈后影响最大的因素。

第二章
骨折手法复位技术

一、桡骨远端骨折手法复位技术

1.分型 对桡骨远端骨折分型的理解，有助于正确的治疗。(图2-1)

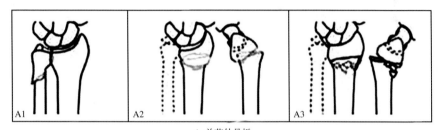

A.关节外骨折

A1.孤立的尺骨远端骨折；A2.桡骨远端骨折，无粉碎、嵌插；A3.桡骨远端骨折、粉碎、嵌插

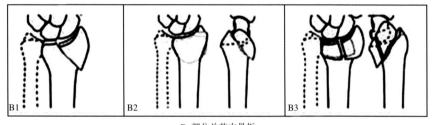

B.部分关节内骨折

B1.桡骨远端矢状面骨折；B2.桡骨远端背侧缘骨折（背侧Barton骨折）；B3.桡骨远端掌侧缘骨折
（掌侧Barton骨折）

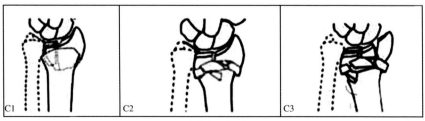

C.完全关节内骨折

C1.关节内简单骨折（2块），无干骺端粉碎；C2.关节内简单骨折（2块）合并干骺端粉碎；
C3.粉碎的关节内骨折

图2-1 桡骨远端骨折AO分型

　　桡骨远端骨折，若有移位，意味着一侧的深筋膜撕裂，失去了"软组织夹板"的作用。（图2-2，图2-3）

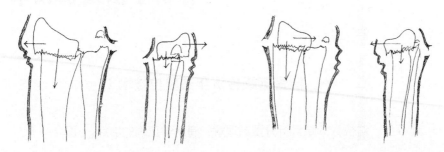

图2-2　Colles 骨折后软组织损伤示意图　　　　图2-3　Smith 骨折后软组织损伤示意图

　　完全性骨折，往往由于剪切力所致，需要手术治疗。（图2-4，图2-5）

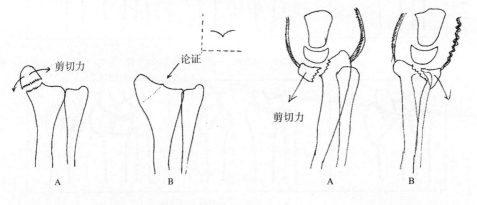

图2-4　完全性骨折和不完全性骨折　　　　　图2-5　Barton 骨折
　　　A. 完全性骨折；B. 不完全性骨折　　　　　　　A. 掌侧；B. 背侧

　　除了上述成人典型的骨折类型，还有桡骨中央压缩骨折、青枝骨折、儿童骨骺骨折 Salter-Harris Ⅱ型等。（图2-6～图2-8）

　　2. 复位参数　桡骨远端的复位参数主要有三个，按照重要性排列如下：桡骨高度＞尺偏角＞掌倾角。（图2-9）

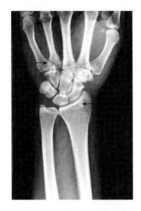

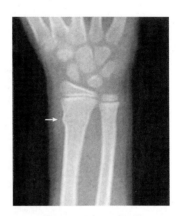

图 2-6　桡骨中央压缩骨折　　图 2-7　桡骨远端青枝骨折（一）

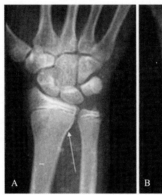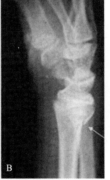

图 2-8　桡骨远端青枝骨折（二）

A. 正位片；B. 侧位片

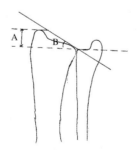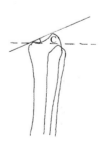

图 2-9　桡骨远端的三个重要复位参数

A. 桡骨高度：1～1.5cm；B. 尺偏角：20°～25°；C. 掌倾角：10°～15°

3. 麻醉　麻醉：血肿内麻醉（图 2-10）。

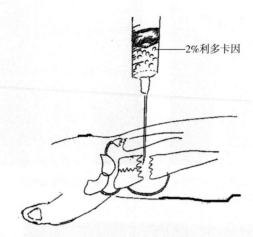

2%利多卡因

图 2-10　血肿内麻醉

回抽发现血液，表示进入骨折断端，一般打入3ml即可，麻醉效果优良

4. 手术要点

（1）拔伸牵引，折顶侧按（图 2-11）：先由两位医师对抗牵引，纠正桡骨短缩，根据 X 线片施加合理的牵引力度。如果是 Colles 骨折，以牵引第一掌骨为主。

充分牵引后，由第三位医师纠正前后移位，可以利用杠杆原理，先加大畸形、顶住一侧皮质，然后复位。

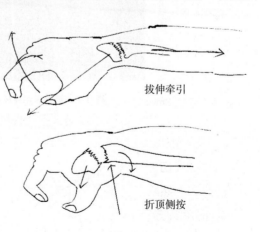

拔伸牵引

折顶侧按

图 2-11　拔伸牵引，折顶侧按示意图

（2）目标形态：蓝线表示目标轴线，红线作为参考线，注意在复位过程中、石膏未坚固前始终保持这个位置。

Colles 骨折的复位后形态即 Atlant 位，也就是屈腕尺偏的位置。（图 2-12，图 2-13）

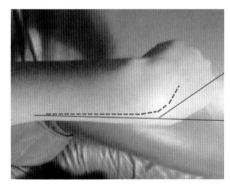

图 2-12　Colles 骨折复位后尺偏

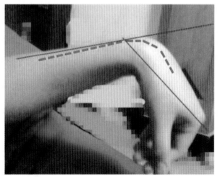

图 2-13　Colles 骨折复位后屈腕

　　Smith 骨折复位后的形态形似"如来神掌"，不同的是还要略微尺偏一点。（图 2-14，图 2-15）

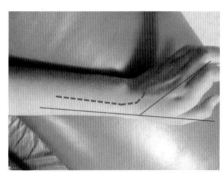

图 2-14　Smith 骨折复位后尺偏

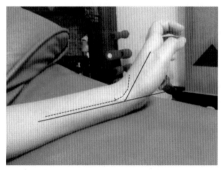

图 2-15　Smith 骨折复位后背伸

　　（3）反受伤机制原理：询问患者的受伤机制，判断暴力的方向，然后向着与这个方向相反的方向进行复位。（图 2-16）

　　（4）侧方挤压：完成上述步骤后，予以尺桡骨远端侧方挤压，以纠正下尺桡分

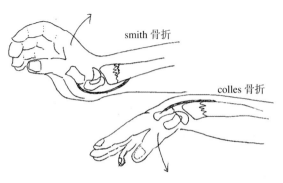

图 2-16　Colles 骨折和 Smith 骨折不同的复位方向

离和桡骨增宽畸形。（图 2-17）

（5）固定：一定要用两块石膏托，前后固定，才可以起到夹板的作用。当然管形石膏的固定强度是最大的，但是无法提供后续软组织肿胀的冗余空间。通常的错误是：只用一块石膏托做早期的固定，这与中医学的小夹板固定原理也是格格不入的。石膏托的远端以达到掌指关节为恰到好处。绷带缠绕方向和一般的"自近端向远端"不同，应自骨折的位置开始，以防止复位丢失。图 2-18 以 Colles 骨折为例，展示了绷带缠绕的方向。

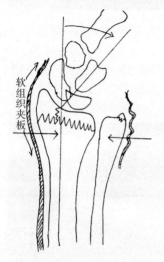

图 2-17　侧方挤压的原理

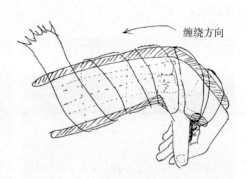

图 2-18　Colles 骨折的石膏固定

5. 注意事项　术后最初几天要观察软组织肿胀情况，以免过紧。术后 10 ～ 14 天要更换成腕关节功能位石膏，此时仅需一块石膏托即可。

二、肱骨髁上骨折复位技术

肱骨髁上骨折主要发生在儿童，以 5 ～ 10 岁发病率最高，多因间接暴力所致。其中，骨折远端向后移位者称伸直型，较多见；骨折远端向前移位者称为屈曲型，较为少见。在伸直型中，骨折远端同时伴有向尺侧移位，称为伸直尺偏型，骨折远端向桡侧移位则称为伸直桡偏型，临床上以伸直尺偏型为多。儿童再塑能力很强，年龄越小骨折再塑能力越强，即使骨折断端向前成角或骨折断端前后重叠移位，随着年龄生长均可获得自然矫正，不会遗留肘关节功能障碍。故对这种骨折畸形程度不大者，不主张切开复位内固定，但须定期随访，防止骨折移位。肱骨髁上骨折最重要的后遗症是肘内翻畸形，这种畸形几乎发生于所有的伸直尺偏型患者，伸直桡偏型患者则很少会发生。

1. 适应证　肱骨髁上骨折。

2. 优缺点

优点：避免手术创伤。

缺点：对于关节内移位骨折的复位较为困难。

3. 术前计划　复位次序为：矫正骨折旋转移位，矫正远近端侧方移位，矫正远近端前后移位。复位成功后要将骨折远端向桡侧推移，人为地造成桡侧嵌插，这样可减少肘内翻后遗症的发生。

4. 麻醉与准备

麻醉：臂丛神经阻滞麻醉，幼儿使用静脉基础麻醉。

体位：平卧位。

准备：患肢游离于床沿。

5. 手术要点

（1）**辨别并矫正骨折远端旋转移位**：术者用一手握住骨折近端，另一手用手指捏着骨折远端，根据对骨折旋转方向的判定，作反方向旋转，如远端外旋则捏住骨折远端使其内旋，如远端内旋则作外旋复位，因骨折周围有软组织张力的保护，故不必担心会"矫枉过正"。

（2）**矫正侧方移位**：矫正旋转移位后，根据 X 线正侧位片再矫正骨折侧方移位。注意如为伸直桡偏型可不必矫正侧方移位，如为伸直尺偏型，则应当"矫枉过正"，使骨折远端向桡侧有轻度移位，以减少肘内翻并发症的发生率。

（3）**矫正前后移位**：患肢屈肘，在助手牵引下，术者两拇指自后向前顶住骨折远端，双手其余手指交叉在骨折近端，用与拇指推挤力相反方向的力，即向后方用力压挤。此时可听到清脆的骨擦音，通常表明复位已获得成功。术者握着骨折远端再次向桡侧推挤嵌插，其目的是减少术后肘内翻的发生。

（4）**固定**：经 X 线透视观察，确认复位位置良好后，自肱骨内外髁经皮穿入 2 枚交叉固定克氏针。也可以经外侧先平行打入两根克氏针，再经内侧打入一根克氏针，使骨折不容易复位丢失。针尖应止于对侧骨皮质下，针尾可留于皮外并折弯，用三角巾悬吊患肢。

6. 术后处理　术后第 2 天即可练习伸屈肘活动，活动范围逐渐加大，术后 3 周可拔除克氏针。

7. 注意事项　术后须持续观察，维持骨折复位。

三、肱骨外科颈骨折与肱骨近端干骺分离手法复位技术

闭合复位技术是治疗外伤性脱位的首选方法，适用于大多数儿童骨折如骨骺滑脱及长管状骨青枝骨折；也适用于成年人某些部位稳定型骨折，如桡骨远端骨折、肱骨近端骨折等；此外，还包括下肢长管状骨大斜面骨折和极度粉碎性骨折。肱骨外科颈骨折的移位多发于中壮年，而干骺端分离则好发于青少年。肱骨外科颈部位血供丰富，骨折后易愈合，且肩关节代偿范围很大。只要骨折达到力线对位，术后配合早期功能锻炼，均不会给患者肩关节功能和日常工作、生活带来障碍。

肱骨外科颈骨折后发生向前成角移位的原因是肱骨外科颈和肱骨干交界处有 30°后倾角，而青少年肱骨近端骨骺线后内侧高、前外侧低，肱骨大小结节为肩部诸多肌肉的止点，而肌肉的牵拉可以使骨折近端端面形成朝向前外方的移位，骨折远端则受胸大肌牵拉向内侧移位，形成远近端重叠移位。

1. 适应证　肱骨外科颈骨折或肱骨近端干骺分离。

2. 优缺点

优点：无须切开肌肉和其他软组织，从而避免了软组织损伤及感染的发生，避免了骨折断端的血运损害，降低骨折不愈合率或迟缓愈合的发生率。

缺点：不适用于治疗关节内骨折、高能量暴力引起的不稳定型骨折。

3. 麻醉与准备

麻醉：严格消毒后，于骨折线内抽出血肿，再注入 2% 利多卡因 5ml。

体位：俯卧位。

准备：患侧胸前垫一薄垫，头转向健侧，患肢自然下垂，与复位床面呈 90°。

4. 手术要点

（1）助手向下牵引患肢，术者先矫正断端的向内（外展型）或向外（内收型）成角，这种成角移位很容易矫正。

（2）术者蹲踞在患肢后方，用双拇指向前顶住骨折近端，拇指力量透过大、小圆肌，双手其余四指握住骨折远端。助手在持续牵引下，对患肢牵引的方向由向下逐渐过渡为向前。

（3）当患肢上臂与复位床的床面接近平行时，术者用双拇指向前顶住骨折近端，其余手指骤然向后向下用力压挤骨折的远端，借助这种杠杆力，可清楚感觉到骨折断端复位的嵌插声，表明复位已成功。（图2-19）

5. 术后处理　嘱肱骨近端骨折患者保持患肢复位的位置，经皮穿入1～2枚螺纹骨针进行固定。青少年肱骨近端骨骺分离，以夹板或石膏外固定后用三角巾屈肘固定。

6. 注意事项　伤后6～8周骨折愈合后，可将穿针拔出，继续肩关节功能锻炼，肩关节功能可获得较理想的恢复。

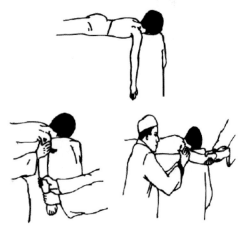

图2-19　手法复位示意图

四、跟骨骨折手法复位技术

跟骨骨折在跗骨骨折中最常见，大约占全部跗骨骨折的60%，多数由高处坠落，足部着地，足跟遭受垂直撞击引起。若患者有足跟着地史，并有跟部肿胀疼痛时，应怀疑有跟骨骨折的可能。应询问腰背部有无疼痛，排除传导性暴力的可能。跟骨骨折的手术治疗技术有了很大进步，但学术界仍在非手术治疗或切开复位内固定方面有争论。随着手术技术的进步和对微创手术理念的理解，跟骨骨折手术治疗的预后已获得了极大的改善，但许多病例仍无法避免距下关节僵硬的出现。为避免并发症，且考虑到部分非关节面骨折的病例，仍然选择手法复位外固定术及后期相应的康复治疗。

1. 适应证   关节外跟骨骨折、部分关节面粉碎程度较低的跟骨骨折。

2. 优缺点

优点：通过此方式可在缓解疼痛并保持距下关节运动功能的同时，避免皮肤相关并发症的发生。

缺点：要获得优异的疗效需要在三维空间上完全恢复跟骨的解剖。严重的骨折，手法复位一般不能全部恢复跟骨后关节面、高度、长度或轴线，任何关节的关节面移位幅度大于 1 ～ 2mm 时，将使残留骨－软骨承受过高的负荷，从而导致继发性骨关节炎。

此外，高龄、吸烟史、重度糖尿病、接受高剂量类固醇激素治疗、重度血管疾病、酗酒、滥用药物和治疗依从性差的患者，并不适合接受非手术治疗。

3. 术前计划   除了患足的轴位和侧位片，还须做 CT 检查。

4. 技术要点

（1）患者取俯卧位，患侧屈髋、屈膝各 90°，助手取宽而扁的条状硬物，如甲状腺拉钩压住患足足心，术者上抬足跟和前足，以纠正平足畸形。

（2）术者双手手指交叉相扣，用双手手掌根挤压足跟，以纠正增宽畸形。

（3）长石膏固定于屈髋屈膝位，建议使用高分子材料的固定物，以免石膏疲劳断裂。

（4）在部分病例中，还需在手法复位的同时，通过克氏针进行牵引辅助。

5. 术后处理   术后 2 周去除膝关节周围部分石膏，练习足底滚圆瓶。术后 6 周去除石膏，练习腓肠肌离心训练。

6. 注意事项   应尽早开始物理治疗，以促进所有小关节的全范围活动。

在骨折后 8 ～ 12 周，若经 X 线检查证实骨折已经愈合，则可开始逐步增加负重功能训练。

患者亦可佩戴定制支具以预防足跟增宽和内翻畸形，后者在保守治疗病例中较为常见。

各部位骨伤科疾病常用手术与技术

第三章
上　肢

第一节　上臂与上肢带骨

一、经皮微创接骨板治疗锁骨骨折术

锁骨骨折采用切开复位内固定是一种成熟的技术，但是仍然遗留较大的手术切口，这项技术也会造成部分锁骨骨不连。因此，探索手术中只暴露位于骨折部位远侧和近侧的骨骼，不直接暴露骨折部位，使骨折周围的成骨性组织和软组织的血运得以保存。通过间接复位和锁定加压钢板（locking compression plate，LCP）技术，可以有效避免上述弊端的出现。

1. 适应证　锁骨中段骨折。

2. 优缺点

优点：创伤小，伤口愈合快，并发症少。

缺点：较传统手术方式时间长。

3. 术前计划　摄锁骨正位及斜位 X 线片。

4. 麻醉与准备

麻醉：臂丛麻醉＋颈丛麻醉。

体位：沙滩椅位。

准备："C"形臂移动 X 线机（以下简称 C 臂机）放置于患者头侧，并与锁骨垂直。

5. 手术技巧

（1）远折端穿针：术者用钳持远折端，用力向前提起使骨折远端明显

突起于皮下，摸清远折端断面，用1枚
Φ 2 ～ 2.5mm 克氏针经皮自断端由内向外逆
行插入远折端骨髓腔，然后用骨钻缓缓钻入，
从肩后外侧穿出皮肤，至针尾与断面平齐时
停止。（图 3-1 ）。

（2）逆行回穿近折端：在锁骨外侧克氏
针顶端皮肤处做一小切口，将克氏针沿此切口
穿出。使用布巾钳牵引将骨折间接复位后，术
者用双手拇、食指控制远近骨折端，逆行将克
氏针穿入锁骨内侧骨折块，克氏针要超过骨折端内侧 3cm（图 3-2，图 3-3 ）。

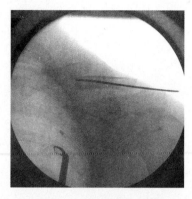

图 3-1　远折端穿针示意图

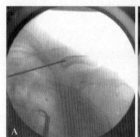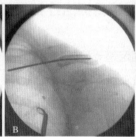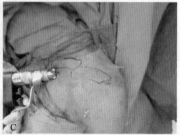

图 3-2　克氏针穿出肩部皮肤

A. 克氏针穿入远折端；B. 克氏针穿过远折端；C. 术中所见

（3）开窗：在锁骨上缘做长约 2cm 小切口，深达骨膜外，用骨膜剥离器
在皮下深筋膜与骨膜之间分离皮下隧道。（图 3-4）选择适当长度近似骨形态
预弯的 LCP 带锁导向器固定钢板近端，经隧
道穿至骨折部位。术中不显露骨折端。

（4）固定：一旦钢板被放置到合适位置，
就可在钢板末端的两个螺钉孔内暂时置入克
氏针以维持钢板位置。锁骨近端和远端被置
入一枚或两枚螺钉以后可以去除之前置入的
克氏针。通过软组织窗在骨折远近端至少要
穿透三层皮质骨。（图 3-5 ）

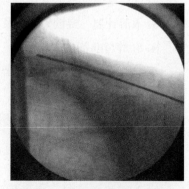

图 3-3　克氏针贯穿整个锁骨

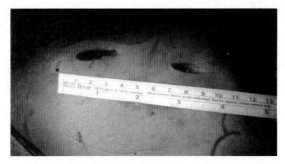

图 3-4　在锁骨表面制作小切口

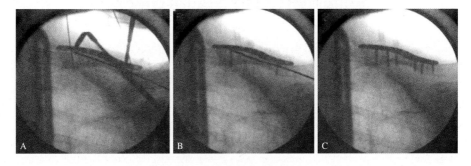

图 3-5　安装锁骨钢板螺钉

A.克氏针临时固定；B.远折端、近折端各固定一枚螺钉；C.撤去克氏针，两端各固定三枚螺钉

（5）**关闭伤口**：缝合切口，无须留置引流。

在粉碎性锁骨骨折中同样可以使用该技术进行复位和固定。（图 3-6）

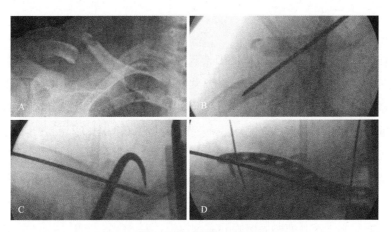

图 3-6　粉碎性骨折的经皮安置钢板过程

A.锁骨粉碎性骨折；B.克氏针穿入远折端；C.骨钩复位移位的近折端；D.克氏针临时固定骨折端和钢板

6. 术后处理　术后无须任何固定，术后第 1 天行患肢功能锻炼。6 ～ 8 周经复查 X 线片示骨折端有骨痂形成时，可增加运动量。

7. 注意事项　另一种间接复位技术主要通过挤压机制完成，即先将钢板按健康侧锁骨轮廓预塑形，待钢板与骨折的一端固定后，通过钢板与骨折另一端的贴附和挤压，使骨折复位。间接复位的关键在于，保护骨折片和软组织之间的附着，避免广泛的剥离，不强求骨折的解剖复位。

二、保留伸肘装置的肱骨远端切开复位内固定术

对于肱骨远端骨折切开复位内固定而言，理想的手术入路应该能够充分显露肱骨远端关节面，并且应尽可能减少软组织及伸肘装置的破坏。至于何种入路最为恰当，目前仍存在争议。对这类骨折进行手术治疗时常采用各种离断伸肘装置的入路，这些手术方式常可能继发鹰嘴延迟愈合或不愈合、肱三头肌无力、截骨相关的内植入物突出等。而通过保留伸肘装置的入路进行肱骨远端关节内和关节外骨折可取得良好的疗效，但避免了上述并发症。

以完整的半月切迹为复位的模板，通过后方的直接显露及 X 线片上的间接显露对肱骨远端部分进行解剖复位，然后将临时克氏针固定更换为相互平行或垂直的双钢板进行最终的固定。在相对简单的骨折中应用这一入路技术可为成功重建复杂骨折积累经验。

1. 适应证和禁忌证

适应证：①肱骨远端关节外和关节内骨折；② AO 分型 C1 和 C2 型肱骨远端关节内骨折；③某些肱骨远端 C3 型关节内骨折。

禁忌证：①伴有肘关节骨关节炎，且关节面严重粉碎性骨折；②严重粉碎性肱骨远端 C3 型关节内骨折，尤其是累及多个平面的骨折；③冠状面剪切骨折。

2. 优缺点

优点：通过保留伸肘装置的入路，从内侧和外侧窗口分别显露内侧柱和外侧柱，并可保留肱三头肌止点及鹰嘴的连续性。

缺点：对于关节面明显粉碎的复杂骨折，如 AO 分型 C3 型骨折，必须认真阅读患者的影像学资料。这种复杂骨折要获得优异的重建及满意的疗效与选

用的手术入路关系不大。如果无法获得满意的复位或无法进行确切的评估，可在不增加软组织损伤的情况下，较容易地更改为鹰嘴截骨入路。

3. 术前计划　认真阅读所有影像学资料，明确累及肱骨小头及肱骨滑车的各条骨折线。术前拍摄肘关节正位、侧位及斜位 X 线片。

对于 X 线片显示为粉碎性骨折或关节内骨折线多于一条时，应予以 CT 扫描，分别观察轴位、冠状位及矢状位的影像，必要时可进行三维重建，以便更好地评估骨折的形态及其复杂性。

4. 麻醉与准备

麻醉：全麻。常规留置导尿管。

体位：侧卧位，手术侧肢体在上，用小布袋进行衬垫。在腋窝下方垫卷轴形垫子，同时下肢也应注意妥善衬垫，尤其应注意保护腓总神经、踝关节及其他骨性突起。

健侧肩关节前屈 90°，外旋 90°，妥善加垫，并将其固定在标准的上肢托板上。手术侧肢体放置在一个有衬垫的支架上，至少应确保能屈肘 90°（图 3-7）。

将患者的躯体稍向前倾（滚动），从而加大肘部与手术台边缘的距离。

注意 C 臂机影像增强器与患者手臂的位置，确定能够拍摄肱骨远端清晰的影像。

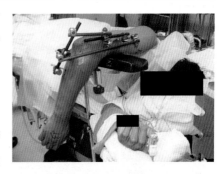

图 3-7　体位放置示意图

准备：在上臂根部尽可能的近端，予以安置止血带，或无菌袖带。对手术侧肢体常规消毒铺巾以后，根据骨折形态及上臂的长度，可考虑应用无菌止血带。

在止血带充气、切开皮肤之前应用术前抗生素。

5. 手术要点

（1）入路：采用后方纵切口，稍偏向中线外侧（图 3-8），在侧副韧带复合体后方从内、外侧打开关节，切开后关节囊及关节内的脂肪垫。（图 3-9）

从鹰嘴尖端向远侧延伸 3～4cm，将全厚筋膜皮瓣分离后分别向内外侧牵开。（图 3-10）

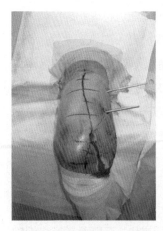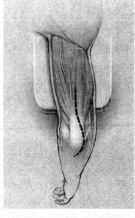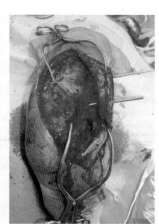

图 3-8 后侧纵行切口的标记线　　图 3-9 背侧切口示意图　　图 3-10 内外侧全厚筋膜瓣

从内侧显露，注意沿肌间隔找出尺神经，从 Struther's 弓近侧缘向远端分离，直达尺侧腕屈肌肌腹尺神经发出第一个运动支为止（图 3-11，图 3-12 ）。

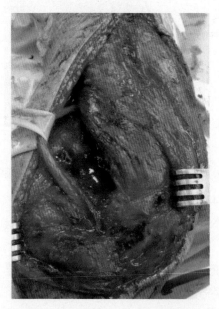

图 3-11 从内侧显露，找出尺神经并加以保护

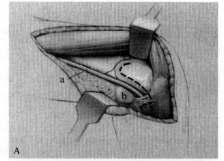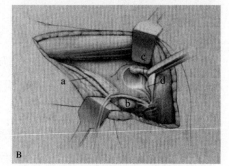

图 3-12 内侧显露的示意图
a. 尺神经；b. 内上髁；c. 滑车；
d. 鹰嘴尖端；虚线：关节切开线

对尺神经进行原位减压，并在关闭切口时将其复位；如果内置物位置太近，术后可能形成神经激惹，则可考虑将尺神经前置。如果要进行前置，应充分松解所有可能卡压神经的牵绊，如内侧肌间隔等。

外侧显露时，从肱三头肌两侧的肌间隔进行分离，分别从内侧和外侧掀起肱三头肌。从外侧间隙一直向远端，分离肘肌前缘，使肘肌和肱三头肌形成一个完整的肌瓣，以保留其血管神经。（图 3-13）

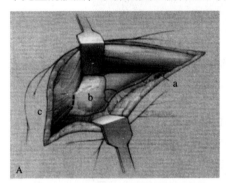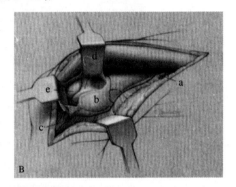

图 3-13　外侧显露的示意图

a.桡神经；b.外上髁；c.掀起的肘肌与关节囊；d：滑车；e：鹰嘴尖

可以利用骨折刺伤肱三头肌形成原发性的创道，对骨折进行复位，最后用可吸收线进行"8"字缝合修补。鹰嘴窝浅层的肱三头肌肌腱亦可纵行劈开、显露，辅助复位。

在肱骨后面做骨膜下钝性分离，游离肱三头肌，使内、外侧手术窗互通。在侧副韧带复合体后方分别进行内侧和外侧的肘关节切开术，切除关节内的脂肪垫及后方关节囊。这样通常可以直视大约 60% 的肱骨远端关节面。

此时，可从内侧松解尺侧副韧带的后束，这样可能更好地显露肱骨滑车，而不会影响肘关节的稳定性。

（2）复位：通过后方直视、X 线间接监视，将完整的半月切迹作为复位模板，对肱骨远端骨折块进行解剖复位。在内髁和外髁置入克氏针后可作为操纵杆，对于髁部骨折块在侧副韧带作用下发生旋转的情况，这一技术可很好地控制骨折块的旋转，有利于复位。

用纱布条或 Penrose 引流条穿入肱尺关节，在半月切迹处向远端牵拉鹰嘴，并通过切开韧带，改善显露，辅助复位。（图 3-14）

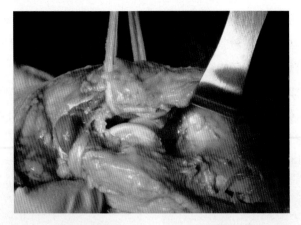

图 3-14   用纱布条牵开肱尺关节，可进一步改善关节面的显露

极度屈曲也有利于进一步显露肱骨远端的后面部分。

应用大的复位钳及无螺纹的克氏针对骨折块进行复位和临时固定，这一操作不仅要求获得稳定的临时固定，还应该注意不要干扰钢板和螺钉的位置（图 3-15）。小的骨折块也应该进行确切的复位和固定，可应用的材料包括螺纹克氏针、可吸收的骨圆针或小螺钉等。

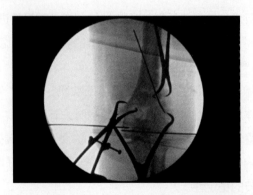

图 3-15   C 臂机拍摄正位影像确认骨折复位临时固定妥当

C 臂机从头侧或尾侧平行手术床推入，垂直及斜向拍摄正位和斜位片，检查复位情况，评估关节面的台阶。旋转 C 臂机球管拍摄肘关节侧位片，不要内旋或外旋肩关节，否则复位的骨折会有再次移位的风险。

将重建的远端关节面骨折块与肱骨干紧密复位、固定。

对于某些骨折类型的重建策略，可先将内外侧柱简单的骨折与各自的骨干骨折块进行复位（例如先修复内侧柱），再将其他的髁部骨折块与已经复位的内侧柱或外侧柱进行对合。

（3）固定：用克氏针临时固定肱骨远端钢板，根据骨折类型，取两块钢板平行放置或相互垂直放置。在近端，确保每块钢板上都有一枚螺钉置入滑动孔。通过钢板在内侧和外侧向远端置入多枚螺钉，每枚螺钉都应尽可能长，并能将对侧柱固定。

通常都需要置入一枚"轴心"螺钉贯穿肱骨远端，经由钢板或在钢板外，以增强稳定性。最后，再向"轴心"部位交错拧入多枚螺钉。

将滑动孔内的螺钉拧松几圈，然后在拧入螺钉一侧的远端和对侧近端用大号复位钳夹紧，对髁上部位进行加压，再拧紧松动的螺钉。在近端置入一枚加压螺钉后，拧紧其他的骨干螺钉。（图3-16）对于粉碎严重的病例，则禁止加压。

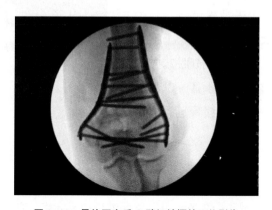

图 3-16　最终固定后 C 臂机拍摄的正位影像

（4）缝合伤口：先用可吸收线修补外侧的肱三头肌筋膜，然后再关闭皮肤切口。可先保留内侧不予缝合，使游离的尺神经自行"找到"最合适的位置。一般不必放置引流管。肘关节完全伸直，用较为松散的敷料进行包扎。

6. 术后处理

（1）术后第2天去除敷料，开始在辅助下进行完全的肘关节活动度练习，以及握拳－肌力训练。

（2）术后常规拍摄 X 线片，并定期评估骨折愈合的情况。

7. 注意事项　避免尺神经或桡神经损伤。必须认真寻找，仔细分离，在整个手术过程中都应该切实保护尺神经和桡神经。如果骨折类型复杂，尤其对于身材娇小的女性患者，除了对尺神经进行探查以外，还要根据情况对桡神经进行进一步探查。

累及肱骨滑车和肱骨小头的冠状位剪切骨折通常须要应用无头螺钉或螺纹克氏针分别进行固定。应用上述手术方法处理这类骨折是极具挑战性的。

三、喙锁韧带重建术

肩部的外侧撞击可以引起肩锁关节脱位，上肢重量、斜方肌、胸锁乳突肌的牵拉会产生肩锁关节的分离应力和剪切应力，从而造成肩锁关节囊破坏、锁骨肩峰端和肩峰端失去对合关系、喙锁韧带完全断裂。由于锁骨肩峰端移位方向和程度的不同，形成了临床上所见的Rockwood Ⅲ～Ⅴ型肩锁关节脱位。

1. 适应证　Rockwood Ⅲ～Ⅴ型肩锁关节脱位（图 3-17）和锁骨远端不稳定骨折。

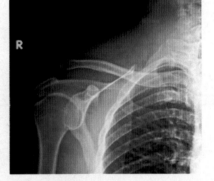

2. 优缺点

优点：①半刚性固定，允许生理范

图 3-17　右肩 Rockwood Ⅲ肩锁关节脱位

围内的肩锁关节的微动；②患者可以早期进行功能锻炼，减少关节功能丧失；③相对既往的各式刚性固定技术会出现植入物故障等问题，不再需要一个拆除植入物的过程；④矢状位、冠状位多平面固定更符合肩锁关节的力学特点。

缺点：植入物价格费用相对较高。

3. 术前计划　锁骨正、斜位 X 线片。

4. 麻醉与准备

麻醉：臂丛麻醉联合颈丛麻醉。

体位：沙滩椅位。

准备：局部清洁。

5. 手术要点

（1）入路：通过 2 个小切口完成暴露，做肩部锁骨远端横切口显露肩锁关节、锁骨末端，显露三角肌起点并从锁骨和肩峰处将其游离以暴露肩锁关节囊。此外，做一通过喙突投影的左胸纵切口以暴露喙突尖和喙锁韧带。

（2）复位：检查肩锁关节，去除阻碍复位的因素。先将肩锁关节复位，用克氏针临时固定。

（3）固定：预置一根聚酯非吸收性缝合线于带袢钢板的外侧洞，取导引钢丝穿过带袢钢板的线缆，解剖暴露喙突下缘及内侧缘，保护器保护下克氏针自喙突上向内下钻入，再以空心钻头沿克氏针钻入。暴露锁骨中远端，同前法于斜方韧带附着处钻孔。钢丝导引下将带袢钢板自喙突由下而上拉出。再次在钢丝导引下将聚乙烯线自锁骨钻孔处由下而上拉出。将钢板置于锁骨上方的聚乙烯线下，用 2-"0"不可吸收线固定钢板于聚乙烯线上。带线锚钉在喙突上钻入，在锁骨锥状韧带附着点处钻孔，将 2 根缝线打结固定在锥状韧带附着点处。最后修复肩锁关节囊，对断裂的喙锁韧带行褥式缝合。（图 3-18）

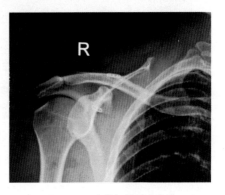

图 3-18　喙锁韧带重建术后

6. 术后处理　术后三角巾悬吊患肢 3 周，术后 3～7 天患者自觉切口疼痛不明显后，即可进行肩关节功能锻炼。

7. 注意事项　手术中应注意避免锁骨前移。

第二节　肩

一、关节镜下肩袖修补术

对于大的肩袖损伤，修复越晚，肌力减退越明显，而最终的肌力恢复情况也越差。肌肉活检证实：伤后 6 周内进行肌腱修复，肌肉中的脂肪组织浸润可在修复后部分逆转。如果修复延迟至伤后 18 周以后，这种浸润过程将不可逆转。

　　肩关节镜手术对入路的要求非常高，正确建立入路是手术成功的基础。肩关节镜手术入路包括标准的后侧、肩峰外侧和前侧入路。肩关节局部解剖示意图见图 3-19～图 3-23。

　　肩袖修补除标准入路外，还须建立肌腱固定的专用入路。可以在术中用双针头定位后获取。定位入路是在关节镜监视下建立的个性化选择入路，位于肩

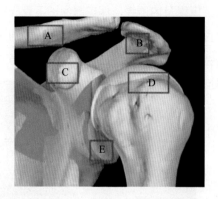

图 3-19　肩关节骨骼示意图
A.锁骨；B.肩峰；C.喙突；D.大结节；E.关节盂

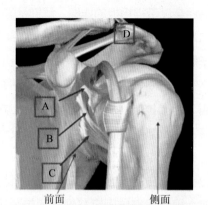

图 3-20　肩关节前方韧带
A.盂肱上韧带；
B.盂肱中韧带；C.盂肱下韧带；D.喙肩韧带

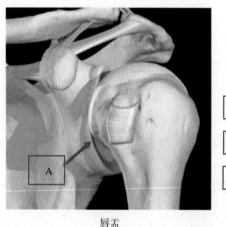

唇盂

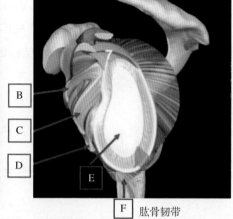

肱骨韧带

图 3-21　肩关节的唇盂和肱盂韧带
A.盂唇；B.盂肱上韧带；C.盂肱中韧带；D.盂肱下韧带；E.关节盂；F.腋下袋

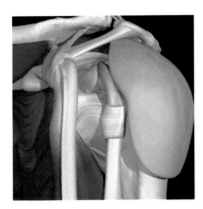
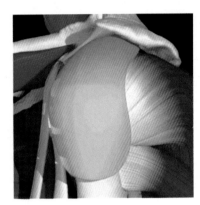

前面　　　　　　　　　　　　　侧面 / 后面

图 3-22　肩关节囊

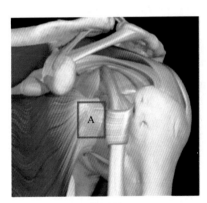
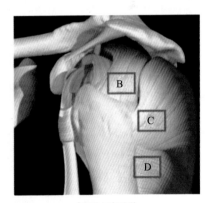

前面观　　　　　　　　　　　　侧面 / 后面观

图 3-23　肩袖

A. 肩胛下肌；B. 冈上肌；C. 冈下肌；D. 小圆肌

关节前方较固定的肱二头肌腱走行区域，但不是固定的点。入路建立后其下方即为肱二头肌腱，镜下寻找肱二头肌腱就很容易，而且操作更为流畅和准确，可以远离臂丛、锁骨下动脉、腋神经等重要结构，能在最佳的视野下植入锚钉，植入的位置和角度容易调控。

肱二头肌腱近端病损的 MRI 表现：横断面 T_2 像示肌腱周围水肿信号增高，肌腱失去原有椭圆形状；肌腱撕裂患者冠状面 T_2 像示肌腱延续性中断，肌腱中出现异常高信号；肌腱不稳患者横断面 T_2 像示肌腱未在结节间沟内走行。（图 3-24，图 3-25）

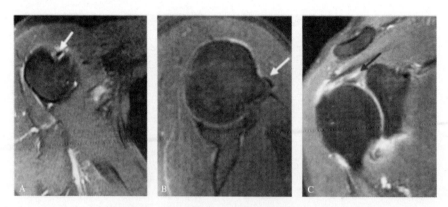

图 3-24　肱二头肌腱近端病损的冠状位 MRI

A. MRI横断面T$_2$像示肌腱信号异常增高，提示肌腱炎症表现；B. MRI横断面T$_2$像示肌腱未在结节间沟内走行，提示肌腱脱位；C. MRI冠状面T$_2$像示肌腱连续性中断，止点周围信号异常增高，示肌腱部分撕裂

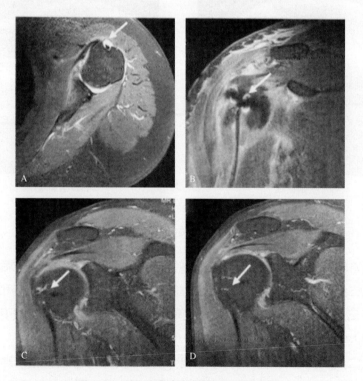

图 3-25　肱二头肌腱近端病损的水平位 MRI

A. H横断面T$_2$WI示术前肌腱周围水肿信号异常增高、肌腱变形（箭头所示）；B.术后即刻冠状面T$_2$WI示肌腱固定牢靠（箭头所示）；C. 术后6个月冠状面T$_2$WI 示肌腱无回缩（箭头所示）；D.术后12个月冠状面T$_2$WI示肌腱生长牢靠（箭头所示）

1. 适应证　①职业或日常生活对肩袖肌力要求较高者；②被动活动范围正常者；③具有术后康复的良好依从性；④肩袖损伤诊断明确后，经封闭、理疗等保守治疗 1 ～ 2 个月无效的；⑤存在明确外伤史，经保守治疗 3 ～ 4 周肩关节疼痛、力弱无任何改善；⑥病史超过 3 个月，但是短期内出现进展性的肩关节疼痛、力弱等症状。

肱二头肌腱近端病损：①术前体格检查结节间沟处压痛明显；②术前MRI 示肱二头肌腱近端病损；③经 X 线、CT 检查排除其他肩关节疾患；④经 6 个月理疗、封闭等保守治疗无效。

2. 优缺点

优点：避免开放手术带来的创伤，有利于术后康复训练。

缺点：需要较长的学习曲线，初学者可以关节镜下探查、小切口修复肩袖。

3. 术前计划　详细的体格检查，包括针对冈上肌、冈下肌、小圆肌和肩胛下肌的专科检查。影像学资料必须齐全：X 线、CT 和 MRI 检查。

4. 麻醉与准备

麻醉：全身麻醉联合臂丛麻醉。

体位：侧卧位，向后呈 30°角使肩胛盂与地面平行。

准备：术中进行控制性降压，尽量保持收缩压在 100mmHg。关节灌注液为等渗盐水，每 3L 内加入 10g/L 肾上腺素 1mg。患者可使用灌注泵，灌注压为 60mmHg。外展40°，前屈 15°，用 4 kg 重物做患肢纵向牵引。（图 3-26）

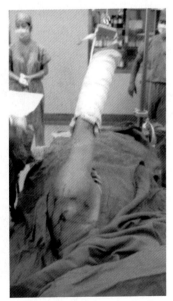

图 3-26　侧卧位，吊塔牵引

5. 手术要点

（1）入路：取标准肩关节后侧、外侧和前侧入路，分别置入关节镜及手术器械。（图 3-27，图 3-28）

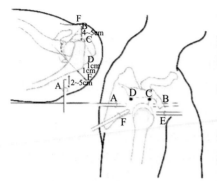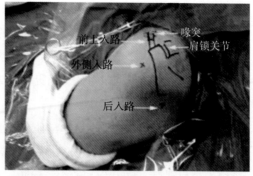

图 3-27　肩关节镜手术入路

A. 后侧入路；B. 前侧入路；C. 前上外侧入路；D. Port Of Wilmington入路；E. 后外侧入路；F. 5点钟入路

在后侧入路观察下，置入关节镜进入盂肱关节，探察肱二头肌长头腱、肩胛下肌腱，盂肱上、中、下韧带病变。通过前侧入路用刨削刀头清理关节腔内病变组织，用一枚腰穿针在前侧入路附近进行经皮穿刺，直至穿过肱二头肌腱，定位肌腱。（图 3-29，图 3-30）

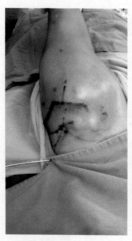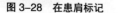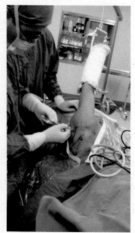

图 3-28　在患肩标记　　**图 3-29　后侧入路**

切换镜头至肩峰下，结合上外侧入路及标准外侧入路进行肩峰下减压，用刨刀彻底清除肩峰下组织，包括纤维脂肪和滑囊组织，以增大肩峰下间隙；松解喙肩韧带，肩峰成形，行肩峰下滑囊切除及三角肌下滑囊切除。（图 3-31，图 3-32）

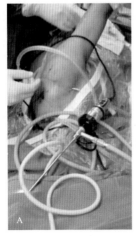
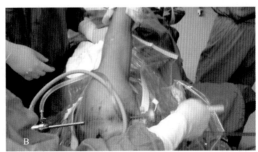

图 3-30　切换到前路

A. 置入交换棒；B. 在交换棒引导下在前路置入关节镜

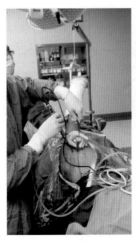
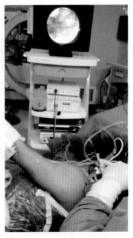

图 3-31　后侧入路观察　　**图 3-32　外侧入路操作**

（2）缝合肩袖：探查肩袖、肩胛盂唇、肩胛盂和肱骨头软骨有无剥脱，肩袖在肱骨附着处是否完整，明确撕裂类型。

肩袖撕裂的判断与新鲜化：分别从后侧及外侧入路观察肩袖，仔细观察肩袖撕裂的形状、肩袖与肱骨止点的关系、肌腱回缩的程度。判断肩袖的损伤程度、稳定性，必要时充分松解肌腱上、下表面的粘连，用刨刀刨削肌腱断面和创面肉芽组织，使之新鲜化。松解肩袖至无张力状态。

肩袖缝合床准备：用磨钻磨去肩袖肱骨止点薄层骨皮质，加深关节软骨至肱骨大结节间骨槽，使之呈向外上的约45°斜坡，并出现均匀的渗血。

在接近软骨缘处根据撕裂大小置入1～3枚 Φ5mm 带线锚钉，术中缝合锚打入的方向应与肩袖肌腱平面成45°角。单排法修补肩袖：于损伤肩袖游离缘依次穿引每个锚钉的二根缝线并打结，每根缝线距离腱游离缘1cm穿过。修补后的肩袖应与肱骨大结节骨床贴合紧密。（图3-33，图3-34）

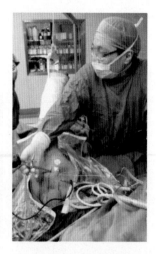

图3-33　缝合肩袖

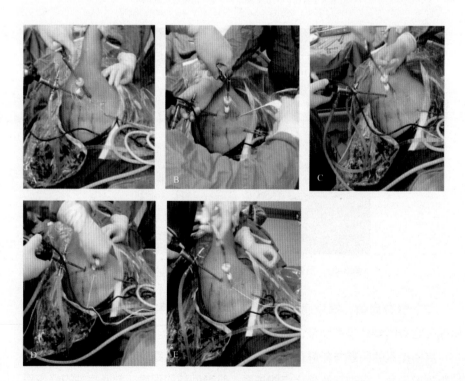

图3-34　过线操作

A.打入锚钉；B.抓线；C.引出白线；D.引出花线；E.打结

（3）处理肱二头肌肌腱：使用双针头固定技术。（图 3-35）

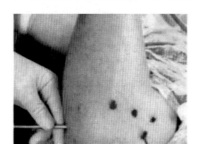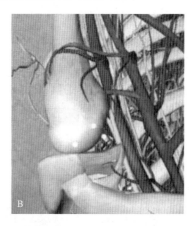

图 3-35 双腰穿针定位

A. 插入腰穿针；B. 局部解剖示意

注：用双腰穿针定位的入路远离臂丛、锁骨下动脉、腋神经等重要结构，图中白点为术中入路

在外侧观察入路下找到定位腰穿针（图 3-36A），位于肱二头肌肌腱正上方，清理腰穿针周围漂浮软组织，扩大视野。用汽化电刀头在腰穿针处寻找肱二头肌肌腱（图 3-36B），在腰穿针外侧旁再插入一枚定位腰穿针，于关节镜监视下直至达到满意的位置（即标记处）旁约 2cm（图 3-36C）。拔掉两个腰穿针，在第二个定位腰穿针处建立观察通道、第一个定位腰穿针处建立操作通道，所有观察入路和操作入路可以互换。交换镜头至观察通道，视野垂直于先前标记处。用汽化电刀头通过操作入路在标记处切开横韧带，全部松解肱二头肌腱腱鞘，完全暴露肱二头肌肌腱，注意不要损伤肩袖组织。

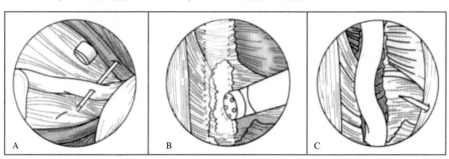

图 3-36 手术过程示意图——定位

A. 腰穿针经皮穿刺至肱二头肌腱，定位长头肌腱；
B. 汽化电刀头在腰穿针处寻找肱二头肌肌腱；C. 插入第二个腰穿针

（4）肌腱固定：暴露完毕后用交换棒把肌腱推开，显露结节间沟（图 3-37A）。在结节间沟处用打磨头稍微打磨，显露新鲜骨床。在新鲜骨床处嵌入两个缝合锚钉，一枚在近端，另一枚在远端，相距 1 ～ 1.5cm。利用穿线器使缝线一根穿过肌腱，另一根在肌腱下面走行，预防肌腱撕裂（图 3-37B）。利用推结器在镜下打结固定，固定完毕后剪除多余缝线（图 3-37C）。切换入路到关节腔内，清理肌腱病变残端，术后闭合切口。

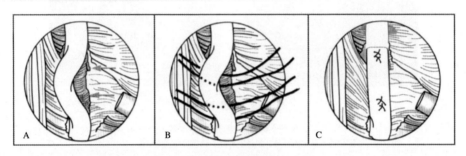

图 3-37　手术过程示意图——固定

A.暴露结节间沟镜下及示意图；B.过线方法镜下及示意图；C.肌腱固定完毕后镜下及示意图

6. 术后处理　术后以三角巾悬吊患肢固定于轻度外展位或者使用外展架维持在外展、前屈各 55°位置。术后第 1 天即开始肩关节被动功能锻炼，根据患者的耐受程度逐渐加大被动活动度。6 周后开始主动活动，12 周后逐渐抗阻练习，加强肌力练习。术后 6 个月开始进行体力劳动或重复性活动。同时康复训练的进度和强度视撕裂的大小和修复的张力而定，一般对于巨大撕裂的患者，术后 3 个月开始进行主动活动。

7. 注意事项　只要周期性的负荷存在，肩袖修补后难免会有新的裂隙逐渐形成，因此，肩袖修补后如果太早活动，再撕裂或残留缺损的现象就不可避免。

位于紧邻关节面处的大结节中缝合锚的抗拔出应力最强，越靠近外侧强度越差，因此术中避免将缝合锚过度外移。

术中应该不断交替使用后侧入路及外侧入路，或前外侧入路进行观察和操作，直至找到病变部位。有时肩袖病变部位隐匿，回缩在近端，需用探钩与刨刀不断探查才能发现。应使用组织夹持钳，观察肩袖断端前后不同部位的移动程度，确定撕裂的形状或扩创后的形态，以便决定不同的缝合方法。

附：关节镜辅助小切口肩袖修复术

镜下操作完成后，做喙突至肩峰前外端斜切口，沿三角肌纤维方向钝性分开肌纤维，暴露肩峰下间隙。切除增生滑囊，行前肩峰成形，暴露肩袖断端，分离肌腱周围粘连，去除变性组织，缝线编织缝合肌腱断端，肩袖止点部做骨槽、新鲜化，骨槽至大结节外侧钻骨道，编织缝线穿过骨道；或直接穿过骨质打结，行肩袖止点重建。

二、肩袖骨隧道缝合技术

关节镜下修补肩袖的常规步骤：诊断性关节镜检，撕裂类型鉴别，腱的分离松解，准备大结节骨面，必要的边缘重叠（margin convergence）缝合，腱固定于大结节上。固定方式目前针对撕裂的大小有单排与双排锚钉固定等。单纯锚钉固定仅仅是点固定，理论上效果不如双排锚钉；有时，双排锚钉也无法防止关节液渗入缝合区，这会导致肩袖愈合时间延长，甚至不能愈合。

1. 优缺点 采用锚钉点固定后，用骨隧道面加压技术使愈合面完全与骨受区紧密接触，创造了良好的腱骨愈合环境。

采用经骨隧道缝合固定可较自由地选择固定方式，如固定的宽度、长度、松紧度等。锚钉固定可以防止肩袖缝合端的微动，骨隧道缝合可以增加腱骨愈合的面积、完全关闭腱骨愈合面与关节腔的通道，愈合较快。

2. 手术要点

（1）从下至上法：对大结节较大或撕裂较大者，调节肩关节外旋30°、外展0°使肩袖撕裂处位于关节镜的良好观察中。将前交叉韧带定位器的定位臂的头部改良成前端为圆锥状并由肩外侧入路插入，定位器导向角度调整为60°，肩关节外侧、前外侧距肩峰4cm分别切开1cm，分离三角肌纤维直到肱骨大结节与其外侧下端，将定位器下横杆缓慢推入直到抵达肱骨皮质。用2.4mm克氏针由定位器定位横杆穿入，钻透肱骨皮质直到肩关节外侧软骨缘的新鲜骨床面见到克氏针为止，此时制作的骨隧道可以是自外下，新鲜骨床内侧前、中部，或是前外下，新鲜骨床内侧中、后部。必要时制作2个骨道，包括双入口双出口、单入口双出口与双入口单出口。将 Φ2.5mm 金属或者塑料套管套入骨道，抽出克氏针，再将 1-"0"普迪斯（PDS）双线由外面穿入 Φ2.5mm 套管，用抓线钳自肱骨大结节内侧出口将 PDS 线由另外的肩关节入路拉出，完成骨隧道缝线制备。

（2）从上至下法：对大结节较小或撕裂较小者，将肩关节外展调整为 20°、外旋 30°。将 Φ2.4mm 克氏针由肩锁关节后缘钻入，在肩峰下间隙观察到针尖后，镜下引导到准备好的冈上肌止点内侧，并向外下进一步钻入直到肱骨大结节外下 3～4 cm 处看到克氏针钻出。用上述同样方法将 1-"0"PDS 线穿入，完成骨隧道制备。

（3）骨隧道缝合与锚钉缝合的组合方法：①2 个单排锚钉加中间单骨隧道缝合；②单个锚钉加两边或交叉骨隧道缝合；③2 排各 1～3 个锚钉加中间骨隧道缝合；④2 排各 1～3 个锚钉加交叉骨隧道缝合。

3. 注意事项 下－上法骨隧道钻制时，必须采用定位器定位，由于大结节内侧骨质较平，需用磨钻将其磨削成 45°的斜面以利于骨道的制作。但骨隧道的入路应该不低于肩峰水平以下 5cm，否则有损伤腋神经的可能。而上－下法骨隧道制作时，应注意肩锁关节的形态，如肩锁关节较厚就可能因角度太小无法固定。骨隧道应该在肱骨大结节下，否则隧道表面的骨质不够厚，可能被缝线拉破。

三、肱骨近端骨折切开复位内固定术

肱骨近端按照 Codman 四部分区为：大结节、小结节、肱骨头和肱骨干。

按照 AO 分类，C3 型骨折包括盂肱关节脱位、肱骨头粉碎性骨折，可伴有结节部位的骨折等。如果肱骨头碎裂，关节面的碎块需要解剖复位以及坚强固定，以避免创伤性关节炎。骨折的复位以及复位的维持通过术中影像予以证实。如果预计不能达到满意的复位，应选择肱骨头置换术。不过对于年轻的患者，还是尽量要尝试骨折重建。

1. 适应证 包括：①年轻患者，②移位程度不能接受，特别是关节面的畸形，③骨质条件良好以及骨块较大。

2. 优缺点

优点：①可保留肱骨头；②可二期再行关节置换术；③切开复位有利于盂肱关节的复位。

缺点：①固定失败的风险；②肱骨头缺血坏死的风险；③需要较高的技术水平。

3. 术前准备 CT等影像学是分型诊断的重要依据。

4. 麻醉与准备

体位：患者要放置在正确的体位，以确保上肢及肩部能自由活动，并允许多方位透视。如果位置不正确，可能导致手术不成功。（图3-38）

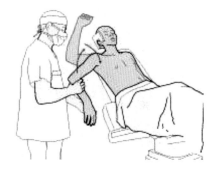

图3-38 术前体位

5. 手术要点

（1）切口：三角肌胸大肌间隙入路（前方）可用来处理几乎所有的肱骨近端骨折，也是最常用的手术入路，特别适合翻修手术。（图3-39）

（2）解剖复位：手术的关键是，肱骨头骨折块的解剖复位（无台阶，关节面平整）。解剖复位过程中的问题是：视野以及透视机显示的限制，固

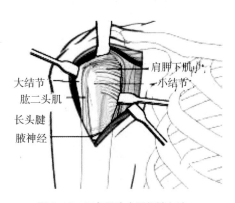

图3-39 三角肌胸大肌间隙入路

定肱骨头的内植物选择有限，年轻的患者要尽量尝试肱骨头重建，至少要使结节能够愈合。如果以后需要二次关节置换手术，可能会提供良好的骨质条件。

（3）复位和临时固定：肩袖处预先留置缝线。

肩胛下肌和冈上肌腱的处理：如图3-40，最先在肩胛下肌和冈上肌腱缝线。将缝线缝在腱骨结合处，这些缝线可以控制骨块，并帮助复位，也可以临时固定大小结节。

　　冈下肌腱的处理：接下来于冈下肌腱缝入缝线，如果较为困难，可以牵拉先前缝合的缝线，帮助置入缝线。向前牵引冈上肌腱，可以帮助显露大结节和冈下肌腱。（图 3-41）在肩袖后部可见的部分缝入一条预置的牵引缝线（图 3-42）。使用钝性弯曲的 Hohmann 拉钩置于三角肌下方，能够更好地显露肱骨头（图 3-43）。

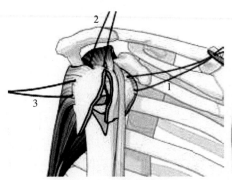

图 3-40　肩袖处留置缝线
1. 肩胛下肌；2. 冈上肌腱；3. 冈下肌

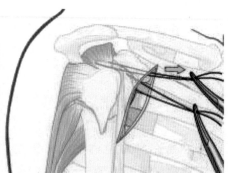

图 3-41　向前牵引冈上肌腱，帮助显露大结节和冈下肌腱

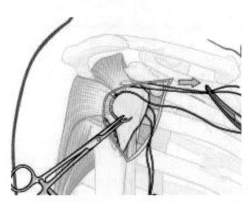

图 3-42　在肩袖后部可见部分缝入牵引缝线

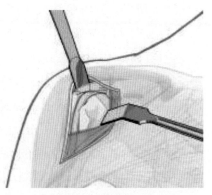

图 3-43　Hohmann 拉钩置于三角肌下方，更好地显露肱骨头

　　肱骨头部劈裂的复位：首先，术者尝试用手指或是骨膜剥离器来使肱骨头部的劈裂复位，沿轴线方向用 2～3 枚克氏针做临时固定。（图 3-44）如果克氏针固定肱骨头困难，可以用克氏针将肱骨头临时固定于关节盂处。（图 3-45）

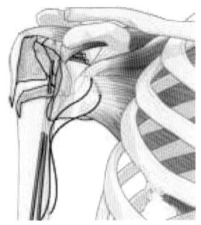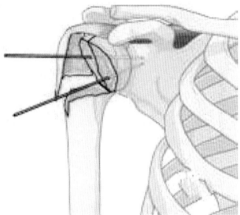

图3-44　沿轴线方向克氏针临时固定肱骨头　　**图3-45　用克氏针将肱骨头临时固定于关节盂处**

肱骨结节的复位：肱骨头被正确复位，以及恢复正确的颈干角后，结节部分可以很容易地放置于肱骨头的下方，拉紧肩胛下肌和冈下肌的缝线使结节部分复位。（图3-46）

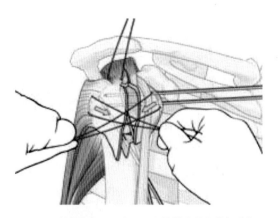

图3-46　拉紧肩胛下肌和冈下肌的缝线使结节部分复位

使钢板与肱骨干贴附：骨干部由于胸大肌的牵引，常向内侧移位。用Φ3.5mm的双皮质骨螺钉，通过加长孔置入，将钢板贴附在骨干上。这枚螺钉先不拧紧，可以允许微调钢板的位置。（图3-47，图3-48）

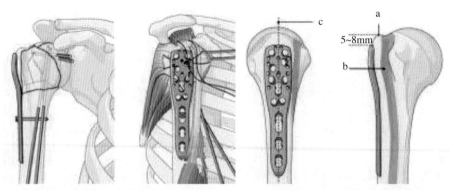

图 3-47   安置钢板

图 3-48   钢板的正确位置
a. 大结节最高点；b. 结节间沟；c. 肱骨侧轴线

确认钢板的位置：钢板的正确位置是大结节顶端下方 5 ～ 8mm，沿着肱骨干轴线，稍偏结节间沟后方 2 ～ 4mm。正确的钢板位置可以用触摸或是透视机来检查。要确认钢板的轴向位置，通过模块顶端的引导孔插入一个克氏针（图 3-49）。克氏针应该紧贴在肱骨头的顶端。

用克氏针给予钢板临时固定。在置入螺钉之前，可以用数枚 $\varPhi$1.4mm 克氏针穿过钢板上的小孔，将钢板临时固定于骨质，然后用 X 线确认钢板的位置。

钢板螺钉固定外加张力带缝合：张力带缝线要穿过肩袖处的肌腱以增加稳定性，可配合钢板和螺钉使用，尤其是粉碎性骨折和骨质疏松的患者。特别是骨质疏松的情况，肌腱的强度通常要比骨质本身高，因此，穿过肌纤维的缝线，可以比螺钉或是穿过骨质的缝线更有把持力。（图 3-50）

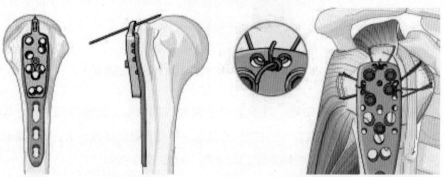

图 3-49   通过模块顶端的引导孔插入一个克氏针

图 3-50   张力带缝线穿过肩袖处的肌腱以增加稳定性，配合钢板和螺钉使用，这些附加的缝合通常是固定的最后一步

（4）检查：利用透视机，在上肢的各个方位，仔细检查准确的复位以及内固定（包括内植物适当的位置和长度）。要确认螺钉没有进入关节内。（图 3-51，图 3-52）

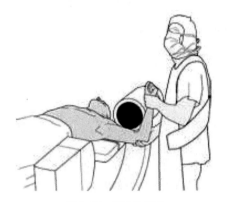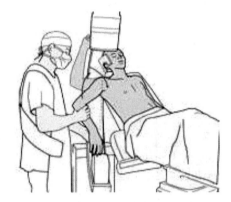

图 3-51　腋位片检查　　　　　图 3-52　在沙滩椅体位，适当地控制 C 臂机来获得正交的影像，以确认复位是否满意、固定是否坚强和螺钉有没有进入关节

6. 术后处理　术后患肢用三角巾悬吊 3 周，术后 2 天做耸肩运动，适度活动肘腕关节，1 周后在健手的辅助保护下做被动肩关节摆动锻炼，2 周后做主动肩关节摆动锻炼，术后 3 周做患肢上举锻炼，开始在健侧协助下被动上举，逐渐过渡到主动上举。

7. 注意事项

（1）如果钢板位置过于接近结节间沟，将会影响二头肌腱及旋肱前动脉升支。

（2）如果钢板的位置过于靠近肱骨近端，会带来两种风险：钢板会撞击肩峰，最近端螺钉可能会穿透骨质或无法安全地置入肱骨头内。

（3）两种钻孔技术会帮助避免钻透入关节。

"啄木鸟"钻孔技术：使用这种技术，使钻头前进很短的距离，然后向后拔出钻头，再次前进。不断重复这个过程，直到能够感受到软骨下骨。要非常小心，避免穿透肱骨头。

只钻透近侧皮质技术：尤其是在骨质疏松的情况，只可以钻透近侧皮质。将测深尺推向前方，穿过周围的骨质，直到感受到软骨下骨。

四、关节镜下肩关节囊松解术

原发性冻结肩可分为三期：疼痛期、"僵冻"期和恢复期。确定原发性冻结肩患者处于哪一期对于选择合适的治疗方法至关重要。当患者处于一期时以非手术治疗为主，主要方法是：行肩关节的功能锻炼，配合口服和关节腔注射药物等，有助于完成康复锻炼计划。当患者行正规的非手术治疗无效时才考虑手术治疗。虽然冻结肩大多数通过非手术方法治疗，但治疗的病程较长，患者需忍受较多痛苦，且较多患者不能完全恢复肩关节的功能，而手术治疗尤其是关节镜治疗可以较快地阻断疾病的发展，并取得良好的功能。

1. 适应证   原发性冻结肩，保守治疗 3 ～ 4 个月无效后，可以考虑行关节镜下关节囊松解术。

2. 优缺点

优点：①准确松解挛缩的关节囊结构，安全可靠，创伤小，并发症少；②术中持续高压灌注同时冲洗和扩张了关节囊；③关节镜松解后立即行手法松解，所需力量会减小，也会减低潜在并发症的风险；④增加了肌肉肌腱组织的活动度而不破坏其完整性；⑤能够发现并处理其他关节内病变；⑥能够在术后早期进行相应的功能锻炼，恢复关节功能；⑦如果以上治疗仍不能恢复活动度，可结合开放手术松解治疗。

缺点：不能处理关节囊外的病变，不能松解囊外的纤维化，所以不适于以关节囊外病变为主的继发性冻结肩的治疗，但与开放手术结合可能有助于提高继发性冻结肩的治疗效果。

3. 术前计划   X 线片和 MRI 检查。

4. 麻醉与准备

麻醉：全身麻醉。

体位：沙滩椅位。

准备：于加压注水下行关节镜手术，压力为 100 ～ 150mmHg，使用施乐辉（Smith-Nephew）关节镜器械，Φ4mm 的 30°斜视镜。

5. 手术要点

（1）入路

后方入路：肩峰后角内下方的 1～2 横指处，朝喙突方向刺入。

前方入路：喙突外上约 1cm，在关节镜指引下置入操作通道，前方入路尽量靠外，在肩胛下肌的上缘。

侧方入路：于肩峰外缘下 0.5cm 穿刺至肩峰下间隙。

先行肩关节腔及肩峰下滑囊的探查。探查的顺序为：从肱二头肌长头腱的起始部，即从关节囊的上缘开始，沿关节盂的前缘到下关节腔观看前方关节囊及盂唇缘，从下方转向后方，以关节盂唇为中心进行观察，返到肱二头肌腱的起始部，观察肱二头肌腱直至结节间沟，关节盂及肱骨头软骨，这时助手可将上肢外展或旋转肱骨头以利观看。然后置入侧方入路通道，行肩峰下间隙的探查。

（2）滑囊清除：存在冈上肌钙化的患者，行钙化灶清除。随后行盂肱关节腔病变的处理，用刨刀将关节腔增生肥厚的滑膜组织清除，首先用 Bankart 刀、刮匙、等离子刀等松解盂肱韧带、前方关节囊及前下方关节囊。然后更换通道，松解后方及后下方关节囊；术中可在关节镜直视下各方向活动肩关节，判断粘连的部位，有目的地进行松解，直至肩关节活动度接近或达到正常范围。要求术中松解后肩关节活动度前屈可达到 150° 左右、外展可达 140° 左右。松解下方关节囊时要紧贴盂唇下缘进行，因为腋神经靠近下关节囊走行，避免损伤腋神经。

在松解过程中可间断性地检查肩关节的活动。一方面为松解部位提供参考，同时可行辅助的手法松解。最后用等离子刀给予彻底止血，于关节腔及肩峰下滑囊各放置负压引流管 1 根。

6. 术后处理

术后 36～48 小时后拔除引流管，拔管前分别自引流管于关节腔及肩峰下滑囊内各注入 2% 利多卡因 5ml、利美达松 4mg。术后第 1 天患者即开始在康复理疗师的指导下行肩关节各方向的主动、被动活动，包括前屈、后伸、外展、内收、内旋、外旋。起初锻炼时采用仰卧位，可以固定肩胛骨而伸展盂肱关节囊。每次各方向活动 4～5 次，每次 15～20 分钟。每天锻炼 3～4 次，锻炼时尽量使活动范围最大，以后根据情况逐渐增多。

7. 注意事项　整个过程中必须保持关节持续的生理盐水灌洗，并保持足够的压力。

五、无引导肩关节注射技术

肩关节注射技术是肩关节专业医师必须掌握的技术之一。分为 B 超引导下穿刺注射和无引导穿刺注射，后者在临床更多见。

1. 准备　局部严格消毒，避免医源性感染。穿刺注射药物可以选择：2%利多卡因 5ml+ 布比卡因 5ml+ 曲安奈德 40mg（1ml）。

2. 技术要点

（1）盂肱关节注射，针对肩周炎、冻结肩

后入路：肩峰后外侧角内下 2 ～ 3cm，向喙突方向穿刺。18 号针头完全没入，推注无阻力后可注射。由于操作时远离患者视线，避免了患者恐慌害怕打针的心理，因此更具人性化。（图 3-53）

前入路：喙突外侧 1cm，针尾略偏上，偏外。18 号针头完全没入，推注无阻力后可注射。这是肩关节最简单、最常用的注射途径。（图 3-54）

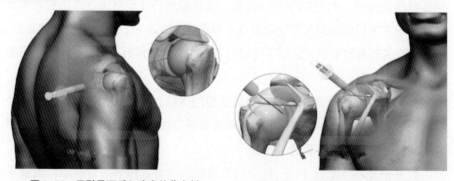

图 3-53　无引导下后入路肩关节穿刺　　　　图 3-54　无引导下前入路肩关节穿刺

（2）肩峰下注射，针对肩袖损伤和肩关节撞击：肩峰后外角下略偏前，指向前外侧角，避免注射进入肩袖组织，推注无阻力，否则应调整进针角度。（图 3-55）

（3）肩锁关节注射，针对肩锁关节炎、锁骨远端骨溶解：此部位浅表可触及，肩锁关节间隙注射 2ml 混合药液。（图 3-56）

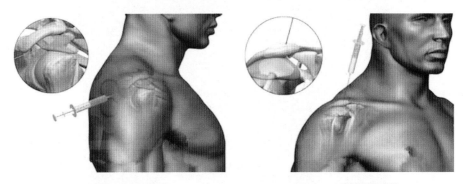

图 3-55　肩峰下注射　　　　　　　　　　图 3-56　肩锁关节注射

六、人工肱骨头置换术

肱骨近端骨折占老年人骨折的 4% ～ 10%，发病率仅次于髋关节和桡骨远端骨折。其中约有 15% 的患者需要手术治疗，包括骨折内固定术和肩关节置换术。而术后的临床预后取决于骨折移位的部位和程度、肱盂关节的损伤情况和骨质疏松症等危险因素。大部分患者可恢复到肩关节骨折前的活动能力，但术后并发症率仍然高达 40% ～ 60%。其中，肱骨头缺血性坏死（AVN）是最应关注的并发症，因为它可引起慢性疼痛、肢体运动功能障碍，且需再次手术治疗。（图 3-57）

供应肱骨头的动脉有旋肱后动脉、旋肱前动脉及其末梢分支弓形动脉。它们可影响切开复位内固定术和半肩关节置换术治疗肱骨近端骨折的疗效。最新研究指出旋肱前动脉供应肱骨头 36% 的血液，而剩下的 64% 是由旋肱后动脉供应。这一发现改变了肱骨近端骨折的治疗方法，并指导

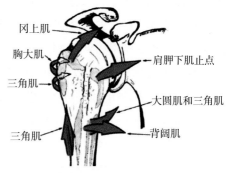

冈上肌
胸大肌
三角肌
三角肌
肩胛下肌止点
大圆肌和三角肌
背阔肌

图 3-57　肱骨近端骨折后所受的变形力量的方向

临床医生切开复位固定骨折部位。（图3-58）

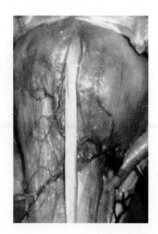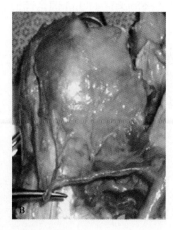

图3-58　肱骨近端的血液供应

A.旋肱后动脉远离肱骨近端，故骨折时不容易损伤；B.旋肱前动脉贴肱骨近端走行，故骨折时容易损伤

1.适应证　正确评估肱骨头发生缺血性坏死的概率对手术方式的选择至关重要。肱骨近端两部分骨折发生肱骨头缺血性坏死的概率小于10%，而三部分骨折的概率为10%～25%，因此，大部分采取非手术治疗或切开复位内固定术。而四部分骨折的缺血性坏死概率高达60%，当同时合并有骨折块移位，则肱骨头发生缺血性坏死的概率为80%～100%。

故人工肱骨头置换术的指征包括：①老年肱骨头劈裂性骨折；②四部分骨折伴肱骨头脱位；③部分老年三或四部分骨折伴骨质疏松；④老年患者严重的肱骨头压缩骨折累及关节面大于40%；⑤肱骨近端严重病损，如骨巨细胞瘤等。因为这类骨折发生肱骨结节不愈合和肱骨头缺血坏死的风险较高，人工肱骨头置换术是最常用的手术选择，但是它的疗效受肱骨结节部骨折块愈合情况的影响，所以更多的临床医师倾向于选择反置式肩关节置换术。

但是，肱骨近端外翻型压缩性四部分骨折因中间软组织无明显损伤，肱骨头发生缺血性坏死的概率只为25%～30%。还有研究指出，肱骨近端三部分和四部分骨折的内翻角度大于20°时应选择人工肱骨头置换术治疗。

患者的基本情况也影响治疗的效果。如骨质疏松症可影响骨折愈合并导致内固定物的失败，故这类患者应行肩关节置换术。另外，如肩袖肌群损伤将影响患者人工肱骨头置换术后的肩关节的功能恢复。

人工肱骨头置换也是肩袖撕裂和盂肱关节炎合并巨大肩袖撕裂时常用的治疗手段。肩袖无法修补的肩袖关节病患者的肩盂要承受三角肌 - 肩袖力耦失衡所产生的偏心负荷，产生"摇摆木马"效应（rocking horse effect），两者均易导致肩盂假体松动。

2. 优缺点

优点：能早期解除患者的疼痛，尽早恢复肩关节功能。

缺点：可能存在中晚期并发症，如假体的寿命、假体周围骨折与松动等。因而对于年轻患者的疗效仍有待于进一步研究。

3. 术前计划　人工肱骨头置换术始于术前的仔细计划。术前应该评价肩袖肌腱的完整性、肩胛下肌腱挛缩和肩胛盂不规则磨损等，因为每个因素都可能影响外科技术的选择。临床检查可清楚肩袖机制的完整性。肩袖关节病患者，肩袖机制的完整性可以通过 X 线片上所见的肱骨头向上半脱位得到评价。对于评价确定行人工肱骨头置换术而不是全肩关节置换术的预手术患者，如果体检发现肩袖显著薄弱者，则术前 MRI 具有极高的价值。医师必须意识到，任何骨的不规则改变都要特别关注。骨关节炎患者肩胛盂后部的侵蚀会改变肩胛盂的倾斜角，如果术中未确认，术后将干扰术后的运动。在一些极端的病例中，因为未行骨移植处理这些病理改变，关节置换术后会逐步出现后部不稳定。术前的影像学检查，尤其是腋位片，有助于评价肩胛盂窝的形态，也可用 CT 扫描评价肩胛盂受侵蚀的程度。

有多种肩关节假体可供选择。早期的肩关节置换采用的是限制性或固定支点的设计。这种设计理论上适用于肩袖机制不全或缺失的患者。然而，由于在相对较小的肩胛盂骨界面上的作用力巨大，这些设计存在无法接受的早期失败率。因而这些假体未被广泛使用。

组配式设计使外科医师能够个性化地确定假体柄、假体头、假体盂的尺寸。假体的选择很大程度上取决于具体的使用，尤其是取决于医师对这一技术的熟悉程度。

虽然人工肱骨头置换技术是针对 Global Total Shoulder Arthroplasty System（GTSAS）的，但是手术指征、术前计划、手术暴露、软组织和骨的处理、术中评价、术后康复训练适用于绝大多数肩关节置换术的患者。手术技术集中于假体重建过程，而不讨论肱骨近段三部分还是四部分骨折移位的手术重建。

人工肱骨头置换术对外科技术的要求相对稍低，可伴有较少的失血，大多数患者结果满意。对于较年轻的患者，当肩胛盂弧线出现退变性改变而疼痛时，可再行全肩关节置换翻修。

每个医师应根据其经验，以及其对文献的理解，针对具体病例来决定实行人工肱骨头置换术或全肩关节置换术。

对于肩袖关节病的患者、肩袖机制不全的患者、肩胛盂骨存量不足以支持肩胛盂假体的患者，人工肱骨头置换术优于全肩关节置换术。人工肱骨头置换术的相对指征包括骨关节炎、缺血性坏死（AVN）、创伤后患者肩胛盂骨存量几乎无损伤者、肩胛盂倾斜角正常者、无软骨下囊性变换者、软组织挛缩程度较轻者。如果患者不符合其中任何标准，就应该认真考虑是否改行全肩关节置换术。

在患者进入手术室之前，进行术前模板测量。应该以透明的内植物模板测量术前 X 线片，以决定植入假体的合适的假体柄直径和肱骨头的尺寸。仔细检查假体的备货以确保能够使用恰当尺寸的内植物。

4. 麻醉与准备

麻醉：行气管插管全身麻醉＋斜角肌间隙区域阻滞麻醉。

体位：使用"沙滩椅"位，床头上升至 45°，臂下垂位可允许切口延伸。肩关节位于手术台边缘，患肢悬空，患肢可自由活动。肩胛下用软枕垫高。

准备：切皮前 1 小时静脉给予抗菌药，并持续至术后 24 小时。

5. 手术要点

（1）切口：辨认头静脉后，采取胸三角肌入路：切口起自锁骨下，经喙突向远端延伸 12 ～ 15cm。

（2）浅层显露：逐层切开皮肤、皮下组织，辨认胸大肌与三角肌间的脂肪带。保护头静脉并与三角肌一起向外侧牵开。然后，标记并切开胸大肌上部在锁骨上附着的 1cm 宽的腱性部分以利于暴露。向内侧牵开联合肌腱，从锁骨上少量剥离三角肌前部，松解三角肌在肱骨上的附着点，在喙突下部分切断联合肌腱，有利于暴露。保留喙肩韧带以防止肱骨向前上方脱位。

（3）深层显露：在联合肌腱外侧切开锁骨胸大肌筋膜。分离三角肌和肩峰下区域后，辨认出肱二头肌间沟。确认肱二头肌长头腱，顺该肌腱找到大结节和小结节之间的结节间沟，以此作为旋转标志，将肱二头肌肌腱向外牵拉。肱二头肌肌腱有约束肱骨头的作用，如其被骨折撕裂或严重影响操作可以切断。

做法1：从外侧切开肩胛下肌腱及其肌膜，使用缝线标记，从关节盂前缘分离肩胛下肌，为手术结束时上移做准备。

做法2：不切断肩胛下肌，如影响显露可以距肱骨附着点1cm处切断并翻向内侧。

术中应注意腋神经在肩胛下肌下方穿入四边孔，应避免误伤，外旋肱骨可以增加肩胛下肌离断处与腋神经之间的距离，有利于对腋神经的保护。由于肩关节囊与肩胛下肌融为一体，因此可将关节囊和肩胛下肌作为一个整体进行离断，从而保持软组织瓣的强度，有利于随后的伤口缝合和术后早期进行关节康复锻炼。钝性分离松解前下关节囊、术中不松解盂肱韧带对保持修复后的肩关节囊稳定性具有重要的作用。

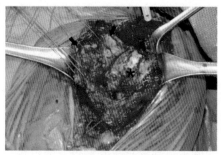

图 3-59　肱骨头的显露
以缝线在肩胛下肌腱-骨连接处缝合并向前牵开

由于已经将下关节囊从肱骨颈内侧松解，此时，只须轻轻外旋、外展并抬肩即可使肱骨头脱位。在绝大多数病例中，由于肩袖撕裂及肩袖组织的缺失，肱骨头是裸露的。（图3-59，图3-60）

沿肱二头肌腱剪开肩袖，在肱骨大小结节骨块上钻孔或通过大结节上的肌腱与骨的结合部，穿入粗的不可吸收缝线。以缝线牵拉大、

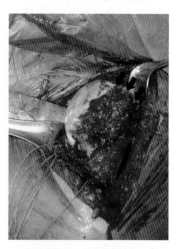

图 3-60　完全显露肱骨头
箭头所指为肩袖撕裂处

小结节及附着其上的肩袖。这样可保护残留骨块与肌腱的连接，避免骨块进一步碎裂。术中不切断喙突或喙突肌群能够保护内侧的血管和神经。

肩袖准备：在所有患者中都尽量剥离残存的肩袖，以不可吸收线修补肩袖，至少修复部分肩袖的后面部分。

肩袖撕裂修复应在无张力情况下进行（手臂位于旋转中立位）。肩袖中度撕裂，可原位修复；广泛撕裂的患者，可在肱骨头切除后尚未置入假体时，游离肩胛下肌近端进行修补。有时须要延长肩胛下肌，此时则需分别切开肩胛下肌与关节囊，锐性分离，使之在横断面上呈"Z"字形，可将其近端部分上移用来重建断裂的冈上肌腱。肩袖严重撕裂，则应从喙突基底和关节囊游离肌肉，端端对合修复缺损。当冈上肌或冈下肌缺损时，可用胸大肌或胸小肌替代，可在肱骨上打孔缝合，固定肩袖。如有必要行前肩峰成形和肩锁关节成形术时，应在插入肱骨假体之前进行，此时张力较小，易于缝合修复。Mestdagh等对撕裂的肩袖给予局部组织转移或斜方肌三角肌瓣修复处理，结果满意。

探查肩峰的下表面，因为肩袖后面的主体部分常在此粘连。通过将关节囊和肩袖作为一个整体从关节盂缘松解，可以使粘连的肩袖获得更好的活动度。（图 3-61 ～图 3-63 ）

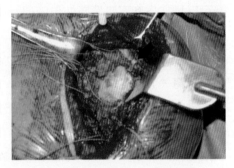

图 3-61　切除肱骨头，显露关节盂

找到肩袖后面部分的主体后以不可吸收线作标记，并向内上方和下后方游离。

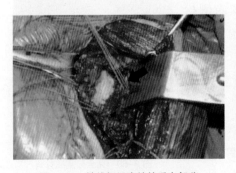

图 3-62　缝线标记肩袖的后方部分

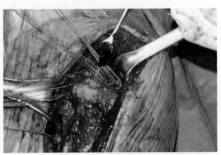

图 3-63　进一步标记肩袖的后上方部分

　　注意不要剥离残余肩袖在肱骨上的附着。术中不要使用过大的肱骨头，其会使肩胛骨与肱骨之间距离增加，从而使肩袖修补处承受更大的张力。恰当的肱骨头大小还有利于关闭切口和肩胛下肌的上移。将与切下的肱骨头同等大小的肱骨头试模置于肱骨柄上，使用试模下尝试复位，再次评估肩袖的张力及是否可以很好地关闭切口。（图3-64）

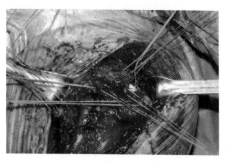

图3-64　评估缝合的肩袖张力

　　在最终植入假体前，将缝合肩袖的缝线穿过大结节和小结节处的骨隧道，以使肩袖重新附着于肱骨。

　　（4）扩髓：清除关节内游离骨块。肱骨结节间骨折的骨折线常见于结节间沟稍后侧。然后切除肱骨头，通过内侧和外侧Bennet牵开器暴露肱骨干。清理肱骨颈内侧的骨刺。保留肱骨干纵行劈裂的大块骨片，用钢丝捆绑后进行扩髓。扩髓的起始点刚好位于肱二头肌肌间沟的后内侧，手动扩髓，每次增加1mm，直至与皮质紧密贴合。

　　（5）确定假体尺寸和位置：使用摆锯和导向器于后倾30°切割肱骨头。同时，必须根据上述的解剖标志选出合适的肱骨假体。将试模柄插入髓腔内，以肱二头肌腱长头的松紧程度来确定假体置入高度，做好标记。由于肱二头肌术前、术中容易牵拉损伤，术中的松解有时并不可靠，还可以用纱布固定试模：在肱骨扩髓后，以纱布充填于髓腔，暂时固定假体，复位大、小结节，暂时以巾钳固定，检查大结节高度来测定插入深度，将假体的鳍状突装置于肱二头肌腱沟后方约5mm，可使肱骨头假体获得合适后倾角。检验：上臂放于体侧，内外旋40°～50°时假体稳定，则后倾角合适。于屈肘90°，同时触摸内外上髁以确定后倾的角度。

　　（6）安置假体（图3-65）：髓腔远端放置骨栓，冲洗髓腔并擦干，骨水泥枪注入低黏度骨水泥。按照确定的深度和后倾30°安放假体柄。在确切固定前，假体两侧翼、肱骨近端约1cm处须植入松质骨，以促进骨愈合。

　　肱骨假体应略高于大结节水平，这样肩袖与肩峰之间就会留有一定的间隙，避免了在上臂外展初起阶段，肩峰与肱骨大结节发生碰撞。肱骨头大小

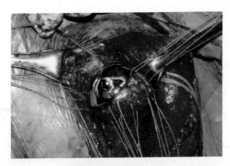

图 3-65　安置假体

应适当，如果肱骨头太小，术后会出现三角肌松弛，患者抬臂困难，而且其他肌肉也松弛，容易发生肱骨假体半脱位。使用厚垫关节盂假体以及大直径肱骨头会增大肱骨干偏置距（offset），术后肩胛下肌受到较大的牵拉力量，容易造成关节前方软组织修复失败和肩关节的前脱位。如果全肩关节置换术所用的关节盂过厚，可致关节活动受限。如果肩胛下肌挛缩，应游离后做成"Z"字形，以保证术后能外旋肩关节。

（7）重建大、小结节：假体获得满意的固定后，须把肱骨结节与假体固定在一起。大、小结节修复固定是一个重要步骤，上述操作失败是置换手术失败最常见的原因。

在骨折处以远 1.5cm 打两个穿透骨的钻孔。第一条缝线从外面经过其中一个钻孔穿向肱骨近端，可把大结节固定在肱骨假体上。穿过大结节顶端和尾部的两条缝线穿过小结节。然后，把大结节牵到假体前面，并固定在肱骨头顶端5cm 处，将穿过大结节中间缝线与穿过肱骨干远端孔的缝线绑在一起，穿过大结节顶端与尾部的缝线绑在一起，帮助复位肱骨大、小结节。从肱骨干远端穿向近端缝线行"8"字缝合法绑在肱骨结节上。大、小结节应同时固定于假体的侧翼和肱骨的近端，水平面固定的两根尼龙线尤其重要，这样在外展时，大、小结节都能保持一体稳定。（图 3-66）

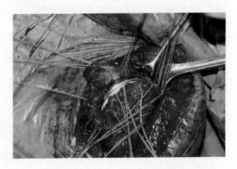

图 3-66　大、小结节的固定

（8）固定、缝合：如果组织够多，将肩胛下肌腱转到肱骨头的上面以增加上表面的覆盖。（图 3-67～图 3-69）

（9）稳定性检验：术中检查应行前后抽屉试验和下方稳定检查，即牵拉肱骨头向前、向后，下方移位均不应超过关节面高度的一半。

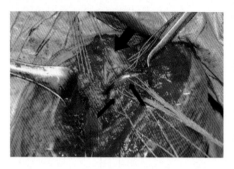

图 3-67　肩胛下肌腱加强缝合固定

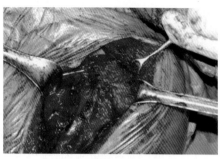

图 3-68　间断缝合

间断缝合冈上肌前缘和肩胛下肌上缘之间的肩袖间隙

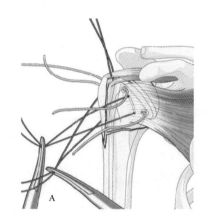
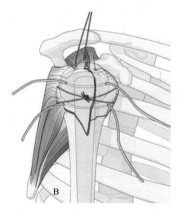

图 3-69　缝合示意图

A.缝肩袖，作为牵引线，方便完成固定后的修补；B.在牵引线帮助下，缝合肩袖

（10）肱二头肌长头腱的处理：肱二头肌腱长头是肱骨头重要和稳定的结构，应尽量保持其完整性。若肱二头肌长头腱已被离断，则将它缝于修复的肩袖间隙上方，或将它移植入肱二头肌沟。肩胛下肌肌腱也可通过在肱骨干钻的孔与附着点缝合，彻底冲洗，放置引流管，缝合伤口。

6.术后处理　具体的康复计划应根据假体的稳定性及肩袖和三角肌的状况决定。可以把肌肉情况分为三类：肩袖肌肉完整，功能完好；肩袖肌肉已撕裂，但修复后其功能可恢复；肩袖肌肉有撕裂，但由于挛缩或失去神经支配，其功能不能恢复。第一类情况最常见，康复的目的是完全恢复肩关节功能和活动度，这些患者的术后锻炼分为三期：Ⅰ期，包括局部热疗和被动、辅助运动；Ⅱ期，修复组织基本愈合时，开始主动运动；Ⅲ期，增加肌肉牵拉练习及抗阻肌力增强练习。

（1）术后常规悬吊固定，修复肩袖者则宜用外展支具固定。第 2 天拔除引流管并开始行肩部肌肉收缩锻炼。

（2）如肩袖情况属于第一类，可在术后第 6 天开始Ⅰ期锻炼：行肩关节被动和辅助下主动的适量外旋和前屈活动，从 20°开始，逐日增加 5°～ 8°；8 周以后可在健侧手臂辅助下加大肩关节运动幅度，尤其注意前屈、内旋和外旋锻炼，每天 3 ～ 4 次，每次 10 ～ 15 分钟，但是，要避免引起疼痛和拉伤关节。第 11 天增加Ⅱ期锻炼。上述锻炼过程中，以三角肌前部及外旋肌群的锻炼及活动度锻炼最为重要。三角肌和肩袖功能差的患者术后锻炼时，则不应进行大角度锻炼。可参考图 3-70 进行康复训练。

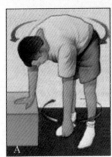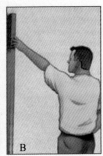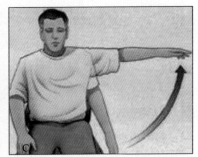

图 3-70　术后训练示意图

A. 支持下的肩关节旋转训练；B.“爬墙”训练；C. 肩关节外展训练

（3）6 周内避免肩关节过度主动屈曲和外展，6 周后去除三角巾，加强主动功能锻炼，定期复查。

7. 注意事项

（1）术中应行前后抽屉试验和下方稳定试验检查稳定性。假体牵拉肱骨头向前、向后、向下移位均不应超过关节盂高度的一半。

（2）对于四部分骨折患者，由于肱骨近端失去解剖标记，假体植入深度、安置角度的确定都有较大困难。通过对比健侧、患侧肱骨全长 X 线片并结合术中测量，来确定患侧骨缺损的长度和人工肱骨头的安置高度。

（3）前方不稳与三角肌前部和肩胛下肌损伤或后关节囊过紧有关。单纯肩胛下肌断裂可造成前方不稳，可在肱骨上钻孔，将肩胛下肌肌腱内移、缝合固定，可重建前方稳定性并预防术后肩胛下肌过紧影响外旋。

（4）如果肱骨头向后移动小于肩盂直径的一半，应考虑行后关节囊松解。

（5）后方不稳定的常见原因为假体过度后倾，应于术中截骨和安置假体时仔细定位，如果肩盂后方有倾斜，可降低盂前缘或植骨修复骨缺损。

（6）肩峰下撞击主要与假体过大、过厚有关。肱骨头高于大结节 3mm 即可，厚度取决于对侧肱骨头的厚度和术中测量的张力。

七、人工全肩关节置换术

全肩关节置换即人工肱骨头置换加肩胛盂表面置换。由于肩关节原发病变、医师的技术水平及患者对治疗配合的积极性等方面的不同，肩关节活动和功能恢复的差异较大；全肩关节置换的使用寿命与其他关节置换相同，甚至优于其他关节置换，大宗长期随访结果翻修率低于 10%，肩胛盂假体松动率平均只有 4.3%。

手术尤其要避免肩关节不稳定，手术中不但要将假体安放在合适位置，更重要的是要维持肩周软组织的平衡，否则将会发生症状性肩关节半脱位或全脱位及肩峰下动力性撞击征。正常的肩关节，肱骨头可向下移动的距离是肩盂高度的一半。

肩关节置换术后应达到以下活动范围：上举 140°～ 160°，上臂中立位外旋 40°～ 60°，外展 90°位、内旋 70°，并可极度后伸。

1. 适应证

（1）肱骨三部分骨折、四部分骨折。

（2）年老、严重骨质疏松，难以行内固定维持复位。

（3）除肩盂骨量严重缺损，肩关节重度挛缩或肩袖缺损无法修补，原发性或继发性骨关节炎、类风湿关节炎、感染性关节炎（病情静止 12 个月以上）者外。

非制约式人工全肩关节置换术：肱骨头有严重病损，同时合并肩盂软骨病损，但是肩袖功能正常者。

制约式人工全肩关节置换术：肩袖失去功能或缺乏骨性止点无法重建。

2. 优缺点

优点：本手术对肩关节疼痛的缓解率可达 80% ～ 90%。

缺点：肩关节置换更强调软组织的修复，并在很大程度上决定手术的效果。术后肩关节功能的恢复与肩袖和三角肌的重建与康复、假体植入方向等密切相关。全肩关节置换术是一个难度很高的手术。

3. 术前计划

（1）患肩的活动范围：确定患肩属于挛缩型还是不稳定型，以决定软组织平衡重建的方式及预后。

（2）肩袖功能检查：决定行肩袖修补及全肩关节置换术，或因肩袖无法修补行肱骨头置换术。

（3）三角肌功能检查：三角肌失去神经支配是置换术的禁忌证。

（4）腋神经、肌皮神经和臂丛功能检查：作为对比，以确定手术中神经是否受损。

（5）影像学检查

外旋位（30°～ 40°）X 线片：帮助行模板测量，选择肱骨假体型号；

内旋、外旋及出口位 X 线片：观察肱骨头各方向上的骨赘，有无撞击征和肩锁关节炎；

腋位 X 线片：观察肩盂的前后倾方向、有无骨量缺损及骨赘。

对慢性骨关节炎患者，外旋受限、腋位 X 线片提示肱骨头半脱位，则表明后方肩盂有偏心性磨损。必要时行 CT 或 MRI 检查。术前行双侧肩关节 CT 扫描能更清楚地显示磨损程度，有助于术者正确定位肩盂的中心和锉磨方向。

4. 麻醉与准备

麻醉：在等待区先由麻醉师行气管插管全身麻醉＋斜角肌间隙区域阻滞麻醉，患者被送入手术室并进行全麻。

体位：使用改进的"沙滩椅"体位（beach-chair position）：床头上升至45°，臂下垂位可允许切口延伸。肩关节位于手术台边缘，患肢悬空，患肢可自由活动。肩胛下用软枕垫高，患肩略外展以松弛三角肌。（图 3-71）

准备：切皮前 1 小时静脉给予抗生素，并持续至术后 24 小时。

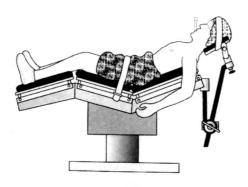

图 3-71　"沙滩椅"体位

5. 技术要点

（1）入路：取三角肌胸大肌间入路，向外侧牵开三角肌，向内侧牵开联合肌腱（或自喙突根部截骨，向下翻转联合肌腱），切断部分喙肩韧带（肩袖完整时可全部切断），必要时切开胸大肌肌腱的上 1/2 部分以便显露。由于三角肌前部功能障碍会引起难以纠正的显著性不稳，故手术中应避免损伤三角肌。预防措施是经三角肌胸大肌入路时不要切断三角肌起点，显露过程中要时刻牢记腋神经的位置，避免损伤。（图 3-72）

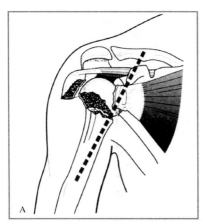
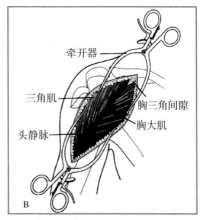

图 3-72　手术入路

A.胸三角肌切口；B.三角肌切口示意图

　　结扎穿行于肩胛下肌下 1/3 的旋肱后动脉，在肱二头肌肌腱内侧约 2cm 处切断肩胛下肌肌腱和关节囊，然后游离大、小结节。（图 3-73 ）

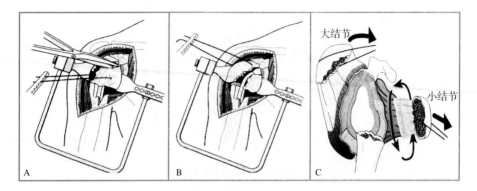

图 3-73　游离大、小结节

A.缝合并牵引小结节；B.缝合并牵引大结节；C.牵引大小结节，暴露肱盂关节腔

　　（2）截骨：外旋后伸展肩关节，清理肱骨头骨赘。上臂紧贴侧胸壁，屈肘 90°并外旋上臂 25°～ 30°（目的是矫正肱骨头后倾角），自冈上肌止点近侧按模板方向由前向后沿肱骨解剖颈截骨（以做出颈干角），此时确定假体高度非常重要。（图 3-74 ）。

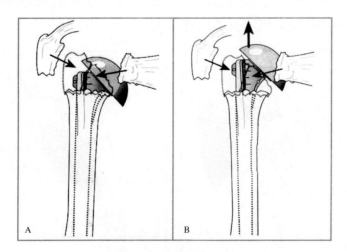

图 3-74　确定假体高度

A.人工股骨头位置过低；B.大小结节解剖复位

　　（3）装配假体：在截骨面的中心偏外侧，沿肱骨干轴线方向开槽，内收患肢，扩髓。

　　插入试模，假体应完全覆盖截骨面，其侧翼恰位于肱二头肌肌腱沟后方约12mm，边缘紧贴关节囊附着点并略悬垂出肱骨矩。

　　取出试模，显露肩关节盂，切除盂唇，应注意保护紧贴盂唇上方的肱二头肌长头腱，去除肩盂软骨，松解关节囊。在关节盂的解剖中心钻孔，将肩盂锉的中置芯插入孔内磨削直至皮质下骨，根据假体固定方式不同行开槽（龙骨固定）或钻孔（栓钉固定）。

　　安装调试假体，充填骨水泥，置入假体。术中可行前抽屉试验和外展外旋患肩检查前方稳定性，行后抽屉试验和前屈内旋患肩检查后方稳定性，Sulcus试验检查下方稳定性。（图3-75）

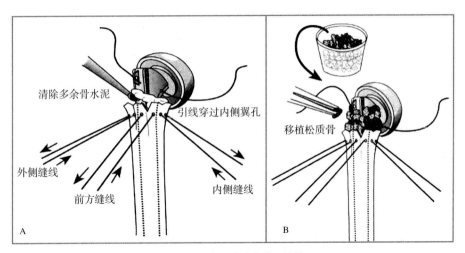

图3-75　复位大小结节、植骨

A.以缝线牵引周围骨块，有利于清除骨水泥等操作；B.植骨

6. 术后处理

　　术后4～6周，目的：保持大小结节稳定以便顺利愈合，防止关节僵硬。术后第1天，行被动活动。术后6～12周拍摄X线片确定大小结节愈合后，行被动活动＋主动活动。

7. 注意事项

　　（1）**肩袖损伤**：术后肱骨头假体不断上移提示冈上肌变薄、肩袖断裂或强大的三角肌和力弱的肩袖间力耦失衡。对于大多数术后有慢性肩袖损伤症状的患者，可进行严密观察。可以采用口服非甾体消炎药、热敷，以及加强三角肌、肩袖和肩胛带肌的锻炼等治疗方法。只有当患者症状显著、出现明显的功能障碍或术后发生急性外伤时才考虑手术治疗。

术中避免损伤肩袖的方法是：直视下使用骨刀行肱骨头截骨术（至少对肱骨头后方部分）；同时避免截骨过低或靠外（损伤上方肩袖），或肱骨头后倾过大时截骨（损伤后方肩袖）。术中发现肩袖撕裂，应尽可能修补。如果术前存在撞击征，应同时行肩峰成形术，根据术中修补的情况决定术后的康复进程。

（2）前方不稳定：肩盂和肱骨假体的后倾角度之和小于35°～45°，多由于三角肌前部功能障碍、肩胛下肌撕裂和后方关节囊过紧引起。

临床上，除非合并肩袖撕裂或喙肩弓损伤，单纯的假体后倾不足并不能导致明显的不稳，而单纯肩胛下肌断裂却会产生术后患肩前方不稳定。与此相关的因素包括：术者手术技术不佳、软组织质量差、假体型号过大、术后理疗不当。此外，肱骨假体偏心距（offset）也与肩胛下肌的功能与完整性有关，使用肩盂假体厚垫或大型号的肱骨假体会增大偏置距，增加肩胛下肌缝合后的张力，并可导致肩峰下结构性撞击征。

后方关节囊过紧是引起前方不稳定的另一原因，内旋患肩时会迫使肱骨头前移。因此，术中做后抽屉试验时，若肱骨头假体在肩盂上的滑动距离小于其直径的1/2时应考虑松解后方关节囊。

（3）后方不稳定：多由假体过度后倾所致。较小的肩盂后方缺损可通过锉低前方肩盂或缩小肱骨假体后倾角度来纠正，较大的缺损则须要选用较大的假体或植骨来纠正。

陈旧性肩关节后脱位患者常继发肩关节前方软组织挛缩和后关节囊松弛，从而导致后方不稳。因此，对此类患者软组织平衡的目标是：外旋达到40°，中立位时肱骨头假体在肩盂上的滑动距离不超过其直径的1/2。解决后方不稳定的方法有：①增加offset：松解前方软组织至与后方结构平衡后，选用大号假体使旋转中心外移可保证肩关节稳定性。②减少肱骨假体后倾：既使肱骨头偏离了脱位方向，又使假体内旋时偏置距增大，从而紧张后关节囊，提高肩关节的稳定性。若完成上述操作后仍然存在后方不稳，可行后方关节囊紧缩术。③动力性重建：将冈下肌和小圆肌止点移位到肱骨近端后侧，当上臂内旋前屈时（后脱位的姿势），肌腱被动性紧张防止脱位。此外，不慎切断后方肩袖和关节囊、肩盂假体过小也能引起肩关节后方不稳。截骨时小心保护后方软组织，选用肩盂骨床所能承受的最大前后径假体即可避免。

（4）**下方不稳定**：肱骨假体放置位置过低会引起三角肌和肩袖肌群的松弛，继而导致肩关节下方不稳定和继发性撞击征。由于肱骨假体被安置于髓腔内，其下移距离也不应超过关节盂的一半，否则不能维持正常的组织张力。

（5）**肩盂假体松动**：全肩关节置换术后 10 年，翻修率约 11%，而其中肩盂假体松动是主要原因。肩盂骨床与假体贴合能更好地传导假体所承受的负荷，从而减少异常应力导致的假体磨损或松动。使用带中置芯的球面锉，沿肩盂解剖轴线操作，能减少刮除软骨后手动锉磨造成的反复调试和骨床歪斜，并可改善肩盂的倾斜度。

术后出现肩盂假体周围的透亮带与骨质疏松和骨床止血不佳有关。可以使用现代骨水泥技术、脉冲式冲洗、使用蘸有凝血酶的纱布或海绵彻底止血，以及置入假体后维持加压等进行避免。

（6）**术中骨折**：主要是肋骨骨折，约占所有并发症的 2%。类风湿关节炎患者由于骨质疏松，发生率相对要高。减少术中骨折的关键是仔细显露和精确的假体置入技术。

术中暴力外旋上臂使肱骨头脱位可引起肱骨干螺旋形骨折，在脱位前必须彻底松解关节前方软组织，并在肱骨颈处使用骨钩（bone hook）协助脱位。肱骨头后方的骨赘抵在肩盂上也会妨碍脱位，可以内旋位时插入鞋拔拉钩（shoe horn）有助于切除骨赘，同时降低后关节囊的张力，利于牵拉肱骨头以显露肩盂。

正确定位肩盂的轴线避免肩盂骨折，尤其在由于偏心磨损致肩盂变形的骨关节炎患者中。正常肩盂轴线通过肩盂中心并与关节面垂直，此中心点即在肩胛颈水平肩胛骨上下脚（crura）连线的中点，由于不受骨关节炎的影响，且前关节囊松解后易于触及，可作为术中定位的参考标志。

（7）**术后活动范围受限**：术后活动范围受限往往由于软组织松解不够或关节过度充填。可通过松解软组织增加活动范围：肩胛下肌和前方关节囊冠状面"Z"字成形术有助于改善上臂中立位外旋；松解后下方关节囊可改善上举和上举位旋转；松解喙肱韧带有助于增加前屈、后伸和外旋；松解后方关节囊可改善内旋、内收和上举，甚至可以松解胸大肌以增加外旋角度。

关节过度充填的发生，一方面是因为假体型号偏大，另一方面可能是假体的位置不当所致。要重建正常肱骨头高度，肱骨假体应比大结节高约 5mm，因此肱骨截骨面应紧贴冈上肌的止点内面，否则假体位置会偏高，从而使关节囊过度紧张而限制上举，进一步导致肱骨头周围肩袖肌腱在喙肩弓下发生频繁撞击。假体在髓腔内必须处于中立位。假体击入过深或截骨不当都会导致假体内翻。

（8）神经损伤：切口过长、使用甲氨蝶呤是发生神经损伤的危险因素。术中上臂处于外展 90°位或外旋和后伸位会牵拉臂丛造成神经损伤。腋神经在肩胛下肌下缘穿入四边孔，肱骨外旋可增加肩胛下肌离断处与腋神经的距离，有利于保护腋神经。肌皮神经可在距喙突根部 5cm 内进入喙肱肌，所以切断喙突后须避免过长游离联合肌腱。

八、胸锁关节锚钉缝线固定术

胸锁关节是由锁骨的胸骨关节面与胸骨锁切迹及第一肋软骨形成。胸锁关节类似于球–窝关节，几乎有一半以上的关节面在胸骨的上方。关节面并不对称，接触面也不合适。胸锁关节的稳定性主要依赖于胸锁关节囊及周围的前后胸锁韧带及锁骨间韧带和肋锁韧带的支持，而后胸锁韧带比前胸锁韧带更为强韧。因此，胸锁关节多发生前脱位，后脱位少见。与胸锁关节后方毗邻的解剖结构不仅有大血管、气管及食管，还有丰富的静脉网及胸膜顶，而此处的胸骨甲状肌及胸骨舌骨肌附着于关节囊之后，对其下经过的大血管起一定的保护作用。如系后脱位，有时可压迫其后的重要结构，可引起严重并发症，必须立即复位。（图 3-76）

胸锁关节可做前后、上下和旋转运动，和肩锁关节一样同属微动关节。其活动范围决定于两关节面间的吻合和胸锁韧带的松弛程度，并受鞍状关节结构的制约。胸锁关节运动和呼吸相关。呼吸运动时，第一肋骨升高可抬举锁骨内侧端。此外，任何向后向下的力作用于肩部，均可使锁骨通过第一肋骨为支点而形成杠杆作用，对胸锁关节造成影响。当暴力作用于第一肋骨，杠杆作用将锁骨内侧端向胸骨前方撬起，撕破关节囊、胸锁前韧带及周围韧带后，移位于胸骨前上方。

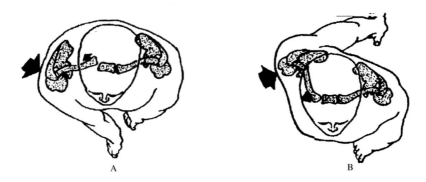

图 3-76　暴力作用于肩部通过力的传导可致胸锁关节后脱位（A）或前脱位（B）

关节囊上下两部较薄，但其余部分为韧带加强，其前后加厚部形成坚强胸锁前、后韧带，胸锁后韧带较前韧带薄而紧张。此外尚有锁间韧带、肋锁韧带能稳定胸锁关节，使锁骨连于胸壁上。关节腔内的软骨盘结构可减少胸骨的震荡并制止锁骨向内脱位。周围肌肉如胸大肌的胸骨头及锁骨头、胸锁乳突肌、胸骨舌骨肌、胸骨甲状肌及锁骨下肌，作为动力结构辅助加强关节的稳定性。（图 3-77）

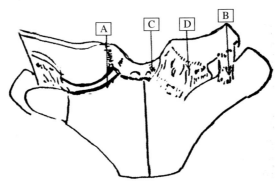

图 3-77　肩锁关节结构图

A. 为关节盘韧带，起于第一肋与胸骨的结合处，将胸锁关节分为两个独立的腔室；
B. 为肋锁韧带，短而强韧，分前后两束；C. 为锁间韧带；D. 为关节囊韧带

胸锁关节脱位的治疗尚不能令人满意。究其原因，首先是发病率低，临床经验不足，其次是对胸锁关节的解剖生理不熟悉所致。传统治疗方法包括非手

术治疗、"8"字钢丝内固定、克氏针内固定、锁骨近侧端切除等，稳定性较差，失败率高。有些钢板内固定虽可选择，但一般都需要再次手术取出内固定。

1. 适应证　移位明显的胸锁关节骨折脱位。

2. 优缺点

优点：该方法由法国学者 Carpentier 教授首先报道，效果良好。

缺点：尚没有大样本的研究。

3. 术前计划　行胸部 CT，确定脱位类型，判断有无骨折。

4. 麻醉与准备

麻醉：颈丛麻醉。亦可采用局部浸润麻醉，高位持续硬膜外麻醉或气管内插管静脉复合麻醉。

体位：仰卧位，患侧肩背垫高，头转向健侧。

准备：无特殊。

5. 手术要点

（1）入路：以患侧胸锁关节为中心，沿锁骨内侧端向胸骨柄做一弧形切口，依次切开显露锁骨近端、胸锁关节、胸骨柄，骨膜下剥离显露出胸锁关节，清理关节腔的血肿及碎裂组织，尽量保留完整的关节盘或大部分关节盘。（图 3-78）

（2）复位（图 3-79）：直视下复位后，巾钳钳夹临时固定。然后在胸骨柄距离胸锁关节 15～20mm 处水平置入一枚 Φ4mm 松质骨螺钉，带垫片；第 2 枚用皮质骨螺钉，带垫片，垂直方向置入锁骨内侧端，进针点距离胸锁关节 15～20mm。

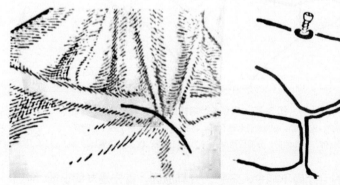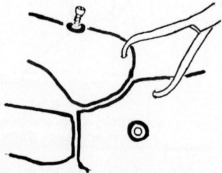

图 3-78　手术采用前侧入路　　　　　　　图 3-79　复位

（3）固定（图3-80）

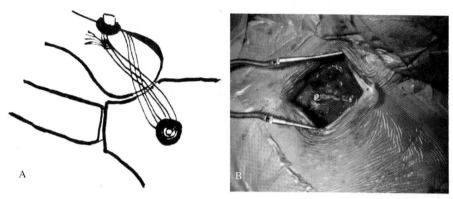

图3-80　固定方法

A.用强韧且不可吸收的缝线在两枚螺钉之间进行"8"字缠绕固定；B.拧紧螺钉，移除巾钳

6. 术后处理　术后12天拆线，术后第1、12、45天常规拍摄X线片复查。（图3-81）患肢须悬吊固定1个月，鼓励肩关节早期活动，但外展不得超过90°。8周后允许负重。

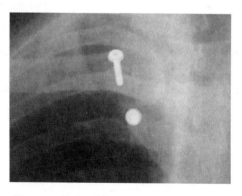

图3-81　术后X线片，显示骨折复位固定满意

7. 注意事项

（1）术野一定要显露充分，在钻孔时，尤其要保护好胸锁关节后面，以防损伤锁骨下血管、穿透纵隔和胸膜造成血气胸。

（2）在切开复位内固定的同时，必须要修复损伤的关节囊及韧带，关节囊和周围韧带愈合的后期可以分散上肢活动或呼吸运动时对内固定物产生的应力，从而导致金属疲劳断裂等并发症的发生。

九、张力带法胸锁关节固定术

胸锁关节的解剖、生理详见本章"胸锁关节锚钉缝线固定术"。张力带钢丝法和钢板固定一样，同属固定的方法，处理合并骨折的病例具有优势。也有人认为张力带钢丝法属于坚强固定，不适合胸锁关节微动的特点。

1. 适应证　对反复脱位、陈旧性脱位、难复性脱位、存在持续性疼痛、功能活动受影响者，以及患者要求较高者可选择手术治疗。

2. 优缺点

优点：内固定取材方便，抗拔出力量强大，可以牢固固定胸锁关节。

缺点：有刺伤胸腔内脏器、术后内固定物移位损伤胸腔内脏器等风险。

3. 术前计划　在胸骨柄前表面做一与胸骨柄锁切迹平行且距离为 1.5cm 的弧线，将弧线三等分，上中 1/3 交点处定为 A 点，下中 1/3 交点处定为 B 点，A、B 两点即为进针点。用钢针分别由 A、B 点钻进，从胸骨关节面中央穿出，再进入锁骨胸骨端 1.5cm。（图 3-82）

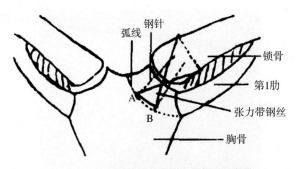

图 3-82　张力带钢丝法胸锁关节固定示意图

4. 麻醉与准备

麻醉：颈丛麻醉或全麻。

体位：患者仰卧于手术台，患侧肩部后方垫高，上肢用无菌巾包扎以便术中牵引复位。

准备：术前 30 分钟使用抗生素。

5. 手术要点

（1）入路：在锁骨上窝，切口从锁骨胸骨端外侧 3cm 处起始，向内伸延至胸锁乳突肌胸骨头外缘，继沿胸骨的前侧向远端伸延 3cm。切口亦可沿锁骨胸骨端下缘作弧形切开，如此可使皮肤及皮下组织一起自锁骨上剥离。显露胸锁乳突肌的锁骨头与胸骨头，切开颈阔肌，将胸锁乳突肌自关节囊分离，并向内上翻转，将胸大肌向下翻转，切开关节囊，即可显露胸锁关节及其间的关节盘。

（2）固定：先在锁骨胸骨端距关节面侧缘 1.5cm 处用电钻横穿锁骨中上部钻孔，然后按前述方法确定 A、B 点，用两根克氏针分别从 A 点与经 A 点的矢状轴呈 69.7°、从 B 点且与经 B 点的矢状轴呈 75.7°向关节面中央钻入，使其穿越胸锁关节，进针深度均控制在 2.5cm 左右。为谨慎起见，可先分别从两个穿针点打入钢针，使每根针的前端暂留于关节软骨平面，确认每根针的穿出点均在关节面中央区后，将关节复位并轻按局部保持复位，再分别将两根克氏针继续钻入 1cm 左右。必要时借助 X 光机观察穿针方向和深度。然后缝合关节囊，视损伤情况缝合修补胸锁韧带及肋锁韧带后，以钢丝穿过锁骨缠绕克氏针呈"8"字固定，剪除多余的克氏针。

（3）手术方法：自锁骨内侧端 2～3cm 处钻孔穿入钢丝，用两根 Φ2mm 克氏针自胸骨柄侧倾斜 20°～30°交叉钻出胸骨关节面。锁骨复位临时固定后交叉钻入锁骨。注意穿针勿伤及锁骨下动静脉。一根克氏针钻入髓腔，另一根从锁骨皮质穿出。"8"字钢丝缠绕固定，折弯胸骨端的克氏针。

6. 术后处理　术后三角巾悬吊 4 周。

7. 注意事项　采用张力带钢丝固定脱位后的胸锁关节，钻入钢针必须谨慎，防止钢丝穿透锁骨损伤关节后方的重要结构。测量结果示胸锁关节关节面的前后径、左右径均在 2cm 以上，穿入钢针时按上述的角度和深度进行，不会损伤其邻近的重要结构。

十、胸锁关节脱位锁骨钩钢板固定术

胸锁关节的解剖、生理详见本章"胸锁关节锚钉缝线固定术"。钩钢板技术在肩锁关节脱位的治疗中获得了较大的成功，在治疗胸锁关节脱位时，充分利用了胸骨的内外板之间的腔隙。有学者研制了专用于胸锁关节脱位的内固定装置，也有利于现有的锁骨钩钢板进行塑形后使用。

1. 适应证　胸锁关节脱位不易复位或有小片骨折者，或复位容易但不易维持关节对合关系且有疼痛者。

2. 优缺点

优点：①稳定性好，所有患者术后随访均未发现内固定松动、断裂或再脱位；②患者能早期进行功能锻炼，可最大限度地恢复肩关节功能；③术中风险小，损伤心脏及血管的可能性较低，术后患者功能恢复满意。

缺点：需要特制的钢板。

3. 术前计划　普通肩关节正位 X 线片，必要时参考 CT 检查。

4. 麻醉与准备

麻醉：颈丛麻醉。

体位：平卧位。

准备：可以采用沙滩椅位。

5. 手术要点

（1）入路：手术入路参考王配军等的解剖研究，以胸锁关节为中心，向锁骨及胸骨柄两侧各做长 2～3cm 的弧形切口，切开筋膜及骨膜，在胸锁乳突肌与胸大肌起点处做骨膜下剥离，并向两侧牵开，即可显露胸锁关节及锁骨内侧三分之一。

（2）复位：清除血肿或机化组织，将锁骨近端做适当的骨膜下剥离，在锁骨近端与第一肋骨之间将部分肋锁韧带切断，暴露同侧胸骨柄侧面，并以骨膜剥离器紧贴胸骨柄后做适当剥离。取 3～4 孔的同侧锁骨钩钢板重新塑形，将锁骨钩尖端插入胸骨柄，复位胸锁关节满意后，钢板平直部分置于锁骨近端上，再用螺钉将锁骨钩钢板体部固定于锁骨近端。术中如果发现胸锁关节的关节囊韧带、胸锁韧带、肋锁韧带损伤，应予以修复，保证胸锁关节的完整性。（图 3-83）

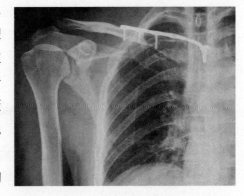

图 3-83　锁骨钩钢板技术固定胸锁关节

（3）固定：冲洗创口，逐层缝合关闭切口，留置橡皮引流条。

6. 术后处理　患肢制动，避免做过肩的动作。

7. 注意事项　①尽可能解剖复位，如关节盘损伤严重可切除，术中避免进一步破坏关节囊韧带、胸锁韧带、肋锁韧带。②防止胸骨柄后方剥离过多影响钢板的稳定性，安置锁骨钩尖端应仔细，勿伤及心脏及血管。选择3～4孔锁定钢板，减少锁骨剥离范围并防止损伤锁骨下动、静脉。③如发现钢板固定后胸锁关节仍存在旋转不稳定，可用一枚克氏针固定。克氏针针尾置于皮肤外，1个月后拔出。④如合并肩锁关节脱位应优先复位、固定胸锁关节。

第三节　肘

一、肘关节损伤三联征内固定术

Armstrong 在 2005 年阐释肘关节损伤三联征的概念：肘关节脱位合并桡骨头和冠状突骨折、外侧副韧带损伤，和（或）内侧副韧带损伤，和（或）伸肌总腱和旋前屈肌止点损伤，和（或）肱骨小头或滑车的骨软骨损伤。肘关节三联征是一种严重、复杂的损伤，并不仅仅是"三"个损伤的复合损伤，韧带和软组织的损伤、不稳定是更重要的部分，往往合并内、外侧副韧带损伤。这种损伤既往被称为"恐怖三联征"，肘关节的重要稳定结构大部分被破坏，常导致肘关节复发不稳定、关节僵硬、关节炎等不良结局。

1. 适应证　肘关节脱位合并桡骨头和冠状突骨折、外侧副韧带损伤和（或）内侧副韧带损伤。

2. 优缺点

优点：具有迅速恢复肘关节骨性和软组织稳定的优点，术后患者可以早期锻炼，功能恢复好，并发症少。

缺点：无。

3. 术前计划

（1）均拍摄双侧肘和腕关节 X 线片，用透明模板估测所需人工桡骨头假体的型号和大小。

（2）常规 CT 检查，对复杂损伤行三维重建以了解骨折粉碎程度及分类。按照 O'Driscoll 介绍的方法根据 CT 片对尺骨冠状突骨折进行分型。所有桡骨头骨折均为 Mason-Johnston 分型Ⅳ型损伤。

（3）行 MRI 检查对软组织损伤进行评估。分型如下：Ⅰ型，为肘关节外侧韧带损伤，但肘关节内侧韧带完好未损伤；肘关节外侧韧带从肱骨外上髁起点撕裂或断裂，同时伴有伸肌腱和后侧关节囊损伤断裂；Ⅱ型，为肘关节外侧韧带复合体损伤合并肘关节内侧韧带损伤，但肘关节内侧韧带保持完整；Ⅲ型，为肘关节外侧韧带复合体完全损伤，合并肘关节内侧韧带体部或肱骨内上髁上撕裂，有时旋前屈肌群会在肌腱的腱－肉交接处断裂，会有部分软组织附着在肱骨内上髁。

4. 麻醉与准备

麻醉： 无特殊要求。

体位： 仰卧位或侧卧位，患侧上肢置于胸前。

准备： 患肢安置止血带。

5. 手术要点

（1）Kocher 入路（图 3-84）：沿肱骨远端外侧嵴向下在肱三头肌与肱桡肌之间、后侧的肘肌与尺侧腕伸肌之间分离，将尺侧腕伸肌向外侧尺骨副韧带复合体的上方牵开，即可显露肘关节的外侧副韧带和关节囊。外侧尺骨副韧带复合体对维持肘关节内翻和旋转稳定性非常重要，术中应注意加强保护。外侧副韧带一般均有严重的撕裂和松弛，无须广泛松解关节囊周围组织即可获得较理想的操作空间。

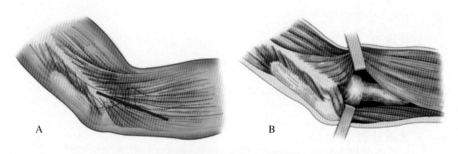

A   B

图 3-84 Kocher 入路

A. Kocher入路示意图；B. 在肘肌与尺侧腕伸肌之间分离

在桡骨头水平纵行分离桡侧副韧带和环状韧带桡神经运动支，骨间后侧神经绕行桡骨头，在显露过程中应注意保持前臂旋前位并避免切开旋后肌，以保护此神经。

（2）修复顺序：经该入路由深至浅依次修复下列结构：冠状突骨折、桡骨头骨折、外侧副韧带、伸肌总腱起点。

（3）冠状突骨折：将原先脱位的肘关节再次向后脱出，并将尺骨近端稍向外侧撬出。

冠状突Ⅰ型骨折：在冠状突基底向尺骨背侧钻孔，将冠状突骨折块准确复位，用不可吸收线或钢丝以"抽拉"方式固定。

冠状突Ⅱ型骨折：如骨折块较大，可用空心螺钉或普通螺钉，经肘关节的外侧入路可以将螺钉由尺骨掌侧向背侧固定；采取肘关节前内侧入路时，从尺骨的前方直接固定。

（4）桡骨头骨折的处理

1）桡骨头切开复位内固定：Mason Ⅰ型桡骨头骨折，可用 Herbert 螺钉或微型螺钉固定，部分关节内骨折用螺钉固定。Mason Ⅱ型或完全关节内骨折，因桡骨头已丧失一侧完整的支撑，骨折累及桡骨颈部，螺钉不能达到固定效果，而建议采用微型钢板固定，可选用商业化生产的桡骨头颈解剖钢板，恢复桡骨颈部的支撑作用。

螺钉固定后的尾部应埋到软骨下，绝不能超出软骨表面，以免影响上尺桡关节的活动。钢板使用还必须注意以下问题：①钢板必须置于桡骨头的安全区内，即上尺桡关节的非关节面部分，具体为前臂中立位时，桡骨茎突和Lister'S 结节之间的区域。有学者更愿意选择术中将前臂最大旋后，上尺桡关节的后侧缘稍偏外处作为安全区域开始的标志，其范围不能超过桡骨头的1/3。钢板固定后必须反复旋转前臂，检查钢板是否影响上尺桡关节的活动。②安全区内桡骨头颈交界处的解剖变异很大，钢板在塑形过程中应避免人为造成骨折畸形愈合，影响上尺桡关节的适配度。

2）桡骨头置换术：Mason Ⅲ型桡骨头骨折，关节面部分的粉碎骨块超过3块以上，即需桡骨头置换而非内固定。切除桡骨头时，应尽可能多地保留桡骨。截颈平面应平行于尺骨桡切迹的远侧边缘，且与桡骨干垂直。桡骨头切除后应仔细检查肱骨小头、冠状突、尺骨桡切迹等结构有无损伤，并反复冲洗去除碎骨屑。行内、外翻应力试验和桡骨牵拉试验，以检查评估侧副韧带、骨间膜和下尺桡关节的损伤情况。

用骨锉将骨断端磨平，用髓腔锉扩髓。用髓腔锉扩髓后，选择最大直径的假体柄能获得更大的即刻稳定性，且有利于骨长入。扩髓时只有使假体柄与桡骨颈部的皮质充分接触，才能获得最佳的稳定性。扩髓和插入假体柄时，因肱骨小头阻挡影响操作，须将桡骨近端向前外侧牵拉。铰刀（reamer）扩髓较髓腔锉扩髓更佳，可获得更大的髓腔，使用的假体柄至少可增大 1mm，并且能较少地造成颈部骨折；而初始的稳定性两种方法相似。

假体选择：收集全部的桡骨头骨块，完整拼出桡骨头的外形，以决定选择假体的高度和直径。假体直径过大，则会导致尺骨桡切迹的边缘负荷增加，肘关节旋转中心外移，从而影响前臂旋转活动；假体直径过小，则会使上尺桡关节出现点样负荷，导致关节疼痛和关节炎发生。选用稍大的假体，可以防止发生旋转。

假体的高度：应该尽量与尺骨滑车切迹的高度一致，宁低勿高，但无论高或低超过 2mm 是不能接受的。假体的高度通常由切除的桡骨头决定，但准确选择合适的假体高度在临床操作中有一定难度，常会被过高估计。

如桡骨头假体过高，导致肱桡关节过度填塞，引起肱骨小头磨损，肘关节屈曲受限、僵硬和肘外侧疼痛；如假体过短，则导致肘关节外翻不稳定和肱尺关节负荷增加。桡骨头短缩或过长超过 2.5mm 会引起肘关节运动轨迹和肱桡关节面压力变化。

假体试模植入后，检查肘关节和前臂的活动度及稳定性，X 线透视辅助检查。（图 3-85）检查下尺桡关节的稳定性和尺骨的形态变化。被动活动肘关节和前臂时假体与周围骨结构或软组织间不应发生撞击，同时假体与肱骨小头间应有良好的接触，且覆盖桡骨近端使假体与肱骨小头软骨面之间维持 2mm 的距离。假体的旋转轴应与桡骨一致，以防止在假体柄的基底部产生剪切应力而影响肘关节屈伸和前臂旋转。

用打入器轻轻敲击假体头部使其充分插入，假体固定后再次被动活动肘关节和前臂，观察肘和前臂的活动范围，以判断肘外翻的稳定性。

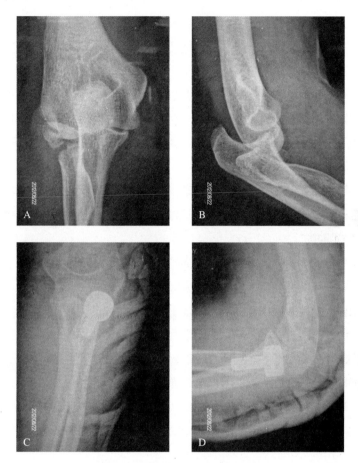

图 3-85　桡骨头骨折置换术前后 X 线片
A、B.桡骨头骨折术前正侧位；C、D.行桡骨头置换术后正侧位

（5）非骨性结构损伤：在肘部损伤"三联征"患者的非骨性结构损伤中，肘关节的前关节囊、外侧副韧带和伸肌总腱的损伤必须修复；而肘关节内侧副韧带的损伤在大多数情况下无须修复。如果发现外侧入路固定后肘关节仍然不稳定或术前合并尺神经损伤，可再做肘内侧切口修复肘关节的内侧副韧带，加用铰链式外固定支架，增加肘关节的稳定性。

肘关节前内侧入路：可处理冠状突骨折、内侧副韧带损伤和尺神经损伤。切口起自内上髁，向前斜行跨过肘前横纹；将屈肌起点向下牵开，可见肱动静脉和正中神经及深面的肱肌，肱肌向外牵开或劈开，可以显露尺骨冠突。

（6）尺骨鹰嘴骨折：如果合并尺骨鹰嘴骨折，用肘后入路进行处理。

（7）关闭切口：冲洗伤口，放置引流管，修补关节囊和环状韧带，但不要缝合过紧，否则将影响前臂旋转。

6. 术后处理　均采用石膏托予以屈肘 90°位、旋前位固定。术后 1 周开始允许限制性的肘关节被动活动，上午、下午各 1 次，其余时间仍予石膏固定。

术后 3 ～ 4 周骨质基本愈合，即去除石膏外固定，仅用三角巾悬吊保护，并可进行限制性的肘关节主动活动。

进行肘关节早期康复训练时，应该尽量避免在前臂旋后位进行功能活动，肘关节的活动范围要控制在 30°～ 120°，同时避免肘关节完全伸直和过度屈曲。

7. 注意事项

（1）骨水泥型假体的缺点：最主要的问题就是植入后很难取出，因为人工桡骨头假体最容易出问题，术中最难判断的是长度，往往要反复 X 线透视后进行调整，而骨水泥型假体植入后几乎没有再调整的可能；而桡骨头假体最重要的功能是早期提供一个支撑物，以利于恢复早期的稳定性，并让周围韧带等软组织更好地愈合，甚至不需要和桡骨之间有完全牢固的固定；假体柄过长，对于操作空间很小的肘关节而言，操作困难。

（2）环状韧带并非必须修复的组织，如果骨性的不稳定或外侧尺骨副韧带损伤所致的肱桡关节不稳定，靠单纯修复或重建环状韧带并不能解决问题，即所谓"软不治硬"。

（3）对于肘关节周围的韧带，包括内、外侧副韧带，新鲜损伤时如需修复均是以缝合为主，至多进行紧缩修复，晚期因韧带残端瘢痕化或消失才考虑自体或异体肌腱重建。

二、尺骨冠状突骨折内固定术

尺骨冠状突骨折的 Regan-Morrey 分型Ⅰ型骨折区为冠状突尖部，并无关节囊附着；Ⅱ型骨折区为肘关节前方关节囊附着点；Ⅲ型骨折区为肘关节内侧副韧带前束及肱肌的附着点。Ⅰ型骨折多不伴肘关节脱位及肘部骨折，无关节囊损伤或损伤不重，骨折块小，且位于冠状突尖部，多无移位或仅有轻度移位，对肘关节的稳定性及功能无显著影响。跌倒时伸肘位手掌撑地，肘关节疼痛、肿胀伴活动受限或肘关节伸直过程中有不稳定感，关节间隙内侧压痛，应考虑尺骨冠状突骨折伴尺侧副韧带损伤。

1. 适应证

（1）**Ⅰ型骨折治疗策略**：长臂石膏后托固定患肢于肘关节功能位，3周后行肘关节功能练习。但当ⅠB型骨折块嵌入关节影响活动时，需手术摘除。

（2）**Ⅱ型骨折治疗策略**：对于无移位或轻度移位的稳定性骨折，长臂石膏管形固定患肢于屈肘100°～110°位，同时前臂旋前，3周后行肘关节功能练习。

对于骨折块远端相连而近端向肘前移位的稳定性冠状突骨折（骨折块与远端完整的骨膜相连），可将肘关节固定于伸直位，利用紧张的肱肌将骨折块复位。

明显移位的Ⅱ型骨折，尤其是伴肘关节不稳的ⅡB型骨折，予以手术治疗。其原因是：①伤后原始X线片，有时并不能完全真实反映骨折块的大小。②生物力学研究表明，即使小的冠状突骨折块（小于冠状突高度的50%）也可以引起肘关节不稳。③Ⅱ型骨折区为肘关节前关节囊附着部。

（3）**Ⅲ型骨折治疗策略**：骨折块大，移位明显，多伴肘部骨折、肘关节不稳。手术可恢复冠状突高度、形状及关节面平整，同时修复损伤的内侧副韧带前束或关节囊等软组织，并可最大限度地减少肘关节不稳及创伤性关节炎的发生。

2. 优缺点

优点：可以早期进行功能锻炼，避免肘关节僵直。

缺点：要熟悉局部解剖，并避免进一步加重软组织损伤。

3. 术前计划　侧位X线片冠状突与桡骨头重叠，故对冠状突骨折易漏诊。对怀疑有冠状突骨折的患者，除拍摄肘关节正位、侧位X线片外，应常规加拍斜位X线片。

4. 麻醉与准备

麻醉：臂丛麻醉。

体位：无特殊要求。

准备：臂根部扎止血带。

5. 手术要点

（1）**手术入路的选择**：理想的手术入路应该是在不影响手术视野的前提下，

尽可能减少对周围组织的分离，从而降低肘关节术后异位骨化及关节僵硬形成。

①肘前侧入路：适于粉碎性或非粉碎性的Ⅱ型、Ⅲ型骨折，尤其适于粉碎性骨折的固定。前侧入路优点在于更清楚地显露骨折，并在直视下复位、固定骨折。

②肘内侧入路：适于骨折块较大、较完整的非粉碎性骨折及Ⅳ型骨折；骨折块过大的Ⅲ型骨折，因神经血管原因及骨折线偏向尺骨背侧；单纯行冠状突骨片摘除等。切口选择在肱骨内上髁以近1cm处起，经内上髁向远端延伸至尺骨冠状突以远3cm尺骨嵴处止，切口长约6cm。切开皮肤及浅筋膜，注意避免损伤贵要静脉和前臂内侧皮神经。切开深筋膜，于尺侧腕屈肌的两头之间进入，显露尺侧副韧带前束及关节囊。在分离尺侧腕屈肌的两头时，应从肱骨的稍内侧进行分离，以避免损害尺神经。

③肘外侧入路：不适于单纯冠状突骨折复位内固定，详见本章第三节"肘关节损伤三联征内固定术"中的Kocher入路部分。

（2）**肘关节前方入路**：是最为常用的入路方式，在肘关节前方作"S"形切口，自肘屈侧横纹上5cm沿肱二头肌内侧缘下行至肘屈侧横纹，再沿此横纹向外侧延伸至肱桡肌内侧缘，继沿肱桡肌内侧缘向下延伸5cm，游离保护前臂外侧皮神经。切断肱二头肌腱膜向桡侧牵开，将正中神经、肱动脉牵向桡侧，显露肘关节囊前侧，切开关节囊显露冠状突及肱骨滑车。注意适当向远侧游离穿过旋前圆肌深浅头的正中神经，防止术中过度牵拉产生神经症状，或损伤正中神经支配前臂屈肌及旋前圆肌的分支。

（3）**内固定方法的选择**：①骨折块较大、较完整者，可选用金属螺钉或可吸收螺钉固定，但不宜采用单钉固定。②骨折块较小者，可选用克氏针加张力带法固定。③冠状突内侧缘止点处无法缝合，可将韧带编织缝合后通过缝线经骨隧道固定于冠状突内侧缘，以克氏针加张力带法固定。④对于严重粉碎性骨折无法固定者，可行骨片切除，利用桡骨头骨折块、尺骨鹰嘴重建尺骨冠状突。⑤内固定钉尾留于尺骨背侧，有利于功能锻炼、减少迟发性血管、神经损伤，也有利于固定物的取出。（图3-86）

6. 术后处理　对内固定不够确实的病例，术后可使用石膏、铰链支具或外固定架固定。功能位石膏固定2～6周，平均4周。去除石膏固定后进行主动和被动功能锻炼。酌情用膝关节功能训练器（CPM）进行辅助功能锻炼，但须逐日增加关节活动度。固定不可靠者，禁止早期活动。

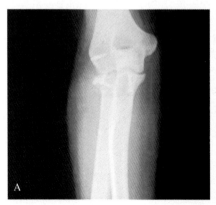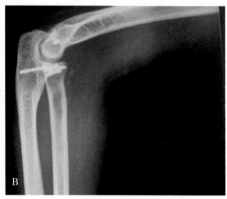

图 3-86　尺骨冠状突骨折内固定术后正侧位 X 线片

A. 正位；B. 侧位

7. 注意事项　术中注意软组织精细操作，不要剥离附着于骨块的关节囊等软组织，防止骨化性肌炎的发生。

肘关节在屈曲 45°位时，尺侧副韧带前束恰处于紧张状态，故将肘关节保持在屈曲 45°位进行重建。

三、肘部联合切口张力带治疗儿童肱骨髁上骨折术

Gartland 肱骨髁上骨折分型法：Ⅰ型骨折无移位；Ⅱ型骨折轻度移位，后侧有骨皮质相连；Ⅲ型骨折完全移位。Ⅰ、Ⅱ型骨折以保守治疗为主，而Ⅲ型肱骨髁上骨折较难进行手法复位，复位后不稳定且常合并血管、神经的损伤。

1. 适应证　Gartland Ⅲ型骨折，可以先行 C 臂机透视下手法复位，复位后如果位置不良、固定不稳或出现血管受压者，可以在 2～24 小时内行切开复位内固定术。

2. 优缺点

优点：双侧入路从肌间隙进入并到达骨折端，不损伤肌纤维和伸肘装置，肱骨下端后部暴露充分，直视下骨折复位，术中仅显露骨折近端，远端很少被剥离，不破坏关节囊，对软组织损伤小，局部血运良好，有利于骨折愈合。对

尺、桡神经损伤可以同时加以探查，尤其对粉碎性骨折及尺偏型骨折可取得良好的复位，直视下穿针又可避开尺神经，穿针后桡侧张力带钢丝固定骨折块。

缺点：存在二次手术的不足。

3. 术前计划　摄肘关节正侧位 X 线片，必要时摄 CT。

4. 麻醉与准备

麻醉：臂丛麻醉。

体位：俯卧位。

准备：尽量安置止血带。

5. 手术要点

（1）**切口：**取肘外侧切口长 4cm，在肱三头肌、肱桡肌及桡侧伸腕肌之间做骨膜下剥离。

（2）**显露：**显露骨折端；再取肘内侧切口 4 ～ 5cm，在肱骨内上髁后侧尺神经沟找到尺神经，游离并加以保护，骨膜下剥离显露内侧骨折端，清理骨折端，直视下复位，分别从肱骨内外侧髁穿入一枚 Φ1.5mm 克氏针经骨折端交叉固定，以穿出对侧皮质 2mm 为宜，再用 Φ0.5mm 钢丝绕过桡侧针尾，"8"字形绑扎绞紧，针尾折向骨面。

（3）**关闭切口：**予以冲洗，关闭切口。

6. 术后处理　①术后予以松散的敷料包扎，一般不需要额外的辅助外固定。②术前检查有神经损伤症状者，术中予以探查位于骨折端附近的桡神经（或尺神经），予以神经外膜松解或者缝合。

7. 注意事项　①术中复位后一定要保证肱骨髁前倾角、旋转及尺偏畸形的纠正。②避免反复多次穿针，否则容易引起内外髁生长不平衡导致畸形。

第四节　腕

一、舟状骨掌侧钢板内固定＋带蒂骨移植术

舟状骨骨折后延迟愈合或者不愈合对于骨外科医生来说仍然是一个重大的

挑战。带螺纹的螺钉加压内固定治疗手舟骨骨不连有很高的骨不连率，却是治疗舟状骨骨折的金标准，单个舟状骨螺钉往往不能提供骨不连修复所必需的稳定性。来自美国耶鲁大学医学院骨科的 Seth D.Dodds，MD 等采用了新式的掌侧支撑钢板内固定协同掌腕动脉为蒂的带蒂自体远端桡骨骨移植治疗舟状骨长期骨不连。

1. 适应证　手舟骨骨不连。

2. 优缺点

优点：采用掌侧支撑钢板治疗舟状骨骨不连的效果良好，但协同带血管蒂骨移植治疗的病例还没有报道。带血管蒂的移植骨治疗骨不连不仅愈合率高，而且愈合快速。

缺点：需要特殊的小钢板，限制了它的推广应用。

3. 术前计划　摄腕关节 CT 以明确骨折类型。

4. 麻醉与准备

麻醉：臂丛神经阻滞。

体位：仰卧位，手臂外伸于侧桌。

准备：气囊止血带控制下手术。

5. 手术要点

（1）在腕关节掌侧、桡侧腕屈肌肌腱表面行纵向曲棍球棒形切口：自腕横纹近心端做 6cm 纵行切口，在切口行至腕横纹处时将切口偏向桡侧方向 45°角，沿腕舟骨结节延伸约 3cm；桡侧屈腕肌与桡动脉之间进入，对舟骨血供影响小，便于楔形植骨填补掌侧骨缺损。（图 3-87）

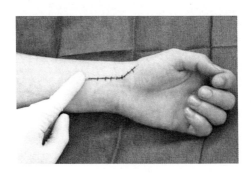

图 3-87　掌侧单切口

（2）入路（图3-88）：打开桡侧腕屈肌腱鞘，将肌腱牵向尺侧，分离并保护桡动静脉，将其牵向桡侧。

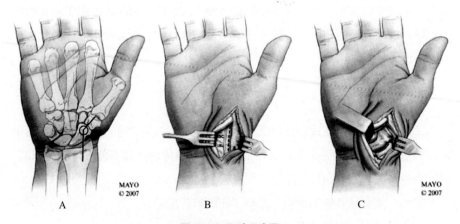

图3-88　入路示意图

A.皮肤切口；B.牵开软组织；C.暴露舟状骨

（3）暴露：自屈指肌腱桡侧分离进入暴露旋前方肌。

向近端Z字形切开桡舟头韧带，如果不做移植则保证桡骨、舟状骨、头状骨之间仍然有韧带做连接。暴露腕关节关节囊，在腕舟骨方向上将关节囊切开，暴露舟状骨掌侧全长。（图3-89）

用小的刮匙仔细去除骨折端硬化骨及死骨。（图3-90）

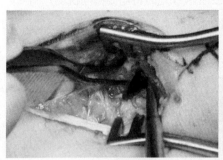
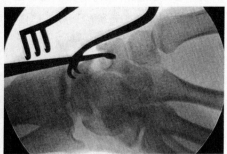

图3-89　暴露舟状骨　　　　图3-90　对舟状骨进行新鲜化处理

为了取出带蒂移植骨块，首先掌腕动脉应置于小型放大镜下，沿着骨

膜下周围游离出，直到桡骨远端干骺端掌尺角处，并在此获取移植骨块。（图3-91）

获取带蒂移植骨前，分离和保护血管蒂。（图3-92）

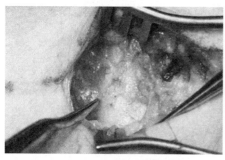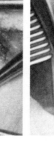

图3-91　获取腕动脉带蒂移植骨块　　　　　图3-92　分离和保护血管蒂

使用克氏针确认桡骨远端骨骺的掌尺角处（图3-93），避免取移植骨时距远端桡尺关节和桡腕关节太近。

（4）取骨及固定：骨锯在微小矢状位摆动，获取移植骨（图3-94），仔细取出带血管蒂骨移植物。应充分注意避免血管损伤和软组织挫伤。

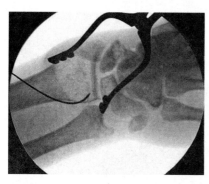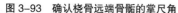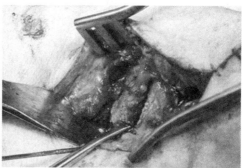

图3-93　确认桡骨远端骨骺的掌尺角　　　　图3-94　取出移植骨

游离血管蒂到桡动脉周围的筋膜组织，保证带血管蒂的移植骨能充分到达骨不连处。（图3-95）

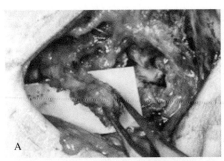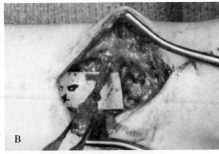

图 3-95 血管蒂游离前（A）、后（B）

将带血管蒂的自体移植骨置于舟状骨骨不连处。（图 3-96）

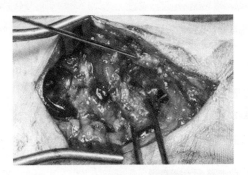

图 3-96 自体移植骨置于舟状骨骨不连处

使用掌侧舟状骨 1.5mm 预塑型支撑钢板（Medartis AG）固定，（图 3-97）每边 2～3 根加或非加锁皮质螺钉。清洗创口，修补桡舟小头韧带，闭合创口，放置引流物。

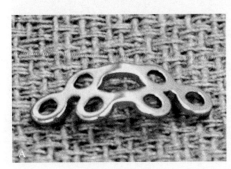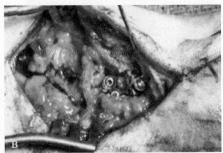

图 3-97 使用掌侧舟状骨 1.5mm 预塑型支撑钢板（Medartis AG）固定

6. 术后处理　石膏夹板固定前臂至远端掌骨。术后 14 天拆除缝线，前臂短石膏管固定 4 周。6 周后 X 线上出现骨小梁连接，患者改用腕支具。术后 12 周内避免患肢持重。

7. 注意事项　变异情况的处理：经延长的舟状骨掌侧切口行旋前方肌肌骨瓣治疗腕舟骨骨折。手术方法：自旋前方肌桡侧止点横向切取约 2.5cm 宽肌肉组织瓣，可根据舟状骨骨折端骨槽的大小，于桡骨远端止点处连同旋前方肌止点切取适当大小的骨块游离旋前方肌。将这个旋前方肌骨块旋转后置入舟状骨结节部骨槽中，然后以 1 ～ 2 枚 *Φ*0.8mm 克氏针贯穿固定或螺钉固定。并将肌骨瓣与舟状骨骨折端软组织缝合连接。

二、舟状骨骨折截骨掌侧入路植骨克氏针固定术

舟状骨骨折应用带螺纹的螺钉加压内固定是治疗舟状骨骨折的金标准。对于采用何种入路尚无明显的优缺点的差异。

对于舟状骨不愈合的病例，通常采用植骨的方法处理。辅助克氏针固定，则简单有效。应作为腕关节脱位、骨折块小无法应用加压螺钉固定病例首选的治疗方法。

1. 适应证　适用于舟状骨骨折不愈合。（图 3-98）

2. 优缺点

优点：克氏针可以达到多轴固定，方法灵活，可以同时固定多个腕骨，尤其适合腕关节脱位和骨折合并脱位的治疗。对腕骨间韧带的修复及稳定可提供牢固的内固定条件，并且该方法操作简单，价格经济。

缺点：克氏针固定对骨折无加压作用，骨折愈合时间平均为 7 周，术后 8 周开始功能锻炼，术后腕关节功能恢复晚。

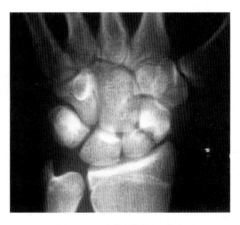

图 3-98　舟状骨骨折不愈合

　　3. 术前计划　对于怀疑有豌豆骨和钩骨钩部骨折的患者可采用 45°旋后斜位及腕管轴位摄片。对于怀疑有大多角骨骨折的患者可加摄 Bett 位，即拇指外展、伸直位，手旋前、大鱼际肌松弛放在诊察台上。自背侧向掌侧，直接投照舟－大多角－小多角骨关节。CT 及三维重建、MR 及骨扫描有利于进一步诊断。

　　术前应予以腕关节 CT 扫描，明确骨折类型。术前也应予以石膏固定于蝶形位，避免血供的进一步损失。

　　4. 麻醉与准备

　　麻醉：臂丛麻醉。

　　体位：平卧位。

　　准备：患肢安置止血带。

　　5. 手术要点

　　（1）切口：于桡骨远端外侧沿拇长展肌腱走行方向做斜行切口，至远侧腕横纹转向掌侧，切口呈"L"形。（图 3-99）

　　（2）浅层显露：暴露行走至拇指背侧的桡神经浅支。（图 3-100）

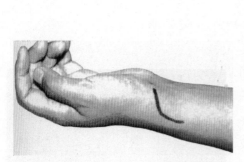

图 3-99　"L"形切口

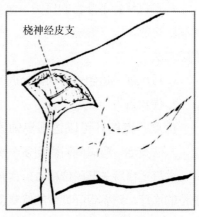

桡神经皮支

图 3-100　拇指背侧的桡神经皮支

　　（3）深层显露：游离和保护桡动、静脉。（图 3-101）

　　（4）显露关节囊：纵行切开拇长展肌腱、拇短伸肌腱鞘，牵开肌腱，显露关节囊。（图 3-102，图 3-103）

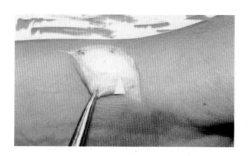

图 3-101　保护桡动、静脉

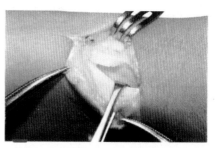

图 3-102　牵开肌腱

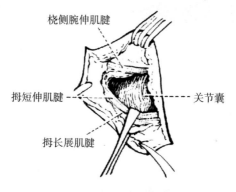

桡侧腕伸肌腱

拇短伸肌腱 — — 关节囊

拇长展肌腱

图 3-103　显露关节囊

（5）显露桡骨：纵行切开桡侧关节囊及骨膜，显露并切除桡骨茎突，使其断面位于骨折线近侧。切除茎突时注意保留桡舟头韧带在茎突上的附着。（图 3-104，图 3-105）

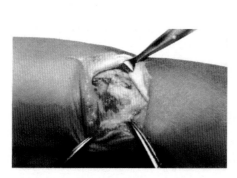

图 3-104　纵行切开桡侧关节囊及骨膜

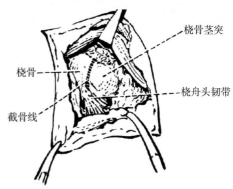

桡骨茎突

桡骨 —

桡舟头韧带

截骨线

图 3-105　显露并切除桡骨茎突

（6）**显露舟状骨及骨折处**：保护舟状骨背侧软组织。（图3-106，图3-107）

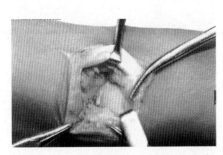

图3-106 显露舟状骨及骨折处

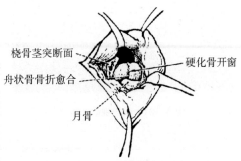

桡骨茎突断面——
舟状骨骨折愈合——
——硬化骨开窗
月骨——

图3-107 保护舟状骨背侧软组织

（7）**植骨**：将取自髂骨的松质骨植入舟状骨髓腔，填实。（图3-108，图3-109）

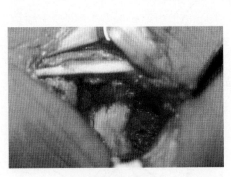

图3-108 植骨

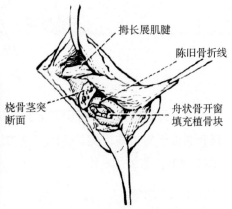

拇长展肌腱——
——陈旧骨折线
桡骨茎突断面——
——舟状骨开窗填充植骨块

图3-109 植骨示意图

（8）**固定**：骨折复位，由远侧向近侧穿克氏针做固定。紧缩缝合关节囊及骨膜。（图3-110，图3-111）

（9）**关闭切口**：松止血带，止血。确定无出血后闭合伤口。（图3-112）

（10）**拍片**：术后拍片。（图3-113）

6. 术后处理 用石膏托固定腕关节于中立位。骨折愈合后拔针，活动锻炼。

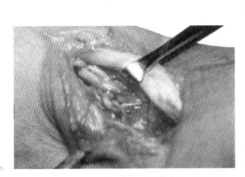

图 3-110　克氏针固定

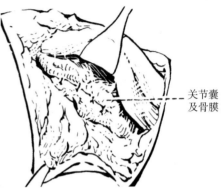

关节囊
及骨膜

图 3-111　紧缩缝合关节囊及骨膜

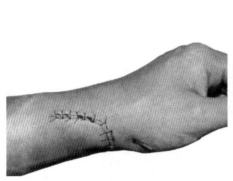

图 3-112　闭合伤口

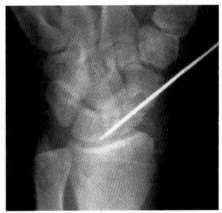

图 3-113　术后拍片证实脱位及骨折复位无误

7. 注意事项　克氏针有退针的可能，用 herbert 螺钉代替可以有效避免这类风险。

三、Herbert 钉联合带血管蒂桡骨瓣植骨治疗舟状骨骨折术

对于舟状骨不愈合，除了可以采用植骨术之外，应用带蒂骨瓣转位重建舟骨血运，促进骨折愈合在临床上已达成共识。

1991 年 Zaidemberg 等基于第 1、2 伸肌鞘管间支持带浅层动脉（1，2-ICSRA）设计了桡骨远端带血管蒂的骨瓣移植技术。Sheetz 做了详尽的

描述：在桡骨茎突近 48mm 处（24 ～ 85mm），桡动脉发出一个背支，走行于肱桡肌深层，然后向远端逐渐浅出，走行于第 1、2 伸肌鞘管间，并在此处发出营养支穿过伸肌支持带供应骨皮质。这些营养支继续向远端，行走在第 1 伸肌鞘管下方，与桡动脉或腕背动脉弓相吻合。（图 3-114，图 3-115）

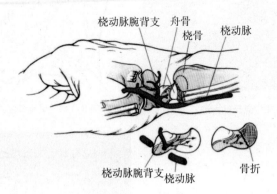

图 3-114　舟状骨血运图

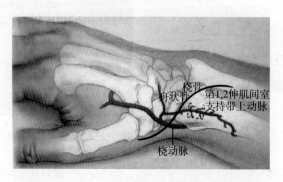

图 3-115　第 1、2 伸肌鞘管间支持带浅层动脉解剖

1. 适应证　特别适用于血运较差或有明显骨坏死的舟骨骨折不愈合，以及传统的植骨手术失败的患者。

2. 优缺点

优点： 通过一个切口即可完成取骨、植骨和固定。

缺点： 手术较为复杂，须要熟悉局部解剖。

3. 麻醉与准备

麻醉： 臂丛神经阻滞麻醉。

体位：仰卧位，上肢置于侧桌，前臂旋前。（图 3-116）

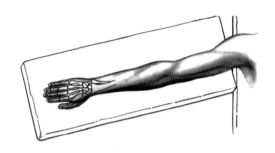

图 3-116 上肢位置图

准备：上臂扎气囊止血带。

4. 术前准备 术前应予以腕关节 CT 扫描，明确骨折类型。术前应用石膏固定于蝶形位，避免血供的进一步损失。

5. 手术要点

（1）腕部桡背侧入路：采用腕部桡背侧入路技术，向远端延长，以切取桡骨。（图 3-117，图 3-118）

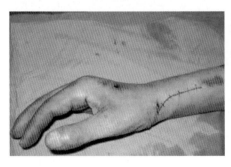
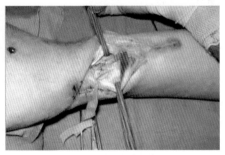

图 3-117 延长的腕部桡背侧入路　　图 3-118 桡骨背侧的解剖

（2）显露骨折断端：显露舟状骨，用磨钻去除骨折两断端硬化骨质，保留外侧骨壳，骨折复位。

（3）设计带血管蒂桡骨瓣：桡动脉在桡腕关节平面由桡动脉向尺背侧发出腕背支及茎突返支，止于桡骨远端背侧，大部分止于桡骨茎突的骨膜。注意不要伤及鼻烟窝桡背侧的返支血管，小心剥离直至桡骨骨膜，骨刀将桡骨茎突去除 1/3 左右，低于骨折线 2~3mm，避免刺激骨折部位，根据骨折断端设计骨瓣大小，在桡骨远端桡背侧以小骨刀取骨瓣，注意保留骨瓣上的骨膜及其上的返支血管、筋膜组织。（图 3-119，图 3-120）

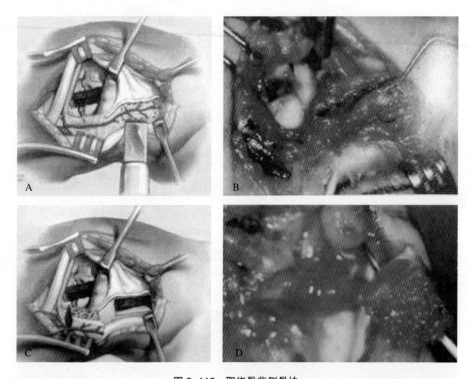

图 3-119　取桡骨背侧骨块

A. 确定截骨块范围示意图；B. 确定截骨块手术图；C. 截骨完成，形成带蒂骨块；D. 截骨完成后手术图

　　（4）填塞和固定：将带血管筋膜蒂的桡骨瓣修剪成合适形状后翻转置入舟状骨骨折断端处的骨槽内，勿使骨瓣蒂部扭曲，小号布巾钳复位骨折满意并维持好位置。（图 3-121）

　　在 C 臂机透视下，以带螺纹的 $\Phi 0.8mm$ 克氏针为导针沿舟状骨长轴方向，自舟状骨结节部、断端间桡骨瓣、舟状骨近端依次穿入，进入深度为舟状骨近侧关节面下 3mm 左右。

　　根据克氏针导针表面刻度选择合适长度的空心 Herbert 钉，沿导针旋入加压 Herbert 钉加压固定，再次透视，务必使钉的尖端不穿出软骨层、Herbert 钉螺纹深达远折端并牢固加压，钉尾埋入软骨面下。

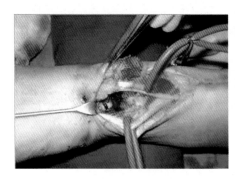

图 3-120　取骨植骨

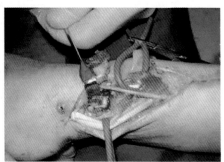

图 3-121　植骨

（5）关闭切口：去除导针，松止血带，彻底止血，冲洗切口，观察骨折固定后的稳定程度，满意后修复关节囊，依次逐层缝合皮肤。

6. 术后处理　①术后有效制动，石膏固定 8～12 周；②根据骨折愈合情况，必要时可延长石膏固定时间；③拆除石膏，逐渐活动腕关节，进行功能锻炼。

7. 注意事项　①术前要熟悉局部解剖，注意保护好骨膜与骨瓣的连续性；②植入桡骨瓣时，蒂的张力不可过大，并防止蒂部扭转或受压。③桡神经浅支在此入路中易受到损伤，因为它直接位于拇长伸肌腱浅面，当游离该肌腱时易被切断，一旦损伤会引起痛性神经瘤和手背的感觉减退。

四、掌侧入路微创治疗舟状骨骨折术

对于腕舟状骨骨折，不论是从背侧入路还是掌侧入路，如果行切开复位内固定，均有加重破坏舟状骨血运的可能，不利于骨折及软组织的愈合。所以，以最小侵入损伤和最小的生理干扰达到最佳疗效的微创外科技术的应用越来越广泛。

1. 适应证　腕舟状骨骨折不可复位骨折、不稳定骨折、粉碎性骨折、骨折合并月骨周围脱位或桡骨远端骨折。

2. 优缺点

优点：微创切口对局部创伤小，不会破坏舟状骨局部血供，愈合快。

缺点：对医师的要求相对较高。

3. 术前计划　除了全面仔细的查体，还应常规拍摄标准的腕关节正侧位和舟状骨旋前、旋后 45°斜位 X 线片。必要时还需 CT 三维重建检查。

4. 麻醉与准备

麻醉：臂丛神经阻滞麻醉。

体位：将患肢置于桌上，手心朝上，腕背侧垫适量纱布，前臂与平台平行，背伸 20°，尺偏 35°。

准备：安置止血带。

5. 手术要点

（1）入路：在腕横纹桡侧可触及大多角骨关节，为避开大多角骨，选择舟骨结节的桡侧及远端为最佳进针点。

于腕掌侧舟骨结节表面为中心点切开约 1cm，利用血管钳钝性分离至舟状骨结节处。注意保护桡动脉掌浅支，在 C 臂机导引下先以 1 枚 5 号注射针头定位确定舟状骨结节的导针进针点。（图 3-122）

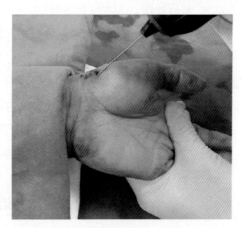

（2）进针：在腕部背伸 20°、尺偏 35°的固定体位下，左手舟状骨长轴与前臂矢状面约成 30°，与冠状面约 45°打入导针，术中再次透视腕正侧位，确定导针位置正确，用空心钻顺导针钻入舟骨，注意不出关节面。（图 3-123，图 3-124）

图 3-122　舟状骨结节导针进针

（3）固定：测量长度后，选择合适的 Herbert 螺钉旋入，直至头端没入舟状骨结节。舟骨最大长度 26mm，建议手术时螺钉长度一般在 22 ～ 26mm，建议比测量值小 4mm，以确保不会穿出关节。

6. 术后处理　术后行包括拇指近节的短臂管形石膏固定。轻度掌屈位，腕尺偏 10°～ 15°。石膏固定 2 ～ 3 个月。

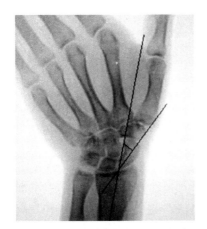
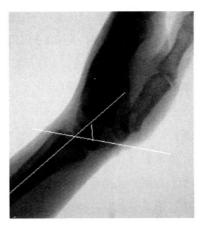

图3-123　正位片示意图　　　　　图3-124　侧位片示意图

7. 注意事项　对于移位较大的患者将两根克氏针分别插入远近骨折块，调节克氏针以闭合复位骨折，然后以此角度进行内固定。

五、腕部桡背侧入路技术

腕部的舟状骨骨折是腕部最常见的骨折之一，多发于青年人，占全部腕部骨折的80%。腕舟状骨滋养血管由腰部背侧和结节部进入腕舟状骨，然后由其分支供血至近侧和远侧端，腕舟状骨近极由腰部入骨的血管逆行供血。腕舟状骨结节进入腕舟状骨的血运约占整个腕舟状骨血供的30%。

不稳定型腕舟状骨骨折有明显的移位，严重破坏了骨折端的血供，且以腰部血运破坏为主。应避免由于手术操作导致血供的破坏。掌侧经皮螺钉固定技术以腕舟状骨结节为进针点很容易加重腕舟状骨血运的破坏，进一步导致腕舟状骨骨折的骨不连和缺血性坏死。

1. 适应证　腕舟状骨骨折。

2. 优缺点

优点： 背侧方法比掌侧方法更容易实现螺钉的中心放置。螺钉放置位置更加平行于腕舟状骨长轴。采用背侧经皮螺钉固定技术可以避免血管损伤的弊端。

缺点： 易影响桡神经浅支，容易损伤血管。如果是闭合复位，需要多次的

C 臂机透视。

3. 术前计划　X 线片及 CT 扫描。

4. 麻醉与准备

麻醉： 臂丛神经阻滞麻醉。

体位： 无特殊要求。

准备： 安置止血带。

5. 手术要点

（1）入路：保持手在解剖位，可以在前臂外侧摸到桡骨茎突。术者将一个手指置于茎突上，并将前臂旋前。"鼻烟窝"是桡骨茎突稍远端和背侧后下方的一个小凹陷，腕舟骨位于"鼻烟窝"的底部，腕关节尺偏时，腕舟骨从桡骨茎突下方滑出而可触及。桡动脉搏动可在手舟骨顶端的"鼻烟窝"底部摸到。在"鼻烟窝"与掌指关节之间可摸到第 1 掌骨。作一微弯或"S"形切口，其中心位于"鼻烟窝"上，从第 1 掌骨基底开始，至"鼻烟窝"上 3cm处。（图 3-125）

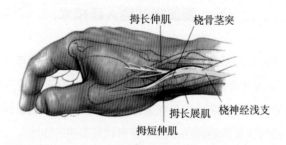

图 3-125　入路与桡浅神经、周围肌腱的关系

（2）浅层显露：找到靠背侧的拇长伸肌和位于偏掌侧的拇短伸肌。只要牵拉肌腱观察拇指动作，即可确认。切开两肌腱间的筋膜，勿伤及拇长伸肌腱浅面的桡神经浅支（感觉支），桡神经在此水平常分成两支或更多分支。这些分支在拇长伸肌腱、拇短伸肌腱浅面越过时，其径路常有变异，在浅层显露时要注意它们的位置。（图 3-126）

分开拇长伸肌腱、拇短伸肌腱，将拇长伸肌腱牵向背尺侧，拇短伸肌腱牵向掌侧，可见腕舟骨表面的桡动脉穿越切口下。找到腕背面的桡侧腕长伸肌腱，将

其与拇长伸肌腱一并游离并牵向背尺侧，显露腕关节的背桡侧面，此时可显露桡动脉。（图3-127）

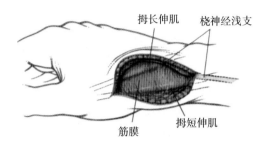

图3-126　浅层显露

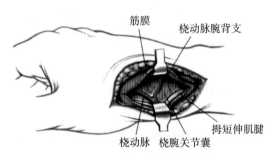

图3-127　显露桡动脉

（3）深层显露：纵行切开腕关节囊，分别向掌侧及背侧牵开，显露桡骨远端和舟状骨近侧端之间的关节面。桡动脉牵向桡侧，关节囊牵向掌侧。（图3-128）

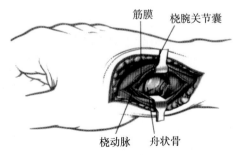

图3-128　显露关节面

使腕关节尺偏，从舟状骨上分离关节囊，直至完全显露关节囊。（图3-129）

6.注意事项 如果是急性未移位、微小移位或可以经体外手法复位的腕舟状骨骨折可以闭合复位内固定。闭合复位技术的方法：在腕背侧皮肤上，用手指触及舟月关节的位置。将腕关节尽量掌屈、尺偏，经 C 臂机透视下，腕舟状骨呈环形。以环形中心做长度为

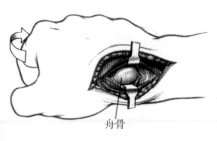

图 3-129　显露关节囊

1cm 的横行切口，这个切口靠近桡骨的 Lister 结节，以环形中心作为靶点。用 Φ1.5mm 克氏针沿腕舟状骨长轴由背侧向掌侧打入导针，C 臂机透视位置良好，沿导针平行钻入钻头，开孔后选取长度恰当的 Herbert 螺钉沿腕舟骨长轴拧入。C 臂机证实螺钉位置、长度、加压情况后将螺钉尾部埋入骨质。

六、桡骨远端骨折切开复位内固定术

桡骨远端背侧的骨质较掌侧松质骨更多，骨折后常呈粉碎状，且无正常的复位标志。而掌侧骨皮质相对较厚，伤后骨质碎裂程度较背侧轻，掌侧入路对骨折复位有明显的优势，不容易磨损肌腱，且由于桡骨远端骨质的特点，掌侧放置钢板较背侧放置钢板有更好的稳定性。

1.适应证 AO 分型桡骨远端 C 型骨折。

2.优缺点

优点：掌侧入路可以避免肌腱激惹。

缺点：可能会损伤旋前方肌和桡动脉。

3.术前计划 AO 分型桡骨远端 C3 型骨折，采用克氏针、单侧钢板的固定不能为关节的早期活动提供足够的稳定性，且存在后期复位丢失的可能性。而且开放手术中有时会有复位困难，单纯内固定术后复位难以保持。此时，可采用外固定架术中牵引协助复位，术后外固定短期维持，联合内固定稳定复位的治疗策略。

4.麻醉与准备

麻醉：臂丛神经阻滞麻醉。

体位：平卧位。

准备：预弯钢板，因为掌倾角随钢板预弯的角度而恢复。

5. 手术要点

（1）桡骨远端掌侧入路：这是最常用的入路，要点如下：①由桡侧腕屈肌和肱桡肌间进入，将桡动脉及桡神经浅支牵向桡侧，桡侧腕屈肌及腕管内容物牵向尺侧。②显露桡骨远端及旋前方肌，触摸桡骨远端，找到月骨窝掌侧边缘，确定桡骨远端的"分水岭"，此处是宽约 1cm 的纤维组织带，位于桡骨远端"分水岭"和旋前方肌之间，须将其翻开才能充分显露骨折。

（2）复位：要点如下：①显露桡骨远端骨折，与术前片对应。②复位技巧：首先予以轴向牵引复位，然后予以撬拨复位（用神经剥离子或肌腱剥离子于旋前方肌远端及近端分离旋前方肌和骨外膜，并推顶骨折块使关节部位良好复位）；如果骨折区域塌陷明显，则予以开窗植骨（在距软骨面 1cm 处进行向关节面撬拨或在骨折线近端开窗，钝性推挤软骨下骨恢复关节面的完整，所留下节段性缺损区植入自体），这个过程和胫骨远端类似。③予以克氏针临时固定，C 臂机透视下确认正侧位关节面复位良好。

（3）固定：要点如下：①背伸腕关节，方便钢板插入旋前方肌深面。②对于干骺端粉碎的骨质，只需将关节部位良好复位后，钢板于骨膜外插入。③如旋前方肌下需置钉时，沿肌纤维方向钝性分离后，然后置入一枚螺钉。④对于关节面粉碎的骨折，应使用锁定钢板，于软骨下骨置入螺钉，以防二期塌陷。

6. 术后处理　术后第 1 天开始手指的屈伸活动，以减轻水肿；第 2 天拔除引流管或引流条后即开始腕关节的屈伸、桡偏、尺偏，前臂旋前、旋后等功能锻炼，采取主动活动与被动活动相结合的锻炼方法，逐渐增加锻炼幅度。

7. 注意事项

（1）如果术中保留旋前方肌，可以减少不必要的损伤，最大限度保护骨折周围的血运。在需要部分切开旋前方肌时，于旋前方肌桡侧切开，以免损伤营养支配旋前方肌的血管神经束。

（2）观察钢板远端是否高于桡骨远端隆突，是否会引起屈肌腱激惹或腕管综合征，否则须部分切开腕横韧带起到腕管减压的作用。

（3）用钢板维持桡骨的长度，干骺端粉碎的骨折块无须良好对位，这样此钢板既起到桥接钢板的作用，又起到支撑钢板的作用。

（4）用克氏针撬拨复位骨折关节面，关节面复位良好后，如有必要可保留克氏针固定。

（5）桡月窝处的"中柱"骨折块骨质坚硬且有下尺桡韧带附着，对稳定下尺桡关节起重要作用。

（6）对于伴发尺骨茎突骨折者，行尺桡骨远端的推拉实验来判断下尺桡关节的稳定性。位于基底的骨折可能会影响腕关节稳定，则须固定尺骨茎突。

附：外固定支架技术

外固定支架技术治疗桡骨远端骨折，避免了切开，适用于很大一部分的骨折类型，但是存在钉道口护理的问题。技术要点如下：①于第二掌骨背侧和桡骨背侧分别以 Φ2.5mm、Φ3.5mm 半针垂直穿针双侧皮质固定。掌骨远端穿针点位于中远 1/3，近端于掌骨基底颈；桡骨远端穿针位离开骨折端2cm 以远，近端距远端穿针4cm 以远。②由两位助手反向牵引下支架连接，恢复桡骨长度、固定腕关节于功能位。对于桡骨短缩严重的病例，开放手术撬拨骨折断端后，可再次重复上述步骤，直至完全恢复桡骨长度。

外固定架拆除时间平均为 7 周。

七、双小切口腕管松解术

腕管综合征可继发于桡骨远端骨折畸形愈合之后。（图 3-130）女性发病率高于男性，一部分发病原因不明。一旦保守治疗无效，在发生神经不可逆损伤之前必须予以松解。腕管松解的核心是切开腕横韧带。

通过复习解剖我们可以发现掌部有一个能够避开上述重要结构进入腕管的安全区域，即第三指蹼与掌长肌腱尺侧缘的连线上。掌浅弓与屈肌支持带下缘之间是安全的切口部位。第三指蹼与掌长肌腱尺侧缘的连线，位于尺动脉、尺神经和正中神经及其分支之间，掌浅弓与屈肌支持带下缘有约 26mm 的间距。而掌浅弓顶点分布范围在掌中线中点桡侧 6mm、尺侧 5mm、远侧 4.5mm、近侧 3.5mm 的长方形区域内，其中 90% 集中在以该中点为中心，半径为 3.5mm 的圆周内。

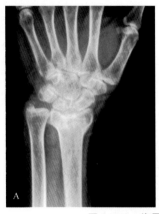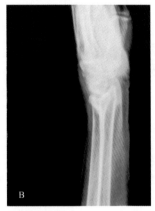

图 3-130　桡骨远端骨折畸形愈合

A. 正面观；B. 侧面观

1. 适应证　腕管综合征手部肌肉尚未挛缩者。

2. 优缺点

优点：创伤小。

缺点：如果是神经外膜挛缩，无法充分松解。

3. 术前计划　术前予以腕部超声检查，排除腕部占位。

4. 麻醉与准备

麻醉：臂丛神经麻醉。

体位：无特殊要求。

准备：使用上肢止血带。

5. 手术要点

（1）远侧腕横纹切口：在掌长肌尺侧、沿远侧腕横纹做 1.5cm 长的横切口。（图 3-131）

切开皮肤及前臂筋膜，显露腕横韧带近缘、指屈肌腱和正中神经。

（2）腕横韧带浅面钝性分离：近端切口识别掌长肌腱后，在掌筋膜和腕横韧带之间，沿环指方向自近端向远端分离。

（3）近端松解：尖刀向掌面挑起腕横韧带，切断 1cm。

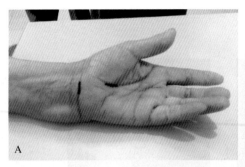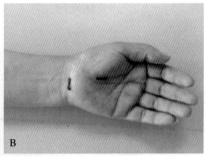

图 3-131　掌部双小切口

A. 桡骨远端骨折畸形愈合病例的术前标记；B. 腕部过劳病例的术前标记

（4）**鱼际肌纹切口**：在腕横纹以远 2.5cm 为中心、沿鱼际肌纹做 1cm 纵切口。切开皮肤及掌腱膜，认清腕横韧带远侧及屈肌腱、正中神经的指总支及大鱼际肌支。

（5）**远端松解**：用尖刀挑起腕横韧带远侧缘并纵向切断剩余腕横韧带，至此，腕横韧带完全切开。

（6）**继续探查**：①将屈肌腱粘连松解。②探查腕管内有无肿物压迫，如有肿物予以切除。③探查正中神经主干及返支，如有变硬及缩窄带卡压，则予以神经外膜松解。

（7）**关闭切口**：注入曲安奈德注射液 40mg，做一胶片引流，缝合切口。

6. 术后处理　石膏外固定腕关节功能位 3 ～ 5 天以防出血，48 小时内拔引流胶片。5 日后去除石膏，自由活动。

7. 注意事项　在术中精细操作，不要压迫正中神经。

第五节　手

一、Mallet 骨折经甲下克氏针压迫复位术

1. 适应证　锤状指是手外科常见的损伤。如果合并末节指骨基底撕脱骨折（Mallet 骨折）者符合下列情况之一的则需手术治疗：骨块大于关节面三分

之一、伴有远侧指间关节（distal interphalangeal Joint，DIP）半脱位或脱位、陈旧损伤、不能耐受保守治疗或保守治疗失败者。但多数手术方法内固定物须经关节固定或直接固定骨块，经关节固定会造成关节面损伤，直接固定骨块有可能造成骨块碎裂使手术变得更为困难。

2. 优缺点

优点：①直视下复位较闭合复位更准确。②克氏针不经关节固定，避免造成关节面损伤。③克氏针不穿越骨折块，无骨块碎裂的危险。④内固定的克氏针弯曲后置于骨块背侧，对骨折起到加压作用，同时也能很好地防止骨块向背侧翻转。⑤骨块复位固定后 DIP 关节基本处于伸直 0°位。克氏针穿经甲床与指骨间隙，而非穿越甲根或甲床，可将甲根的损伤降到最低。因为有甲板的支撑保护，不会造成甲床的劈裂，也不会使甲床与指骨完全分离。

缺点：如果克氏针走行在指甲与甲床之间，在拔除克氏针时会损伤甲床导致指甲畸形。

3. 术前计划 对此种骨折新鲜与陈旧的划分，可以时间为依据，也可以"鹅颈"畸形的出现为依据，术前存在"鹅颈"畸形者为陈旧性骨折。

4. 麻醉与准备

麻醉：指根麻醉或臂丛神经阻滞。

体位：无特殊要求。

准备：无特殊要求。

5. 手术要点

（1）入路：采用 DIP 背侧"Z"状切口，切口的横行部分恰位于关节间隙。切开皮肤后，即可显露伸指肌腱末端及相连的骨块，注意勿损伤伸指肌腱。

（2）远节穿针及复位：将关节屈曲，以显露骨折断面，将断端的血肿及肉芽组织清除，先将一枚 Φ1mm 的双尖头克氏针从甲床与远节指骨间穿入，克氏针穿经指骨或不穿经指骨自指尖正中穿出；轴向牵引末节指骨，并过伸 DIP 关节，按压骨块复位。

（3）固定：将克氏针紧贴骨折块的背侧打入中节指骨内，然后将过伸的 DIP 关节屈曲，克氏针也随之弯曲。弯曲的克氏针正好压在骨折块背面并将其压紧，使之维持在复位状态（图 3-132）。拍摄 X 线片证实骨块复位后缝合切口，不需夹板外固定。

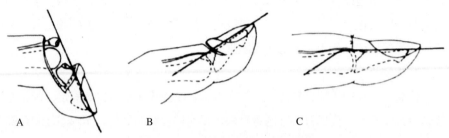

图 3-132 经甲下克氏针压迫复位示意图
A.逆行甲下打入克氏针；B.过度复位，顺行打入中节指骨；C.折弯克氏针，让关节保持平直

为确保克氏针在甲下穿出，建议使用骨钻以一定角度紧贴指骨表面将克氏针自指尖打出，逆行打入中节指骨的部位越靠近近端，DIP 关节屈曲后克氏针弯曲角度越小，拔除克氏针时甲床损伤越小。

克氏针如果只穿透一侧皮质，一般不影响复位效果。因此不必强求克氏针必须穿透两侧皮质。

6. 术后处理 术后使用抗生素 3 天。术后 4 周后，拍摄 X 线片发现骨折初步愈合后，可拔出克氏针，然后进行 DIP 关节屈伸功能锻炼。因克氏针不经关节固定，疲劳断裂的可能性不大，术后可不予夹板外固定。

拔除克氏针后的 1 个月内是康复训练的黄金时间，应嘱患者定期随诊，在医师指导下功能锻炼，争取最佳疗效。

7. 注意事项 操作中注意打入中节指骨的克氏针穿透掌侧骨皮质的长度控制在 2mm 以内。

指间关节不须过度屈曲，一般在 0°位即可使克氏针发挥对骨块的压迫复位作用。

甲根距 DIP 关节间隙均值为 3.4mm，手术切口的横行部分位于 DIP 关节间隙，这样做切口不会损伤甲根。但该值与骨块大小相当，即甲根后缘正好位于骨折线。在处理骨折面时注意不要损伤甲根。

部分患者可以在拔针前先过伸 DIP 关节使克氏针伸直，之后再拔除钢针，以使其对甲床损伤的可能性降到最小。穿针完毕后，如透过指甲看到克氏针，说明克氏针走行在指甲和甲床之间，须重新穿针。Φ1mm 的克氏针质地较柔软，拔除时无困难。

当克氏针穿出骨皮质长度达 3mm 时，针尖即穿出屈肌腱鞘后壁。克氏针穿出骨皮质长度不超过 2mm 不会造成肌腱损伤。

二、掌骨基底骨折闭合复位克氏针固定术
（以第 5 掌骨为例）

第 5 掌骨骨折的治疗，闭合复位石膏固定难以维持复位，而切开复位固定术具有手术操作复杂、破坏骨折周围血运、手术费用高、术后有感染风险及需较长时间石膏固定等缺点。

1. 适应证　掌骨基底骨折，不适合石膏固定和钢板难以固定者。

2. 优缺点

优点：闭合牵引复位经皮克氏针横向穿针固定具有操作简单易行、骨膜及周围韧带完整、骨折端血运破坏小、克氏针不通过骨折端、骨折愈合快、治疗费用低等优势。

缺点：无明显弊端。

3. 术前计划　患侧肢体的正侧位片。

4. 麻醉与准备

麻醉：肘管尺神经阻滞麻醉或局部浸润麻醉。

体位：伤肢外展位。

准备：无特殊要求。

5. 手术要点

（1）术者轴向牵拉小指复位骨折端，纠正成角畸形或脱位，恢复第 5 掌骨长度。

（2）固定：C 臂机透视显示骨折复位满意后，助手取 Φ1.5mm 克氏针从第 5 掌骨颈尺侧水平向第 4 掌骨颈部钻入，克氏针需穿透第 5 掌骨双侧骨皮质；取另 1 枚 Φ1.5mm 克氏针，在第 5 掌骨基底骨折线远端 1cm 处从尺侧向第 4 掌骨钻入，克氏针应与第 1 枚克氏针平行穿入，且穿透双侧皮质（图 3-133）。

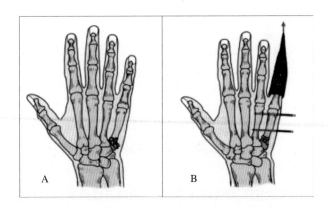

图 3-133　横向固定示意图

A. 小指近节粉碎性骨折；B. 指套牵引复位，克氏针邻指固定

（3）术中摄 X 线片，检查骨折复位及克氏针固定位置满意后，折弯剪短固定的克氏针，逐层缝合切口。术毕，折弯剪短固定克氏针，石膏下托固定前臂于手功能位。

6. 术后处理　石膏托固定前臂于腕关节背伸尺偏位，减小尺侧腕伸肌止点的牵拉作用，防止骨折再移位。

石膏固定 3 周。3 周后开始主动屈伸掌指、指间关节。

待 X 线片示骨折线模糊后拔除克氏针，继续加强掌指及指间关节屈伸功能训练，直至恢复正常活动范围。

7. 注意事项

（1）闭合复位时需持续轴向牵引小指 2～3 分钟，以恢复第 5 掌骨长度，而后在基底周围韧带的"环抱"作用下，按压第 5 掌骨基底背侧及尺侧，可恢复第 5 掌骨基底的宽度。

（2）术后 3 周骨折进入软骨痂期，去除石膏托行功能锻炼，断端重复微动对软骨痂形成是重要力学刺激，不影响骨折愈合，且有利于手功能康复。

三、经皮针头指腱鞘松解术

手指屈肌腱鞘炎可发生于不同年龄，以中年妇女多及手工劳动者见，多为单侧发病，也有双侧发病的病例。部分患者病因不明。弹响指是由于狭窄性腱鞘炎所引起的，病理上屈指肌腱及腱鞘均呈水肿、增生。腱鞘增厚的部位往往在掌骨头平面，即为 A1 滑车。腱鞘在此部位易受压和摩擦而增厚，增厚的腱鞘内层则形成纤维软骨，形成一个带状的纤维软骨环。在同一部位的肌腱由于摩擦也变粗，形成一个球状的膨大部。（图 3-134，图 3-135）

常用的治疗方法有局部封闭疗法、手术切开腱鞘松解术。局部封闭疗法复发率高，手术切开治疗则创伤大。

1. 适应证　指屈肌腱鞘狭窄。

2. 优缺点

优点：门诊手术，无须住院。

缺点：对少见的广泛狭窄则松解不够。

3. 术前计划　术前可以摄片检查，排除肿块和掌指关节炎的可能。

4. 麻醉与准备

麻醉：臂丛神经阻滞麻醉。

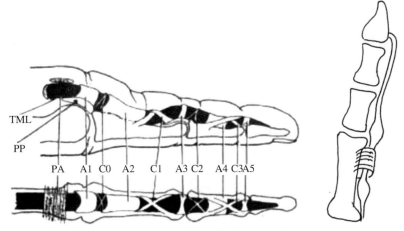

图 3-134　正常手指屈肌腱鞘示意图　　　图 3-135　手指屈肌腱鞘炎示意图

体位：无特殊要求。

准备：酒精、碘伏、棉签和粗细注射器。

5. 手术要点

（1）定位：拇指近端横纹和腹侧正中线交点、远侧掌横纹和腹侧正中线交点。中指、环指的进针点较为安全可靠。示指和小指需要更精确的定位：舟骨头端结节和小指近端指横纹尺侧点的连线与远侧掌横纹交点，豌豆骨内侧缘和示指近端指横纹桡侧点的连线与远侧掌横纹交点。（图 3-136，图 3-137）

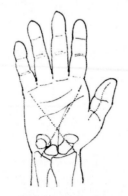 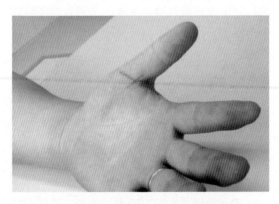

图 3-136　示指和小指进针点定位　　　　图 3-137　拇指狭窄性腱鞘炎进针点

（2）松解

1）曲安奈德加 2% 利多卡因 2ml 混合注射液以患指屈肌腱鞘狭窄处（即患指掌侧掌骨头上可摸到一豌豆大小的结节）为中心做腱鞘内注射。

2）令患者用力屈指，以便突出肌腱，让血管神经束滑向两侧。（图 3-138）

3）用 12 号针头套上注射器，注意记好针头斜面的方向，针头斜面与屈肌腱方向平行。直接穿刺至屈肌腱。（图 3-139）

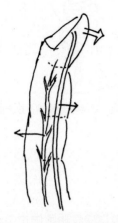 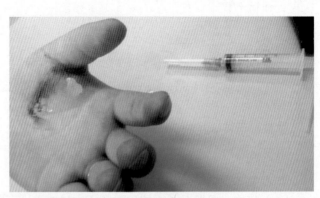

图 3-138　肌腱向掌侧突出，　　　　　　图 3-139　拇指穿刺
　　　　　血管神经束滑向两侧

此时可见针头随手指屈伸上下活动。

4）针头沿屈肌腱纤维方向上下摆动划开屈肌腱鞘，嘱患者屈伸患指，如患指无弹响及屈伸活动良好即可。（图 3-140，图 3-141）

6. 术后处理　拔出针头，棉签压迫针眼 30 分钟，避免血肿形成。

7. 注意事项　①标记好针头斜面与注射器上特殊标记，作为参照，在划切肌腱的进程中针头的斜面始终与肌腱方向一致，以避免切断肌腱。②针头在屈指动作下直接刺达肌腱狭窄处，针头始终顶住腱鞘，避免损伤指掌侧固有神经及指动脉。③严格无菌操作，勿因为手术微小而轻视消毒。

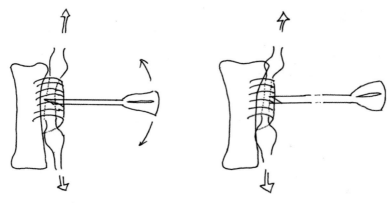

图 3-140　令患者屈伸患指，稍微退出，此种活动消失，表明针头恰在屈肌腱鞘处　　图 3-141　针头不再随肌腱活动

四、掌腱膜挛缩症松解术

早在 1614 年，瑞士的 Plater 在他的书中就描述了掌腱膜挛缩症这一病症，后来被称之为杜布伊特伦（Dupuytren's）挛缩，是以手掌腱膜增厚、收缩，手指屈曲挛缩为特征的手部畸形，多伴有手掌皮下脂肪变薄、皮肤凹陷并与掌腱膜粘连。掌腱膜挛缩的发生可能与某一部位多方向走行的纤维在致病因素的作用下异常增生有关。患者很少单纯因掌腱膜桡侧挛缩来就诊，只有当合并尺侧或掌心部掌腱膜挛缩，环、小指屈曲畸形，或掌指关节掌侧和大鱼际尺侧的病变严重，握持引发不适时，方才寻求手术治疗。

手术目的：①切除部分病变腱膜组织，虽然整个手部筋膜都有可能被累及，但是，从本质上来说无法全部切除筋膜。②改变挛缩的张力线，把剩余的病变组织隔开，防止和牵拉的力量重新结合。

外科手术式式包括不分离断和筋膜切除。因并发症太高，外科医生逐渐趋向于选择性筋膜切除术或有限筋膜切除术，但是，仍然存在手术创伤大、手部皮肤坏死等问题。

1. 适应证　手掌腱膜挛缩症。

2. 优缺点

（1）浅筋膜切开松解术

优点：通过小切口分离松解筋膜，并不切除筋膜，损伤最小。仅用于病情很重或者非常虚弱的患者，无法耐受较大范围的手术。缺点：复发率高。

（2）局限性或部分筋膜切除术

优点：切除大体上累及的筋膜，常沿着一条或多条挛缩带，其他筋膜尽量保留。是最常用的一种技术。缺点：血肿等并发症较少。

（3）彻底的筋膜切除术

优点：彻底切除手掌和手指的筋膜。缺点：并发症较多，特别是血肿。

（4）皮肤筋膜切除术

优点：切除筋膜及其表面的皮肤。用于较广泛皮肤受累的患者，严重的近端指间关节挛缩或者复发病例。优点：通常需要皮肤移植覆盖创面，偶尔用到手背的皮瓣旋转覆盖创面。

3. 术前计划

（1）直切口加"Z"字改形切口：在此切口两端充分利用指横纹和与挛缩带未发生粘连的皮肤设计出"Z"字改形切口或齿状切口。（图3-142）

（2）齿状切口：在其近侧和远侧沿挛缩带纵轴线作齿状切口。切开皮肤，先经皮下进行锐性分离，充分显露挛缩之掌腱膜，然后在近侧较健康的部位切断掌腱膜，将其边向远侧翻转边分离掌腱膜的深面，直至指屈侧，剥离掌腱膜时要注意保护神经血管，最后在指屈侧腱膜较健康的部位切除病变的腱膜组织。同时切除相邻手指的健康掌腱膜。

（3）横切口：仅用于手掌受累，可以保留部分切口暴露，进行二期缝合，减少血肿的发生。

4. 麻醉与准备

麻醉：臂丛神经阻滞麻醉。

体位：掌心向上。

准备：碘酒酒精消毒皮肤，铺放无菌巾，上臂气囊止血带。准备显微器械。

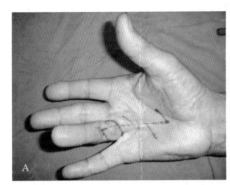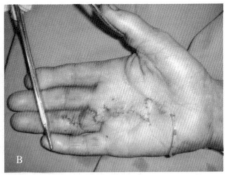

图 3-142　切口的选择
A. 术前计划；B. 术后缝合效果

5. 手术要点

（1）齿状切口：切开皮肤全层后小心将皮瓣向两侧锐性分离，然后从相对正常的部位开始显露和分离神经血管束，并加以保护后，于皮下剥离腱膜组织，并切除皮下结节。彻底切除发生挛缩的纵向、横向纤维结缔组织及与掌骨相连的垂直挛缩间隔，再向手指延伸切除中央束和两侧的螺旋束、侧方指膜等，松解挛缩的关节，注意保护指两侧的指神经、血管束。有时屈肌腱鞘挛缩，可切除 A1 腱鞘。直至使受累手指能达到被动伸直位置。

在切除皮下结节、病变腱膜以前，应注意于病变近端分离出指神经和正中神经返支，由于这 2 条神经常被病变组织包裹而容易在术中误伤。拇指掌指关节掌侧和大鱼际尺侧的病变，常由于病变牵拉甚至包裹指神经或正中神经返支，应采用较大的切口。从正常部位显露并剥离神经后，再切除病变的腱膜组织。

（2）直切口加"Z"字改形切口：先在挛缩最严重的部位按长轴方向纵向切开皮肤及挛缩带，将一束挛缩带劈成两半，分别从屈肌腱鞘表面进行锐性分离，在肌腱两旁按走行方向仔细分离神经血管，以免误伤，切断走向深层腱旁隔的纤维束，使挛缩带与深层组织分离开来，再由皮肤作锐性分离后将挛缩之腱索切除。缝合时做"Z"字改形调整，特别适用于皮肤挛缩者。

（3）经皮针头松解技术：用 25G 注射针头 +5ml 空针管做切开工具。

由远端开始向近端用针头的尖部刺入皮肤，并在皮下切断条索，依次将条索切开为数段，松解过程中多次配合被动伸直患指，使条索完全断裂。

当遇有皮肤与条索粘连紧密时，为避免皮肤撕裂，先用针尖作皮下游离松解该处皮肤，再切断条索。

（4）细钢丝切割技术：将缝肌腱用的细钢丝穿针从团块或挛缩处附近横行穿过，两端钢丝外露，使用钢丝钮或血管钳夹住外露钢丝，反复拉锯状牵拉直至挛缩松解。术中也可根据情况，将钢丝变换方向，二次牵拉直至挛缩完全松解。

6. 术后处理　术后 1～2 天拔出引流条。术后必须采用石膏或者支具将患指固定在最大舒展位，防止再次挛缩。视患手肿胀情况和伤口条件，于术后 2～4 天开始行主动指屈伸的功能锻炼。如术中因皮肤缺损而采用了植皮术，功能锻炼应从术后 7 天开始，术后 2 周拆线。对于术后主动伸指（主要是无名指、小指）仍然受限者，可辅以动力性伸指支具进行功能锻炼。

7. 注意事项　①病变切除后创面需要细致止血，缝合伤口并置橡皮片引流条。②全层切开皮肤，形成皮瓣后锐性分离，在相对正常的部位开始显露和分离神经血管束，这样不容易误伤血管神经。

五、掌指骨骨折微型钛板内固定术

指骨骨折由于部位不同，受到来自不同方向的肌腱的牵拉作用产生不同方向的移位，如近节指骨中段骨折，受骨间肌和蚓状肌的牵拉，而致向掌侧成角；中节指骨在指浅屈肌腱止点远侧骨折，由于其牵拉亦产生向掌侧成角；如在指浅屈肌腱止点近端骨折，则受伸肌腱牵拉造成向背侧成角。

1. 适应证　掌、指骨干横行、短斜形骨折。

2. 优缺点

优点：骨折对位对线佳，复位准确，固定牢靠，能防止移位及旋转，多数情况下可不用外固定，手指可早期活动，有利于手部功能恢复。

缺点：需要专用手外科的器械及二次手术取出微型钢板，费用稍高。

3. 术前计划　术前常规摄片，观察主要骨折线走向和碎骨块位置。

4. 麻醉与准备

麻醉：臂丛神经阻滞麻醉或者指根阻滞麻醉。

体位：无特殊要求。

准备：开放损伤者先彻底清创，然后根据具体情况设计切口或延长切口。安装止血带。

5. 手术要点

（1）入路：掌骨骨折取伸肌腱旁纵行切口，近节指骨骨折采用桡背侧或尺背侧切口，中节指骨骨折采用背侧弧形切口。手术尽量从伸肌腱侧方进入，保护好腱周组织，骨折断端的骨膜锐性切开后都应用无创线给予修复，远离骨折断端的骨膜尽量不切开，以利于骨折愈合。

（2）复位：长斜形或螺旋形骨折固定时应至少有1枚螺钉横穿过骨折线以起到拉力作用，粉碎骨折先用克氏针临时固定骨块，然后用锁定钢板固定，必要时加用丝线捆扎散碎的骨片。

（3）固定

1）钢板位置：掌骨部钢板置于背侧，指骨部钢板置于侧方。

2）钢板选择：骨干部位的横行或短斜形骨折采用直微型锁定钢板，接近远近端骨折者需选用异型钛板。

3）远离骨折线的螺孔在钻孔时稍向远近端倾斜，尽量避免所有螺钉处于同一平面和同一个方向角度，有利于防止术后钛板螺钉松动。

4）在专用定位器引导下钻孔，然后分别在骨折线远、近端根据骨折情况采用普通螺钉加压固定或锁定螺钉固定。

6. 术后处理　单纯骨折患者术后不做石膏外固定，术后第2天开始主被动屈伸掌指关节及指间关节，72小时后待伤口疼痛减轻、减少敷料后逐步加大锻炼强度。合并肌腱损伤者可用支具外固定，并按肌腱修复后康复训练方式进行早期功能锻炼。每2周摄X线片1次。

7. 术后处理　予以抗痉挛药物改善局部血液循环，避免包扎过紧。术后第 2 天换药，并摄片复查。

8. 注意事项 对伴有血管、神经、肌腱损伤的患者，均予以一期修复，有皮肤缺损者同时行掌背动脉皮瓣或局部转移皮瓣覆盖钢板，修复创面。

六、掌指骨交叉克氏针内固定术

掌指骨骨折是手部最常见的骨折，常因发生骨折畸形愈合、关节僵硬、肌腱粘连等影响手部功能。尤其是掌骨的粉碎性骨折，复位固定要求高，传统的非手术治疗不易达到要求。

1. 适应证 交叉克氏针固定适应证为非粉碎性的掌骨各部位骨折，特别是比较长的斜形、螺旋形骨折。

2. 优缺点

优点：术式简单，费用低廉。交叉克氏针交叉固定掌骨骨折处，稳定性好，防止旋转，是不经关节的内固定，手指可早期活动。

缺点：单克氏针局部对位尚可，不能防止旋转，稳定性较差，克氏针穿过掌指关节面及伸指肌腱，破坏关节面的光滑，以后掌指关节恢复功能比较困难。应尽量不用或少用。交叉克氏针缺点是操作有一定的难度，由于掌骨髓腔小，皮质硬，斜行钻针时易滑动、移位，须要比较熟练的操作。

3. 术前计划 术前摄片，观察骨折线位置；如有软组织损伤，须要避免损伤区域，减少污染机会。

4. 麻醉与准备

麻醉：臂丛神经阻滞麻醉或者指根阻滞麻醉。

体位：无特殊要求。

准备：开放损伤者先彻底清创，安装止血带。

5. 技术要点

（1）先将骨折远端撬出，用电钻稍偏尺侧和桡侧，斜向钻入两根克氏针，分别从指骨头部近侧的桡侧面和尺侧面钻出皮肤，针不应贯穿指骨头。

（2）将电钻换到克氏针的远端，将克氏针向远端退针，直至针尖与骨折端持平。

（3）骨折复位后，用电钻使两根克氏针分别自指骨基底部远侧的尺侧面和桡侧面穿出，针也不应穿过关节面。

（4）再将电钻换到克氏针的远端，向近端退针，直到针尖刚露出皮质骨1～2mm为止。剪去近端多余的克氏针，尾端弯成钩状，埋入皮下。

6. 术后处理　予外固定制动3周，外固定拆除后主动功能锻炼，6～8周后X线片证实骨折愈合后取出克氏针。

7. 注意事项　注意局部血液循环，避免固定过多的关节。

第四章
下　肢

第一节　髋

一、全髋关节置换术

全髋置换术是目前广泛应用的手术之一，然后规范化和更精巧的术式仍然是我们的追求。通过学习上海中山医院的后路直切口全髋置换术，进一步提高我们的关节置换水平。

1. 适应证　所有活动量大的患者髋关节疾患的终末治疗术式。

2. 优缺点

优点：后路直切口技术可以达到更小的创伤，更少地牵拉软组织，学习曲线平滑。

缺点：切口一般长 10 ～ 12cm，仍然需要损伤部分肌肉组织。

3. 术前计划　必须予以术前模板测量，确定假体位置和尺寸。

4. 麻醉与准备

麻醉：控制性降压，保持血压 90/60mmHg。

体位：牢固、稳定，不因手术而漂移；患者取健侧卧位，偏向手术台腹侧，可以屈曲、内收、内旋、下蹲不受限，健侧垫软垫微抬高，以防止腓总神经受压；健侧足跟、膝部可以摸到；腋枕保护臂丛、骨盆不倾斜。

5. 手术技巧

（1）入路：见"用于全髋置换术的后路直切口技术"。

（2）初步整形：切除盂唇；内旋内收大腿，脱出股骨头。（图4-1）

（3）清理：清理颈部的软组织。（图4-2）

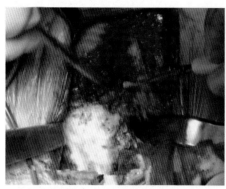 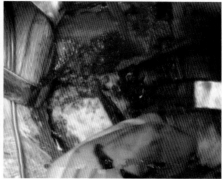

图4-1　脱出股骨头　　　　　　　　　图4-2　清理颈部的软组织

（4）截骨：按照术前计划在小粗隆上方摆锯截骨。（图4-3）

（5）取股骨头：骨刀凿剩余未断骨质，同时骨刀凿入股骨颈及股骨头并取出。（图4-4）

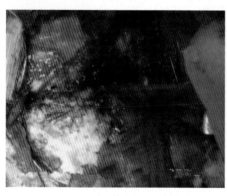 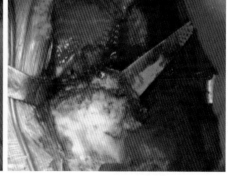

图4-3　小粗隆上方截骨　　　　　　　图4-4　骨刀取出股骨头

（6）松解：如果是髋臼发育不良的患者，须松解前方关节囊。（图4-5，图4-6）

（7）斯氏针拉钩：在髋臼上方和后侧各打入斯氏针一枚作为拉钩。（图4-7，图4-8）

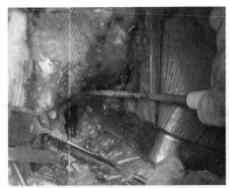

图 4-5 松解前方关节囊

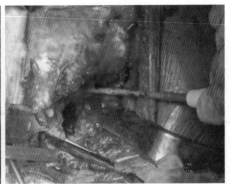

图 4-6 进一步松解前方关节囊

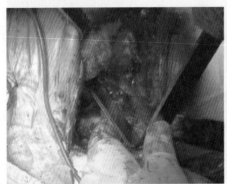

图 4-7 利用特殊的拉钩暴露

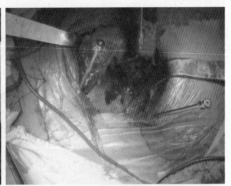

图 4-8 利用斯氏针减少牵拉

（8）**再次清理**：清理髋臼内容物，显露髋臼横韧带，暴露髋臼底部及四周。

（9）**处理髋臼**（图 4-9）

1）垂直磨底。

2）外展角确定：目标为 42°，允许 5°的误差，大于 50°则不可接受。（图 4-10）

3）确定前倾角。（图 4-11）

4）髋臼锉向后壁锉髋臼，可通过试模判断骨赘切除范围，并注意在术中判断前倾角，以及髓腔与前倾角的关系。（图 4-12 ～图 4-14）取髋臼假体打入，高壁置于后侧，分别打入两枚螺钉固定，先放入内衬试模。取出斯氏针。

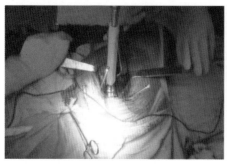

图 4-9　加深髋臼

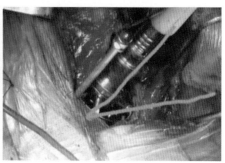

图 4-10　确定外展角

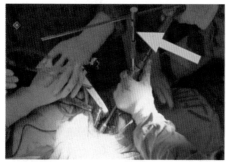

图 4-11　处理前倾角

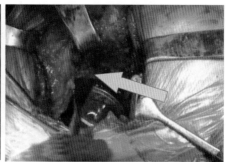

图 4-12　通过试模判断骨赘切除范围

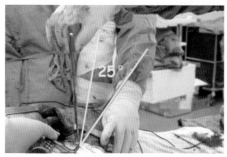

图 4-13　术中判断前倾角

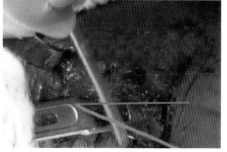

图 4-14　术中髓腔与前倾角

（10）股骨侧处理

1）常规在大转子侧凿松质骨，直行锉、锥形锉顺序使用。

2）髓腔锉扩髓，长度控制。（图 4-15，图 4-16）

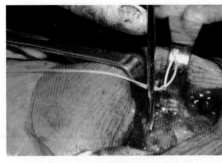

图 4-15　用锚定线控制长度

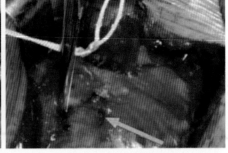

图 4-16　进行长度控制

3）装入合适大小的股骨柄假体，安置标准头试模，复位。

4）活动度控制，各个位置上用力推挤无脱位。（图 4-17 ～图 4-24）

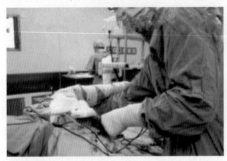

图 4-17　屈髋 90°＋内收 30° 用力推挤

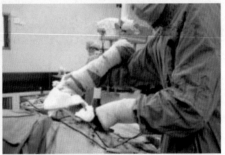

图 4-18　屈髋 90°＋内旋 30° 用力推挤

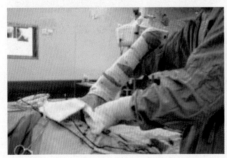

图 4-19　屈髋 70°＋内旋 70° 用力推挤

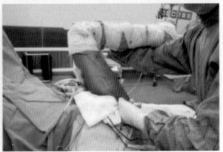

图 4-20　外展位下蹲

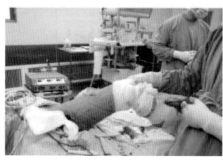

图 4-21　外展外旋　　　　　　　　　　**图 4-22　伸直位外旋**

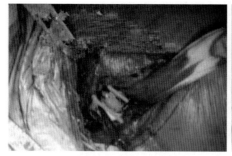
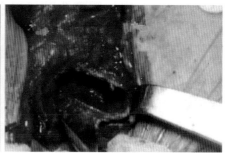

图 4-23　判断联合前倾角　　　　　**图 4-24　粗隆前方骨赘切除**

5）1L 生理盐水冲洗后装上股骨头，各个体位再次试模。（图 4-25）

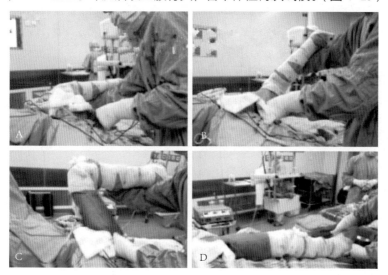

图 4-25　再次复位测试

A. 屈髋90°应力测试；B. 屈髋30°、内收30°应力测试；C. 屈髋120°、外展30°应力测试；D. 伸髋0°、外旋30°

冲洗后以 MB-66 不可吸收缝线针过大粗隆骨质，连续锁边缝合外旋肌群于大粗隆骨质。并逐层缝合，无菌敷料包扎，顺利完成手术。

6. 术后处理 患肢制动于外展中立位置，术后第一天开始肌肉力量功能锻炼。术后 4 天可部分负重，争取在拆线前完全负重。

术后常规予以镇痛药物。

7. 注意事项 消毒和无菌处理是手术成功的基础，避免软组织损伤有利于预防感染。

二、用于全髋置换术的后路直切口技术

固定体位时要求牢固、稳定，不因手术而漂移；患者取健侧卧位，偏向手术台腹侧，可以屈曲、内收、内旋、下蹲不受限，健侧垫软垫微抬高，以防止腓总神经受压；健侧足跟、膝部可以摸到；腋枕保护臂丛、骨盆不倾斜。（图 4-26）

1. 准备 戴手套消毒患肢全长。铺设无菌巾、单。两把爱丽丝钳夹中单悬挂"拉旗"隔离头侧；铺单，安置电刀、吸引器完毕后，戴第二副手套。

2. 技术要点

（1）**切口**：确认大转子最高点、后缘、粗隆斜坡。在大转子最高点、后缘垂线交叉点向后 4cm、向上 4cm 确定切口上端点，以粗隆斜坡远端为切口下端点，连线作为切口，约 10cm。（图 4-27）

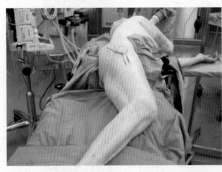

图 4-26 体位示意图

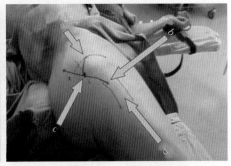

图 4-27 切口标记的特点

直切口，12～15cm长，可以方便地向远近端延长

a. 大粗隆顶点；b. 斜坡；c. 大粗隆后点；d. 股骨

（2）浅层显露：切开皮肤、浅筋膜。（图4-28）

（3）深层暴露：切开臀筋膜；脂肪层内无大血管，深筋膜浅面钝性分离。（图4-29）

（4）变异：如果切口偏下方，可用刀偏上方锐性切阔筋膜张肌。（图4-30）

（5）分离肌肉：钝性分离臀肌。（图4-31）

（6）后方显露。（图4-32）

（7）锚定标记：在臀上锚定一针，电刀标记大转子外侧最高点，直血管钳夹线垂直插入作为测量工具，以便控制假体长度与偏距。（图4-33）

（8）准备显露髋臼侧：拉钩上移。（图4-34）拉开臀中肌。（图4-35）暴露臀小肌和梨状肌间隙。（图4-36）臀小肌牵开。（图4-37）

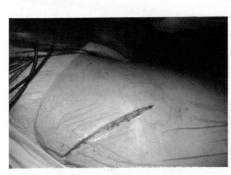

图4-28　切开皮肤、浅筋膜

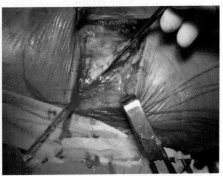

图4-29　切开臀筋膜

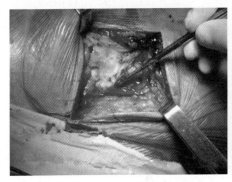

图4-30　偏上方锐性切阔筋膜张肌

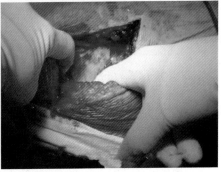

图4-31　钝性分离臀肌

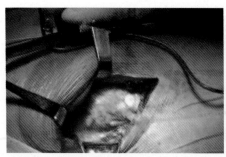

图 4-32　后方显露

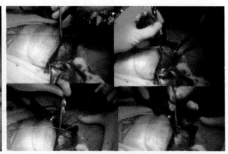

图 4-33　长度与偏距

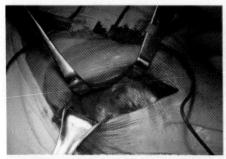

图 4-34　拉钩上移

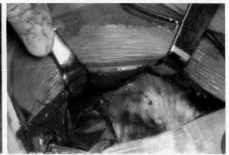

图 4-35　拉开臀中肌

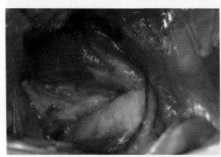

图 4-36　暴露臀小肌和梨状肌间隙

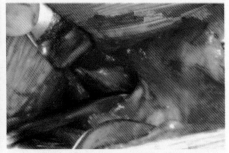

图 4-37　臀小肌牵开（一）

（9）置入第一把直角拉钩：在梨状肌上间隙，插入一把中尖头直角拉钩，拳头锤击使之插入髋臼上缘。（图 4-38）

　　（10）置入第二把直角拉钩：同法在下孖肌和股方肌间隙插入另一把中尖头直角拉钩，拳头锤击使之插入髋臼下缘。（图4-39～图4-41）

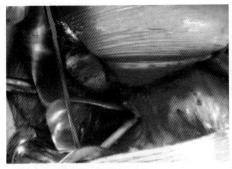

图4-38　牵开臀小肌（二）

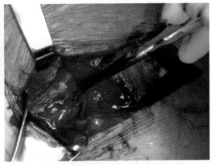

图4-39　以骨膜剥离器钝性分离，寻找下孖肌和股方肌间隙

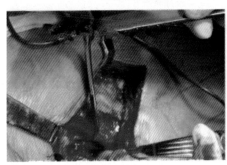

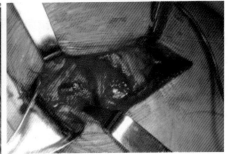

图4-40　使用中尖头直角拉钩，对准下孖肌和股方肌间隙

图4-41　插入中尖头直角拉钩，牵开股方肌

　　（11）置入第三把直角拉钩：股骨前方插入第三把尖头直角拉钩。

　　（12）关节显露：可吸收线缝合外旋肌、梨状肌并做牵引。分离打断外旋肌、梨状肌。（图4-42，图4-43）

　　可见关节囊，切开关节囊，继续予以直线切开。（图4-44）

　　关节囊后下方辐射状切开，切断耻股韧带。（图4-45）

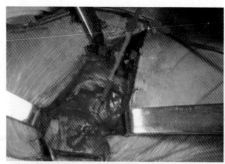

图 4-42　后关节囊 180°切开

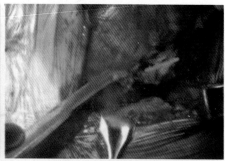

图 4-43　切开股方肌

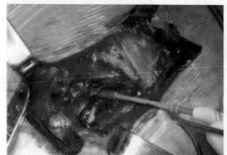

图 4-44　继续切开关节囊

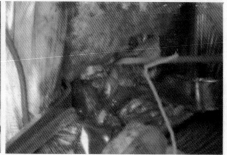

图 4-45　切断耻股韧带

继续辐射状切开梨状肌或臀小肌间隙深层。（图 4-46～图 4-51）

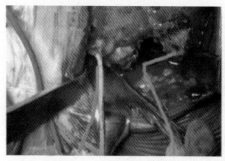

图 4-46　关节囊后上方幅切

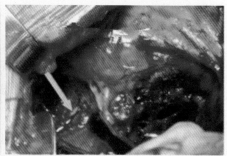

图 4-47　后关节囊完成 180°切开

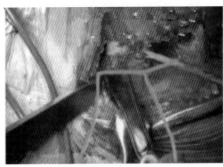

图 4-48　后旋肌群切断

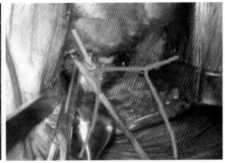

图 4-49　左上角稍微多切一点

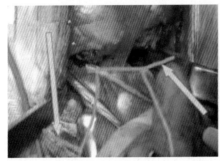

图 4-50　左下角多切一点

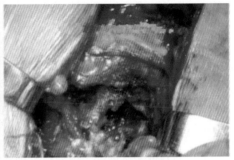

图 4-51　后方梯形瓣掀开

三、全髋关节置换术前测量技术

精确的术前计划对于人工髋关节置换术的顺利进行至关重要。通过术前计划选择合适的关节假体及确定置入位置不但缩短了手术时间，更重要的是少术后并发症的出现。即使有数千例的手术经验，术前测量依然不可或缺。全髋关节置换术的参考因素还包括其他众多方面的因素，如软组织张力、神经受牵拉程度等。目前国内大多医疗机构制订术前计划，是采用传统的胶片模板对术前 X 线片进行测量以确定假体的型号大小，这些传统的胶片模板通常有15% ～ 120% 的放大率，即使在同一个片子内，前后的解剖结构的放大倍率也是不一样的。

1. 准备

（1）术前肢体长度测量：临床测量双下肢处于平行或对称位置时患侧髂前上棘至内踝之间的距离，然后与正常侧该距离进行比较。如果存在患侧髋关节挛缩屈曲畸形，测量时应将健侧下肢也屈曲至相同角度后测量，尽可能减小测量误差。

（2）术前1周X线摄片：摄片时患者仰卧并保持双下肢中立，触及手术侧大转子，将一已知直径的硬币贴于相对应的外侧皮肤，使之与股骨在一水平高度，作放大率评估及校正参考。术后2周及6个月再做X线检查随访。X线投影中心对准耻骨联合，球管距患者高度保持900～1200mm，摄片范围包括双髋及股骨近段400mm。

2. 技术要点

（1）数字化术前模板测量方法：应用MediCAD软件或其他数字测量软件对X线片进行数字化模板测量。测量方法如下：

1）运用软件中比例尺对X线片中的已知直径的硬币直径进行长度校正，去除X线片的放大因素。

2）以双侧骨盆泪滴下缘连线及骨盆中垂线（泪滴下缘连线的垂直等分线）为参照基准线以衡量下肢长度差、髋关节旋转中心位置及臼杯外展角。分别经两侧股骨小转子最上缘做平行于骨盆泪滴基准线的平行线，基准线到两平行线的距离差定义为下肢长度差；旋转中心位置在水平方向上以到骨盆中垂线距离为衡量指标，在垂直方向上以到泪滴连线的距离差作衡量（图4-52）。

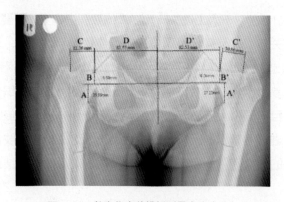

图4-52 数字化术前模板测量方法（一）

以外展 45°或者更小的外展角置入数字化臼杯模板，并参照髋臼外上及内下唇及内缘选择臼杯假体大小，选定后臼杯模板的旋转中心即为患侧髋部所设计的旋转中心（图 4-53）。

3）选择不同粗细的假体柄以吻合运用比例尺量取股骨髓腔及近段骺处的宽度大小（图 4-54）。

将数字化股骨柄模板插入髓

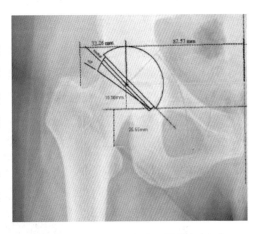

图 4-53　数字化术前模板测量方法（二）

腔，反复调整插入深度及颈假体的长度及颈干角（图 4-53），使股骨头旋转中心到步骤 2 中所确定的臼杯旋转中心间的高度差与下肢长度差相等或接近。（图 4-54）。

（2）传统胶片测量：术前常规拍摄包括股骨上段的标准前后投照位骨盆 X 线片，考虑到髋关节炎患者可能存在股骨外旋畸形，双下肢于股骨内旋 20°靠拢放置，另外在股骨上段外侧放置一个直径为 1cm 的钢珠或一元硬币作为放大比例的参考。

测量方法：①确定髋臼假体的型号及位置。将髋臼假体模板置于骨盆前后位 X 线片髋臼部位上，模板上髋臼假体轮廓线紧贴髋臼软骨下骨，保持髋臼假体 45°的外展角，进而预测髋臼假体的型号大小、植入位置及髋关节新的旋转中心。②确定股骨假体的型号及位置。将股骨假体模板置于骨盆片股骨近端部位上，调整股骨假体的型号大小及植入位置，使模板上股骨假体轮廓与股骨近端髓腔相匹配，确定合适的股骨假体型号大小。③结合术前所测量的肢体长度差异情况，估计股骨假体植入合适位置后对患肢长度变化的影响；确定股骨颈截骨位置，

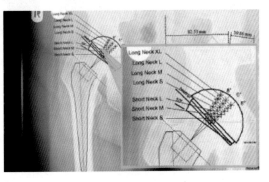

图 4-54　数字化术前模板测量方法（三）

即从小转子上缘向近侧应保留的股骨距长度。如采用骨水泥型假体，预测时还应注意股骨假体要与股骨近端髓腔保留 2mm 的距离，以利于骨水泥充填。

使用同心圆测量尺确定股骨头中心位置，外展肌偏心距定义为股骨大转子顶点到股骨头中心的距离 × 放大率。患侧外展偏心距的值表达呈百分比形式，

为患侧外展偏心距距离 / 健侧外展偏心距距离 ×100%。常规测量健侧外展肌偏心距，当患侧股骨头中心不能确定时以对侧作为参考。测量双侧肢体长度的差异，即在标准骨盆平片上沿双侧泪滴下缘做一平行直线，分别测量两侧股骨小转

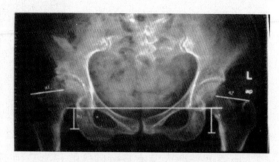

图 4-55　双侧肢体长度的差异和偏心距的测量

子突起顶点与该线间的垂直距离，其两者间距离的差异 × 放大率为术前双下肢长度差异。（图 4-55）

术前 X 线模板设计还包括：确定植入臼假体的位置和新关节旋转中心，确定头、臼假体的类型，以及股骨颈截骨的水平。在髋关节后路手术中，通过术前测量，在术中参考股骨大转子顶点及测量与股骨柄球头的距离可以可靠地恢复双下肢等长和外展偏心距。此方法简单、易用，不需要额外手术器械和暴露。（图 4-56）

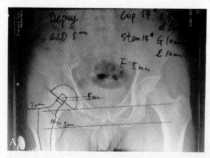 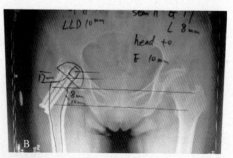

图 4-56　术前胶片测量实例

A. 女性病例一例；B. 男性病例一例

（3）术中测量调整

标记法：在髋臼上缘插入一枚克氏针作标志，然后在股骨近端外侧用电刀

作一横行标志。充分伸直髋关节和膝关节，测量两标记之间的距离。置入股骨假体及股骨头假体试模，试行复位。在原伸直位置上再次测量两标志之间的距离，如果肢体短缩，可通过更换长颈股骨或股骨头假体试模来调整；如果肢体延长，可重新扩髓将股骨假体向远侧进一步置入或重新截骨。

术中暴露股骨大转子顶点，测量大转子顶点到股骨头假体中心的距离，并与术前测量进行比较，确定是否恢复下肢长度和外展肌偏心距。如术中与术前存在测量误差则通过增加、减少颈长或更换股骨柄型号进行纠正调整。如确定恢复下肢长度和外展肌偏心距则试行复位，判断假体复位的稳定性。复位满意后取出试模假体，安装股骨柄假体，并再次测量大转子顶点到股骨头假体中心的距离，确认与术前结果一致。

判断肢体长度、患髋周围软组织张力及关节稳定性的方法：腿与腿长度比较指患者处于侧位时将患肢平行重叠在健侧肢体上面，通过触摸双下肢内踝及膝关节，比较对应部位之间水平距离，以判断肢体长度差异。Shuck 试验指安装试模复位关节后，沿下肢力线用力牵引患肢，观察关节间隙大小改变，是测试关节周围软组织张力和肢体长度的方法，一般认为关节间隙大小变化以 0.5cm 为宜。稳定试验是指安装试模复位关节后，对人工关节进行屈伸、内旋、内收或伸直外旋时观察髋关节是否容易脱位，以判断关节的稳定性。

四、经 Stoppa 入路的髋臼骨折切开复位内固定术

髋臼骨折要求解剖复位，但是位置深在，手术难度较高。对于复杂的、移位明显的髋臼骨折可视情况选择不同入路进行复位和固定。对于具有适应证的髋臼骨折患者，Stoppa 入路不但可以获得满意的显露，而且便于骨折复位和内固定，特别是对伴股骨头中心性脱位及髋臼内壁内移明显者具有一定的优势。

1. 适应证　髋臼的前柱或者前臂骨折、横行骨折、双柱骨折、前柱＋后半横行骨折及 "T" 形骨折，移位程度超过 2mm 都具有手术适应证。

2. 优缺点

优点：对腹股沟区域的血管神经影响较小，操作相对简单。

缺点：对于双柱骨折（尤其是包括高位前柱骨折）、复杂的横行骨折及"T"形骨折患者，仅仅采用 Stoppa 入路仍然无法获得满意的骨折复位和内固定，必须同时附加额外的外侧切口来辅助骨折的复位。采用改良髂股入路作为"外侧窗"的显露，较髂嵴切口有一定的优越性。联合入路增加了伤口感染、异味骨化发生率及术中失血量，因此，应在术前以影像学资料为基础进行详尽的计划。

3. 术前计划 拍摄骨盆前后位、入口位、出口位的 X 线片和 CT 检查。术前应根据骨折移位方向及程度确定主要入路和辅助入路，正确地选择主要入路可提高术中复位的效率，提高手术成功率。

损伤 1 周内的骨折尽量采用单一入路，超过 2 周的骨折可考虑采用联合入路。骨折波及前、后双柱且移位，时间超过 2 周考虑前后联合入路。对于单纯髋臼前方骨折 [前柱和（或）前壁]，可选择髂腹股沟入路、改良 stoppa 切口入路或经腹直肌外侧入路，后两种入路更具有优势；对合并骶髂关节周围骨折脱位患者更适合选择经腹直肌外侧切口入路。

4. 麻醉与准备

麻醉：全身麻醉。

体位：平卧。

准备：骨盆和患侧下肢常规消毒铺巾，患侧肢体可以自由屈髋屈膝。留置导尿管。

5. 手术要点

（1）切口：横行，位于耻骨上约 2cm，长度为 8 ～ 10cm。（图 4-57）

（2）沿腹白线切开腹直肌，将其向两侧牵开，保留止点，将患侧腹直肌切断。（图 4-58）

（3）术中注意保护膀胱，于腹膜外间隙进行钝性分离。由于此间隙常集聚较多积血，所以可用纱布包裹手指进行钝性分离显露。

（4）在腹直肌、髂腰肌、髂血管及股神经等组织深面放置拉钩，将上述组织牵向前方及外侧，显露耻骨联合及耻骨上支。此时，应充分屈髋屈膝，以减轻上述组织的张力，降低对神经、血管损伤的可能。

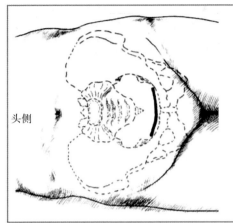

图 4-57　切口示意图

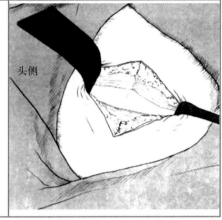

图 4-58　进一步暴露

（5）显露冠状吻合血管，将其结扎切断，进一步向后做骨膜下剥离，显露真骨盆入口（髂耻线）、髋臼内壁（四边体）、髋臼后柱及大切迹至骶髂关节处。（图 4-59～图 4-61）

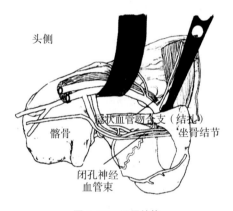

图 4-59　深层结构

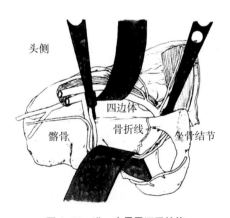

图 4-60　进一步暴露深层结构

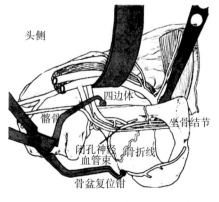

图 4-61　复位

采用改良髂股入路作为外侧附加切口。在髂前上棘做2.5cm×2cm×1cm截骨，将截骨块连同腹股沟韧带及缝匠肌牵向内侧。（图4-62）

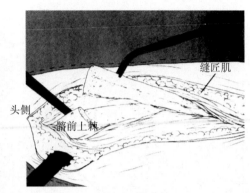

图4-62　截骨示意图

6. 术后处理　常规应用抗菌药物72小时，24小时引流少于50ml后拔管。术后6周、3个月、半年及一年随访，观察骨折愈合情况以及髋关节功能。

7. 注意事项　显露坐骨体和四边体深部时，避免闭孔神经牵拉损伤。

附：经腹直肌外侧切口入路

根据腹壁软组织解剖结构特点，设计了一种经腹直肌外侧切口、腹膜后剥离显露骨盆环骨折的手术入路——经腹直肌外侧切口入路。

该手术入路方式主要适用于下述骨折类型：①髋臼前壁骨折；②髋臼前柱骨折，尤其是累及四方体的粉碎性骨折；③前骨盆环不稳定骨折（耻骨上支、耻骨联合）；④骶髂关节周围骨折脱位；⑤髋臼前部陈旧性骨折、四方体重建等。最佳适应证为髋臼前部累及四方体的粉碎性骨折合并同侧C型骨盆骨折。

皮肤切口：①腹壁外侧直切口，于髂前上棘与脐连线的中点为切口上顶点，腹股沟韧带中点股动脉搏动处为切口下方止点，两点间连线为手术皮肤切口，长度约10cm，体表投影为腹直肌外侧缘，手术中可根据骨折部位向上延长切口。（图4-63）②会阴上方横切口，于耻骨联合上方阴毛分布上缘作横行切开皮肤8～10cm，可根据骨折部位调整切

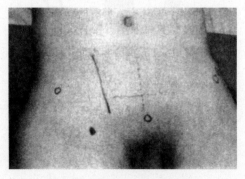

图4-63　腹壁外侧直切口示意图

口向左、右侧偏离。切开皮肤、皮下组织达深筋膜下，可清楚显示腹直肌前鞘、腹外斜肌、腹壁下动脉、弓状线、腹肌沟浅环及其内的精索（或子宫圆韧带）等，注意不损伤腹壁下血管和精索（或子宫圆韧带）。经弓状线上方沿腹直肌鞘外侧切开腹外斜肌、腹内斜肌、腹横肌，经腹膜间隙将腹膜及盆腔内组织牵向内侧，显露骨盆内侧腹膜后血管、神经及真骨盆环结构。将髂腰肌及髂外血管、股神经等牵向外侧，闭孔神经血管牵向内侧，可清楚显露骶髂关节至耻骨联合整个半骨盆环的内侧面。

五、防旋股骨近端髓内钉内固定术

一般来说，髓内和髓外固定器械都可用于固定股骨的近端骨折。目前无证据说明哪种固定的效果更佳。髓内固定允许术后立即完全负重。然而，它操作更困难，可能出现更多的内部手术问题。立即负重对老年患者是十分必要的，这为优先考虑髓内固定提供了依据。

1. 适应证　股骨转子间骨折 A2 型。

2. 优缺点

优点：髓内固定，较钉板固定稳固。创伤较小。

缺点：不适合年轻人、非骨质疏松患者。

3. 术前计划　根据植入物的使用方法，确定最适合的颈干角。

行健侧下肢的正位 X 线检查。应用术前计划模板，测量健侧的颈干角（颈干角，即股骨颈和股骨干轴线的夹角）。在多数病例中以 130°颈干角置入内固定是合适的。（图 4-64）

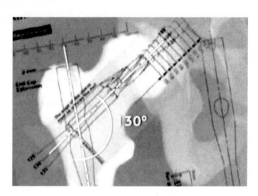

图 4-64　130°颈干角

应用放射线专用测量尺在骨折侧正位 X 线上进行测量。同时估计合适的髓内钉直径、扩髓的程度和长度。（图 4-65）

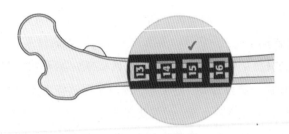

图 4-65　髓内钉的测量

4. 麻醉与准备

麻醉：全麻，或者脊髓麻醉。

体位：于骨科牵引床上取仰卧位，通过足固定器适当牵引。伤侧上肢悬挂于吊带中，健侧下肢用支架托起，使伤侧髋关节处于内收位，患髋屈曲10°～15°。躯干向健侧倾斜10°～15°角。（图 4-66，图 4-67）

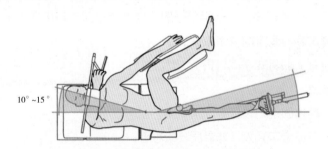

图 4-66　防旋股骨近端髓内钉内固定术体位

准备：躯干向内侧内收，使髋部向外突出。

5. 手术要点

（1）复位：在长轴方向上内收位水平极度牵引，这将牵开骨折恢复长度，然后下肢内旋复位。影像增强器检查每个步骤。尝试复位时的过度牵引，可导致骨盆在牵引床上旋转移动。当骨盆旋转时，如图 4-67 所示，导致髋关节位于相对外翻位置，这将干扰股骨近端髓内针的置入位

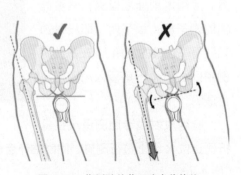

图 4-67　伤侧髋关节正确内收体位

置。健侧牵引可以控制骨盆旋转。

伤侧髋关节轻度屈曲内收位允许进针。健侧髋伸直外展方便拍摄侧位 X 线片（两条腿的位置像打开的剪刀）。C 臂机放在健侧髋的旁边。（图 4-68）轻微的斜侧位可以避免器具及对侧下肢所造成的重叠影像。

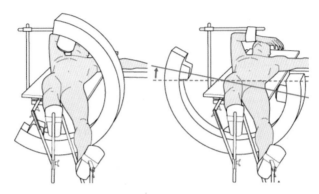

图 4-68　C 臂机放置的位置

复位技巧：斯氏针控制法、钳夹法、顶棒法、有限切开复位等。（图 4-69）

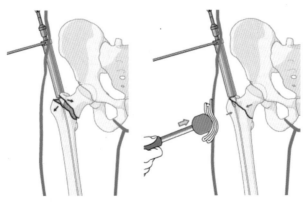

图 4-69　间接复位技术

在股骨头侧方施加应力，避免骨折端的侧方移位

（2）暴露：沿股骨干方向自大转子顶端向上 6cm 纵行切口，钝性分离臀中肌达股骨大转子顶点。

（3）进针点：大转子顶点中央或稍外侧，侧位在大转子前 1/3。（图 4-70）

短髓内针依据股骨的形状有轻度的前屈，在正位片上相对于大转子的形状股骨干有轻度的侧偏，入针点通常位于大转子的侧面。切口位于股骨轴线上，自大转子尖上方约 5cm 至大转子尖。

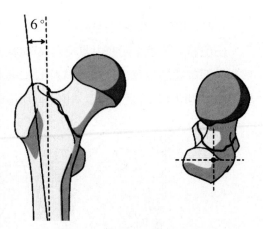

图 4-70　进针

（4）开口：开口器钻开梨状窝，插入导针，在 C 臂机透视下，将导针置入保护套中，将其穿过软组织顶住大转子。撤去保护套，沿导针置入适当的钻头。对于老年人应手动扩髓，防止损伤脆弱的大转子皮质。在年轻患者可使用电钻。股骨髓腔的扩髓应遵循高转速、慢推进的原则。

如果骨折线通过入针点，可在转子侧方均匀地施力，防止钻头或扩髓器使转子骨折片发生侧方移位。这就允许为髓内针的进入扩髓，但不会造成骨折的分离。

（5）插入主钉：沿导针插入 PFNA 主钉，拔除导针。（图 4-71）

（6）置入螺旋刀片：瞄准器导向下将导针打入股骨颈，使导针平行于股骨颈中轴偏后下方。

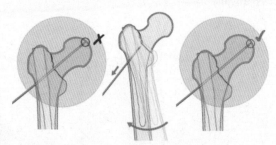

图 4-71　将导针打入股骨颈

获得大于 130° 的颈干角：这是防止内翻畸形、改善固定效果、维持功能的要点，故至少从 130° 颈干角的髓内针开始选择。

防止内翻的技巧：①使髓内针进入更深；②增加牵引；③移去股骨头的克氏针并外展下肢（这须要调整进针隧道）。

测量近端钉道的长度。（图 4-72）

因为导针的尖端已进入软骨下骨，选用比测量值短 10 ～ 15mm 的螺钉或刀片，这能确保其尖端距关节有 10mm 的距离。

股骨外侧皮质扩孔，打入螺旋刀片。

如果使用 PFNA，沿导针置入 Φ11mm 钻头并在外侧皮质开口。对于年轻患者，在股骨颈用 Φ11mm 扩髓器扩髓。对于老年人，仅打开外侧皮质即可，因为股骨颈的骨质太少，最好用手沿导针置入螺旋刀片而不用扩髓，这样可避免不必要的剩余骨量的破坏。

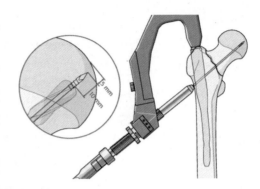

图 4-72　测量长度

（7）锁钉：在瞄准器导向下置入远端锁钉。

（8）尾帽：拧入主钉近端尾帽：可根据使用说明应用尾帽。然而对于几乎不可取出内固定的患者来说，这一步骤不再必要。髓内针的最后位置应在两个平面进行检查。

（9）变异情况处理：对于 A2 型骨折，如果骨折线未向远端延伸或存在另一处远端的骨折，可成功地用短髓内针进行固定。术前通过健侧股骨的 X 线检测股骨的前弓程度。如果髓内针的末端位于股骨前弓的顶点处，使用长髓内针或改用钢板。（图 4-73）

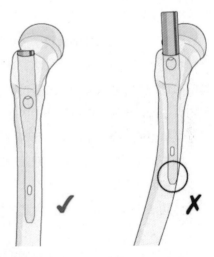

图 4-73　插入髓内钉时应注意股骨前弓

6. 术后处理　予以预防深静脉血栓形成，等待骨质初步连接后可以下床活动。

7. 注意事项

（1）用于复位股骨近端骨折的工具包括 Schanz 螺钉和 T 形手柄，球头推杆，大的点式复位钳。都可以经皮使用。（图 4-74）

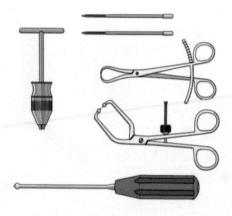

图 4-74 复位工具

（2）如果在牵引下近端骨块仍呈现典型的屈曲、外旋、外展移位，可以使用下列复位技术。

钳夹法：从大腿外侧大转子顶点处向下延长 3 ～ 5cm，切开阔筋膜，用手指顺着股外侧肌肌纤维钝性分离，插入复位钳，切勿直接暴露骨折端。斜形和螺旋形骨折通过插入大的点式复位钳可以达到解剖复位。对于横行骨折，用复位钳夹住近端骨块，使其后伸、内收、内旋，以克服移位趋势。助手把持住复位钳维持复位，以便手术者进行髓内钉操作。

撬拨法（图 4-75）：将一把髋臼拉钩插入股骨颈部前方下压，另一把插入股骨远端后方上抬。

骨钩法（图 4-76）：纠正大腿内外翻和股骨远端内移。

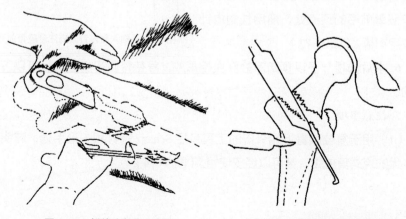

图 4-75 撬拨法复位示意图　　　　图 4-76 骨钩法复位示意图

操纵杆法：1～2枚斯氏针另经皮打入股骨骨折近端。

顶棒技术：也可以利用骨盆骨折的顶棒技术帮助骨折的复位。

（3）如果复位钳移走后骨块有较大的再移位趋势时，可经原切口在原复位钳部位进行钢丝捆扎；固定大转子的方法是采用钢丝"∞"字固定，小转子的固定方法是将钢丝股骨干环扎固定。

（4）如果大转子粉碎、横行、反转子间骨折，须外旋骨折远端。

六、经髂腹股沟和 Kocher-Langenbeck 联合入路髋臼骨折内固定术

髋臼骨折多为间接暴力及挤压暴力引起。常见于人体自高处坠落时一侧股骨大粗隆撞击地面，此时股骨头撞击髋臼可造成髋臼无移位骨折或髋臼内壁骨折块向盆腔内移位。而当屈髋屈膝时沿股骨纵轴的暴力亦可造成髋臼的后缘骨折。如果下肢处于内收位时则除了导致髋臼骨折之外还容易发生髋关节的后脱位，而当下肢外展时则可造成髋臼顶部的粉碎性骨折。

髂腹股沟入路是 Letournel 和 Judet 于 1993 年首次报道用于治疗大部分髋臼前柱骨折。髂腹股沟入路有三个手术窗，术者站于患侧，可经上述窗口复位髋臼前侧骨折。外侧窗位于髂腰肌外侧，可暴露髂窝内侧面和骶髂关节前面。中间窗位于肌间隙内侧（股外侧皮神经、髂腰肌和股神经），在血管间隙外侧（股动静脉和淋巴管），可通过分离髂耻筋膜暴露骨盆缘和四方区。内侧窗位于股动静脉内侧，可暴露耻骨上支和 Retzius 的耻骨后间隙。

1. 适应证　应根据骨折类型选择理想的手术入路。前方骨折（前柱、前壁骨折）及以前方移位为主的横行骨折，应选用髂腹股沟入路；后方骨折（后柱、后壁或后柱合并后壁骨折）及以后方移位为主的横行骨折，应选用 K-L 入路；双柱、"T"形和前柱合并后半横行骨折，应选用髂腹股沟、延长髂股或双入路。其次应根据骨折粉碎程度选择入路：如双柱、T 形及前柱合并后半横行骨折等类型中的后柱粉碎严重，导致后柱复位固定难度增大，则不应选用髂腹股沟入路，而应选用双入路或延长髂股入路。最后应根据伤后手术时间选择理想的手术入路：如某些累及负重区的横行或"T"形骨折，若伤后距手术

时间在 2 周以内，应选用髂腹股沟或 K-L 路，2 周以上者则复位难度显著增加，必须选用双入路或延长髂股入路。如某些双柱骨折，若伤后距手术时间 1 周以内，应选用髂腹股沟入路，1 周以上则复位难度增大，应选用双入路或延长髂股入路。

2. 优缺点

优点：该入路可暴露整个髂窝内侧面和骶髂关节至耻骨联合间骨盆前缘，包括间接暴露四方区。经外侧窗可有效治疗髋臼前柱高位骨折、前柱高位后半横行骨折和大部分的双柱骨折，术中把骨折部位固定在髂窝或髂嵴。

缺点：术中必须用血管夹或缝线结扎髂骨和闭孔结构间动脉吻合支。该结构多由静脉构成，位于耻骨上支的后侧表面，距离耻骨联合约 6cm。髂腹股沟入路中，吻合支多见于内侧窗。

3. 术前计划　首先须通过高级创伤生命支持程序来完成复苏，当患者生命体征稳定后，再对髋臼骨折和骨盆环骨折进行个体化评估，从而选择最佳的手术治疗方案。与此同时，骨折的手术治疗方案需要与患者整体的治疗方案相结合以达到最佳的治疗目的。

对髋臼分型的理解可以方便医生了解骨折是的发生机制。Judet 分型是髋臼骨折的最常用骨折分型，它将髋臼骨折分为五种单一骨折基础类型及 5 种联合骨折类型（前者包括后壁、后柱、前壁、前柱和横行骨折，后者包括后柱和后壁联合骨折、横行和后壁联合骨折、"T"形骨折、前柱和后柱半横行联合骨折及双柱骨折）。Judet 等根据髋臼和股骨头上覆盖的软骨并不完全匹配的理论来描述髋臼骨折的病理生物力学。股骨头受到的应力传至髋臼的相应应力点，股骨头的应力随着受力传导方式（如大转子的侧方推挤，沿股骨轴线的轴向载荷）和股骨头位置（如屈曲、外展、旋转）的不同而发生变化。因此，髋臼不同部位受到的暴力传导将会产生不同的髋臼骨折类型。

阅读术前骨盆正位片、Judet 位片，入口、出口位骨盆片及 CT 对于了解髋臼骨折的性质和特点非常重要。

4. 麻醉与准备

麻醉：硬腰联合。

体位：漂浮体位。

准备：术前留置导尿管。

5. 手术要点

（1）取健侧卧位，患侧在上，消毒铺巾。

（2）改半仰卧位行前方髂腹股沟入路：①切口起自髂嵴前 2/3 处，沿髂嵴内侧、髂前上棘、腹股沟韧带止于耻骨联合上方 2cm 处。②沿切口切开腹肌、髂肌在髂嵴上的起点、腹股沟韧带，分别暴露、牵开髂腰肌及股神经束、髂外血管及淋巴管束、精索或圆韧带。③进一步显露髂窝、骶髂关节前方和真骨盆上缘，必要时还可以显露同侧的骶髂关节；中段显露髂耻线下方的髋臼内壁及远段显露耻骨支和耻骨联合。④充分显露前壁和（或）前柱骨折后，如有骶髂关节脱位，则先复位骶髂关节，再复位髂耻线上前柱近端、中段骨折。⑤最后再复位前柱远段的耻骨支骨折。⑥一般使用骨盆复位钳试行复位骨折，如有必要可在骨折两端拧入螺钉并使用 Farabeuf 钳提拉、旋转骨折端进行复位；如复位困难，助手可在股骨转子部穿入斯氏针或拧入 Schanz 针向外下方牵引，同时借助特殊骨盆复位器械进行复位。⑦复位后以克氏针临时固定，纱布填塞切口。使用术中透视了解后柱、后壁骨折复位情况，如后壁后柱复位良好，在此切口内直接沿髂耻嵴行前柱重建钢板内固定；如果后壁后柱复位不良，则改半俯卧位行 K-L 入路。（图 4-77）

（3）改半俯卧位行 K-L 入路：①切口起自髂后上棘外下 6cm 处，经股骨大转子顶点，再垂直向下 15～20cm，沿臀大肌纤维劈开，切断并牵开外旋肌群。②进一步显露后柱或后壁骨折。③根据术前 CT 扫描情况探查关节腔，清除关节内的碎骨片。④然后从坐骨大切迹沿髋臼内侧壁行骨膜下剥离，使前后路贯通。⑤协同前后路复位骨折，直至解剖复位。（图 4-78）

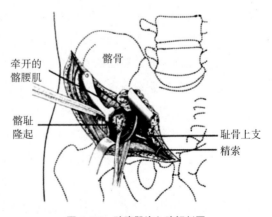

图 4-77　髂腹股沟入路解剖图

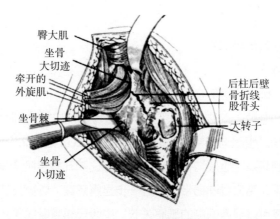

图 4-78　K-L 入路解剖图

（4）固定：术中透视满意后，前柱沿髂耻柱重建钢板固定，后柱沿坐骨大切迹行重建钢板固定；如合并后壁骨折，则须要沿后壁置重建钢板固定后壁骨块。

6. 术后处理　双切口引流，24 小时后引流量少于 50ml 时拔除引流。

7. 注意事项

（1）常规拍摄患髋正位、Judet 位、髂骨和闭孔斜位 X 线片及 CT 检查和三维重建。

（2）复位固定顺序：选择骨折移位大、粉碎较严重的一侧先手术。先采用经髂腹股沟入路，因为前柱复位后，依靠关节囊的张力性牵拉作用后，后柱常能不同程度地复位。双柱骨折应先将髋臼周围骨折复位，再复位髋臼本身。如合并骶髂关节脱位，应先予以复位固定。对于骨柱合并骨壁骨折者，应先复位骨柱再复位骨壁。如双柱骨折合并股骨头中心性脱位和骶髂关节脱位者，应首先复位固定骶髂关节，然后牵引纠正股骨头脱位，最后依次复位固定前柱和后柱。对后柱合并后壁骨折者，应先复位固定后柱，再复位固定后壁，若程序颠倒，则不可能获得满意复位。对横行或横行合并后壁骨折，当一侧（前方或后方）骨折粉碎严重，则复位内固定应首先从无粉碎或粉碎不严重侧进行，满意后再复位固定另一侧，否则因粉碎侧难以获得稳定的支撑，易影响整个骨折复位的疗效。

复位固定技巧：①首先检查和处理髋关节腔内可能存在的游离骨块。后入路时可向后外侧牵开后壁或后柱骨块。前入路时，将前壁或内壁碎骨片向盆腔方向牵开，可发现并处理关节内的游离骨片。如果处理仍然困难可以将股骨头脱位显露。对于较大的骨块，用可吸收线原位固定；小骨片予以摘除。②对于压缩、塌陷性骨折，应先将大的骨块移开以显露压缩的骨块，然后将压缩的骨块进行复位。③如果骨折块粉碎、复位困难，也可以股骨头为模板协助复位。骨质缺损明显者须要考虑植骨。④因前后路的骨折在复位及固定时相互影响，故在第一入路骨折复位后不要直接使用钢板固定，可先用克氏针临时固定维持复位，待第二入路暴露后，将前后路贯通，通过前后路入路同时协同复位；待骨折最后解剖复位后，再以重建钢板确切固定。

后入路手术时，患者应该屈膝、伸髋以放松坐骨神经。术中向后上方暴露时注意勿伤及坐骨大切迹处的臀上神经和血管。前入路手术，患者应屈膝、屈髋关节，以放松股神经、股血管。显露股血管时动作应轻柔，用手指在骨膜下钝性分离，尽量不打开血管鞘，不游离血管束，不分离太多软组织，不过度牵拉神经，并预防血栓形成。术中及手术完毕后应检查股动脉搏动。为减少异位骨化的发生，术中操作应轻柔，减少髂骨外板剥离，同时用骨蜡封闭骨缝，以减少松质骨出血。手术结束时彻底冲洗创口并通常引流；术后口服吲哚美辛片等，以减少异位骨化的发生。

满意的骨折复位必须遵循以下原则：①器械与牵引相结合：如单纯采用器械或牵引复位，很难获得满意的复位，且前者易加重骨折段的劈裂，后者易引起坐骨神经牵伸性损伤。②重视关节外骨折的复位：如前柱髂骨处的三角形骨块，以及髂嵴处的骨折均须解剖复位，否则将影响关节面的复位。③重视纠正骨折的旋转移位：如前柱或后柱的旋转移位均须纠正，否则将难以获得关节面的解剖复位。

七、人工股骨头置换术

不用骨水泥与用骨水泥的假体区别在于假体柄的表面设计和材料的不同。目前在表面设计上有巨孔型和微孔型两种。欧洲多用巨孔型；国内多用微孔型，其孔隙的直径在 40～400μm 之间，骨组织可以长入微孔内起牢固的固定作用。

1. 适应证与禁忌证

适应证：① 60 岁以上的老年患者，股骨颈头下型骨折，移位明显，愈合有困难。②股骨颈头下型粉碎性骨折。③股骨颈陈旧性骨折不愈合或股骨颈已被吸收。④不能配合治疗的股骨颈骨折患者，如偏瘫、帕金森病或精神病患者。⑤成人患者特发性或创伤性股骨头缺血性坏死范围大，而髋臼损伤不重，用其他手术又不能修复。⑥不应行刮除植骨术的股骨颈良性肿瘤。⑦股骨颈原发性或转移的恶性肿瘤或病理性骨折，为减轻患者痛苦，可以手术置换。

禁忌证：①年老体弱，有严重心、肺疾患，不能耐受手术者。②严重糖尿病患者。③髋关节化脓性关节炎或骨髓炎。④髋关节结核。⑤髋臼破坏严重或髋臼明显退变者。

2. 优缺点

优点：人工股骨头置换具有关节活动好、下床早的优点。如果活动量大，可能对髋臼有磨损作用，可在必要时再行全髋关节置换。

缺点：并发症主要有 4 种：感染、脱位、松动和假体柄折断，处理较困难。所以，虽然这仅为人工半关节置换，仍应严格掌握手术适应证。

3. 术前计划　①全面体格检查，了解心、肺、肝、肾功能，并适当治疗以适应手术。②股骨颈骨折者应于术前皮牵引或胫骨结节牵引，先纠正骨折远端的向上移位和解除髋关节周围肌群挛缩，以便术中复位及减少术后并发症。③常规备皮 3 日；术前夜灌肠；术前 12 小时禁食。④常规行术前模板测量。

4. 麻醉与准备

麻醉：硬膜外麻醉。

体位：侧卧位，患肢在上，患髋屈曲 45°，便于术中各方向活动。根据病情需要，须用前外侧显露途径时，则患者仰卧，患臀垫高。（图 4-79）

准备：术前留置导尿管，并备血。

5. 手术要点

（1）切口与显露：任何途径均可充分显露，可根据患者情况和术者习惯选择。如有髋关节屈曲挛缩，宜用前侧切口。后侧手术显露途径较简单，损伤小，临床多采用。

（2）切开关节囊：将关节囊"T"形或"I"形切开，向两侧翻开，并推开股骨颈基底部关节囊，即可充分显露股骨头、股骨颈及股骨基底部。
（图 4-80）

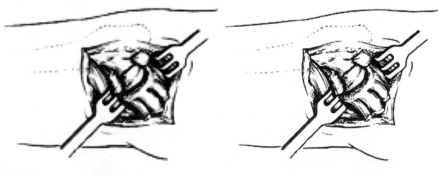

图 4-79　侧俯卧体位，髋关节后侧切口　　　　　图 4-80　切开后关节囊

（3）探查及切除股骨头：旋转患肢，探查股骨头颈骨折处，可见股骨头
在髋臼内转动，继续屈曲内旋患肢，使股骨颈远折端旋开，显露出留在髋臼内
的股骨头的骨折端。（图 4-81）

用股骨头取出器钻入头部，拉离髋臼，用剪刀伸入头臼间剪断圆韧带，即
可将股骨头取出。（图 4-82）

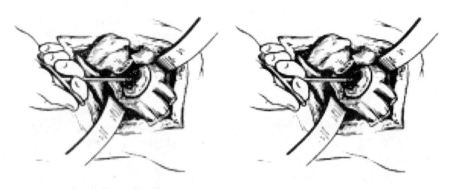

图 4-81　内旋股骨，显露股骨颈骨折端　　　　　图 4-82　取出股骨头

测量股骨头直径，并结合术前拍片，选择大小合适的人工股骨头。如系股
骨头坏死，则将髋关节内收、内旋、屈曲 90°，使髋关节脱位后用线锯在预定
切骨线切除股骨头。（图 4-83）

清除髋臼内所有的软组织，以纱布填塞止血。将患肢屈曲、内收、内旋，使股骨头颈、髓腔显露于手术野。

（4）修整股骨颈：切除多余的股骨颈，切线上端起自股骨颈基底上缘。切向内下方，止于小转子上 1 ～ 1.5cm，保留股骨距，切骨面向前倾斜15°～ 20°，以保持人工股骨头植入后的前倾角。切骨后用湿纱布将股骨颈周围软组织覆盖保护，在切面纵轴刮一长方形孔，相当于人工股骨头的柄的基部。（图 4-84 ～图 4-87）

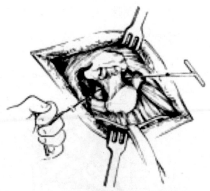

图 4-83　用线锯切除坏死的股骨头

（5）扩髓腔：再用特制的髓腔锉扩大髓腔至相当于假体柄的大小。用与假体柄形态一致的髓腔锉逐渐扩大，锉的尖端指向股骨内髁，以保证外翻位和15°左右的前倾角；扩大时避免皮质穿孔，尤其对二次手术或骨质疏松的患者更需注意。同时应将髓腔内侧的松质骨

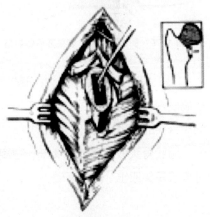

图 4-84　顺股骨颈纵轴，凿开、刮除骨质，形成长方孔（附图示股骨颈切除范围）

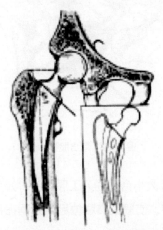

图 4-85　股骨颈上外方切除范围

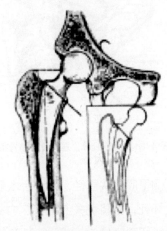

图 4-86　上外方骨切除不足，以致人工股骨头处于内翻位，易引起折断

全部刮除，使假体或骨水泥直接与皮质骨接触，可以增加牢固性。（图4-88，图4-89）

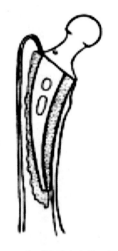

图4-87　人工股骨头应置于轻度外翻位，内侧应充分填充骨水泥

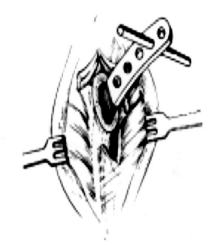

图4-88　扩大锉深骨髓腔

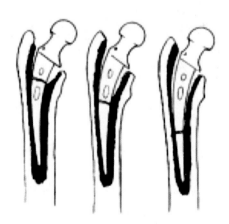

图4-89　靠近大转子扩大入口，使人工股骨头处于轻度外翻位，并可避免大转子骨折

注意在扩大髓腔过程中要掌握方向，切忌从股骨干侧壁穿出。最后插入股骨头柄检查，切除多余的骨质，以保证假体有切实的机械学的安置与骨性支持。

（6）安放人工股骨头：将选用的股骨头直接安放在髋臼内，测试是否合适。应与该头臼大小一致，活动自由，在拔出髋臼时有一定的负压。因此，插入髓腔内的假体柄可用填塞植骨或骨黏固剂（骨水泥）两种方法固定。在固定之前，应先将人工股骨头柄试行插入髓腔，复位到髋臼中，检查假体安放位置及人工关节活动范围是否合适，如有不当应予以补救后再作最后固定。必须保持人工股骨头于 130°～ 140°的轻度外翻和前倾 15°位，假体颈基座要与股骨颈切面平行而紧贴；安放股骨头时不可用力过猛。如遇有阻力应注意检查方向是否有误，以免穿出皮质骨。有一点必须指出，人工髋关节周围软组织要松紧适宜（具正常张力），过紧易磨损髋臼，过松则不稳，也易损毁髋臼。这也与假体颈长度的选择、安放的位置有密切关系。

植骨固定： 用股骨头把持器固定人工股骨头外侧孔，保持 15°的前倾角，将人工股骨头颈部长轴顺股骨颈切骨面长轴安放，用力将人工股骨头插入髓腔，最后的部分应用锤入器将其慢慢锤入。（图 4-90）

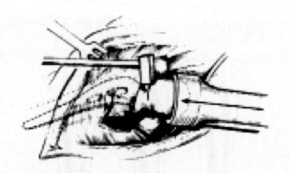

图 4-90　维持股骨头前倾角，用锤入器将人工股骨头锤入髓腔，同时在柄孔内植骨

锤入过程中将松质骨块嵌入假体柄的孔内，以期植骨与骨干愈合而固定。最后锤至股骨距恰好托住人工股骨头底面内侧为止。但此法固定不牢靠，在人工股骨头柄周围易发生透明带与硬化带，即为松动的结果，也是术后引起疼痛的主要原因之一。

骨黏固剂（骨水泥）固定： 将髓腔内侧的松质骨刮除，仅剩皮质骨，使骨水泥可牢固地粘着。（图 4-91 ～图 4-93）

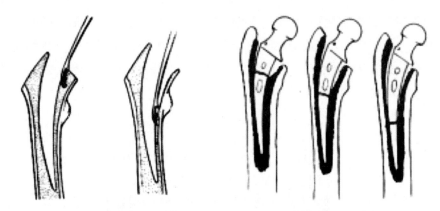

图 4-91　用骨黏固剂固定假体者，应将髓腔内　　图 4-92　骨水泥充填不足，可致假体折断
　　　　　 侧松质骨刮除

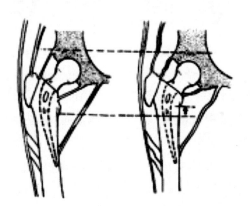

图 4-93　髓腔内上方松质骨需刮除，否则骨水泥易发生断裂，假体易松动

　　冲洗髓腔，清除所有骨屑、血液及凝块，然后用干纱布填塞止血，务须在干燥环境下填入骨水泥。为不使骨水泥与手套上的血、水及骨屑混合，术者应另换干燥并洁净的手套操作。然后开始调制骨水泥，将拔丝期呈黏糊状的骨水泥用手指或水泥枪充填在股骨干髓腔内，下端要超过骨头柄的下端。最好在柄的远端先置入一团骨水泥栓，这样可避免骨水泥过多地进入髓腔。

　　在保持人工股骨头颈部前倾角的位置下，按上述方法最后锤入人工股骨头。为减少因骨水泥单体的吸收中毒，在填入骨水泥前，应在相当于人工股骨头柄下端的股骨干上钻孔，直通髓腔，由此插入一根 Φ3mm 的塑料导管，充满肝素液，使髓腔内气体和骨水泥在聚合过程中释放出的单体从导管排出。

假体置入后要持续保持人工股骨头的位置，待骨水泥聚合完成、凝固后（需10～20分钟），才能放松保持力，拔出导管。也可从上向下置入一根塑胶管，以便在充填骨水泥过程中，清除血液及气体，随骨水泥填入而逐渐拔出。清除溢出骨外多余的骨水泥。（图4-94）

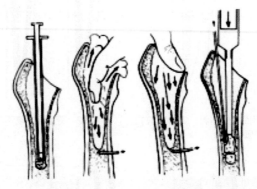

图4-94 髓腔内放导管排气，用手指或水泥枪充填骨粘固剂

（7）复位人工股骨头：牵引肢体，用手指推压人工股骨头，当与髋臼相近时，外旋下肢，使头进入髋臼。也可用滑槽板插入臼内，使人工股骨头沿着斜面滑入髋臼。（图4-95）

注意外旋股骨的力量不可过大，以防骨质疏松的患者因旋转暴力导致骨折。复位后可外展、内收髋关节测试，注意活动度及有无脱位倾向。（图4-96）

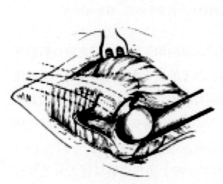

图4-95 利用滑槽板复位人工股骨头

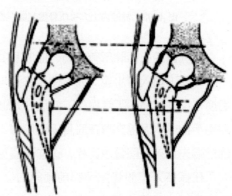

图4-96 假体位置与软组织张力示意图

左侧显示假体置换术后周围软组织张力正常；右侧显示
假体周围软组织松弛

6. 术后处理

（1）**体位**：术后搬动要小心，保持外展、内旋、伸直位。患肢外展中立位固定 1 ～ 2 周，防止内收、外旋以免脱位。以后改用矫正鞋于同样体位 2 ～ 3 周。

（2）**锻炼**：术后应即活动未固定的关节，作肌肉收缩锻炼，按摩下肢，以防深静脉栓塞。2 ～ 3 日后可起坐，逐渐增大主动和被动范围；术后 3 ～ 4 周可持拐下地。半年内应在持拐保护下行走，锻炼过程可辅以理疗。弃拐后仍应注意避免过度活动和损伤，如有疼痛、局部炎症等出现应及时随诊治疗。用生物学固定的患者，在术后 6 周内宜在床上锻炼，以便骨组织长入表面微孔。然后再持拐由不负重而逐渐加大负重行走。总之，要时刻注意节制负重。

（3）**严格定期随诊**：每 2 ～ 3 个月随诊 1 次，以便指导锻炼。定期摄 X 线片检查，以便早期发现并发症，如有疼痛、炎症，应查找原因，及时处理。X 线片检查应注意观察有无骨与骨水泥、柄间透明带，有无柄折断、骨水泥折断，柄端与髓腔内侧的关系，以及有无假体下沉、股骨距骨吸收、股骨上端内侧骨水泥裂开、骨质吸收等。（图 4-97）

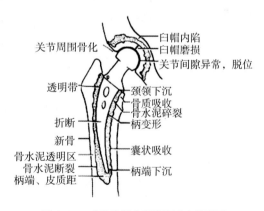

关节周围骨化　　臼帽内陷
　　　　　　　　臼帽磨损
　　　　　　　　关节间隙异常，脱位
透明带　　　　　颈领下沉
　　　　　　　　骨质吸收
　　　　　　　　骨水泥碎裂
折断　　　　　　柄变形
新骨　　　　　　囊状吸收
骨水泥透明区
骨水泥断裂　　　柄端下沉
柄端、皮质距

图 4-97　术后 X 线片随诊注意点示意图

7. 注意事项

（1）**假体的选择**：人工股骨头大小的选择，原则上应与原股骨头等大。其直径可以稍小但不能超过 2mm。过大易致关节间隙狭窄和骨皮质增生而发生创伤性关节炎；过小则会产生髋臼不均匀地承受压力，并容易磨损髋臼而突入盆腔。故术前、术中应仔细测定股骨头的直径，一般应用游标卡尺测量，也可以在术前于患髋同一平面放置假体头摄 X 线片测量。如选择合适，在术中将股骨头放入髋臼内试验时，应可以自由活动，而在拔除时有一定的负压。对人工股骨头的颈长选择也很重要，不论用何种假体，都必须使小转子上缘至髋臼之间的距离恢复正常。过长易致疼痛和中心型脱位，过短则易发生跛行，同样容易损害髋臼。

（2）预防感染：防止感染是假体置换术的首要大事，术前要按要求有良好的准备，包括皮肤准备，全身情况的改善，手术人员体表不得有感染灶；手术室房间最好要有空气净化装置，如无此设备则要求彻底消毒并保持地面潮湿；手术室内人员要限制，尽量少走动；术中需严格无菌操作，减少创伤，彻底止血。

（3）第三代骨水泥固定技术：在植入骨水泥前于假体柄端处的股骨干上应钻一小孔，经孔置入一根细塑胶管，这样可使髓腔内的液体和气体随时排出，以减少毒性反应。单体和聚合体混合后可产生高温，可烧伤骨与邻近组织，甚至在术后导致假体周边骨质坏死、大块溶骨而导致骨折。故应用时应予预防，局部可用冰水降温。为了使骨髓腔内全部充填。最好先在柄的远端髓腔内填入一小团骨水泥栓，然后清除骨屑与止血，再用骨水泥枪自基底部一边注入一边拔出，务必整块均匀充填。若在股骨距处或假体柄远端充填不够或有缺损，术后假体更易发生松动及柄的折断。此外，还应注意使髓腔内保持干燥，切忌与血块混合，否则会降低骨水泥的强度。为了预防感染可在骨水泥内混合抗生素将有一定作用。为在术后能观察骨水泥的充填情况，可用混合钡剂的骨水泥。

八、表面全髋置换术

股骨头在生理负荷时的压力经股骨颈内侧骨皮质、股骨距及压力骨小梁向远端传递，剪切力则由股骨颈外上方所承受。表面髋关节置换术保留了部分股骨头及股骨颈，应力分布及传递类似于正常状态。与传统全髋关节置换术相比，保留了髋关节的原始解剖形态而降低了股骨近端应力遮挡。

1. 适应证 ①髋关节骨骼质量好，无明显骨质疏松；年龄轻；对术后运动能力要求高。②肥胖患者虽然骨质量较好，但显露困难，术中股骨头打磨及髋臼的置入困难，最终影响手术效果。③因为表面髋关节置换术纠正患肢短缩幅度相对较小，故对于髋臼发育不良者，主要适用于轻、中度且患肢短缩长度小于 1cm 的患者。④尽可能选择股骨头颈直径比例大的病例，从而避免股骨颈切迹，可在一定程度上预防术后股骨颈骨折。⑤对女性患者需谨慎，因术后股骨颈骨折发生率女性是男性的 2 倍，可能与骨质疏松、骨质质量较差有关。

2. 优缺点

优点：保留了部分股骨头及股骨颈便于后期翻修。术后一旦出现假体松动、股骨颈骨折等，股骨侧假体取出较为容易，还可以再行传统的全髋关节置换术；如需翻修，手术操作简单、创伤小。理论上表面髋关节置换术后不限制运动量，能耐受高能量撞击。表面髋关节假体为大直径股骨头假体，近似于正常股骨头大小，可提高关节稳定性并减少脱位的发生，髋关节活动幅度更大。

缺点：表面髋关节置换术后的应力集中在股骨头假体边缘和股骨交界处，此处容易出现股骨颈骨折，成为表面髋关节置换术的特殊并发症。注意股骨假体的轻度外翻，形成 140°左右的颈干角是避免股骨颈骨折发生的关键措施。

3. 术前计划　需骨盆正位、髋关节侧位 X 线片及髋关节 CT 扫描。

4. 麻醉与准备

麻醉：硬腰联合麻醉。

体位：患侧侧卧位，牢固固定骨盆。

准备：骨盆正位、髋关节侧位 X 线片及髋关节 CT 扫描显示患者股骨近端骨质较好，股骨头直径 - 股骨颈直径＞ 1.3，患肢较健侧短缩 ＜ 1cm。

5. 手术要点

（1）**入路**：取髋关节后外侧切口，见图 4-98。

（2）**股骨侧成形**：咬掉髋臼后缘骨赘，术野显露时只咬掉髋臼边缘阻碍股骨头脱出的骨赘，以免破坏髋臼

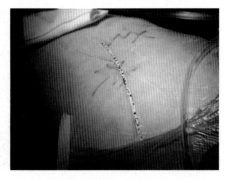

图 4-98　患者侧卧位，取髋关节后外侧切口

假体置入后的稳定性。取出股骨头，并测量直径，确定假体型号。暴露股骨头，见图 4-99 ～图 4-104。

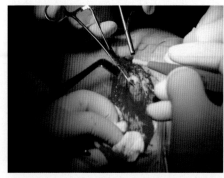

图 4-99　脂肪层锐性切开，不用电刀；肌肉间隙钝性分离

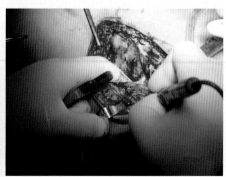

图 4-100　进一步松解肌肉

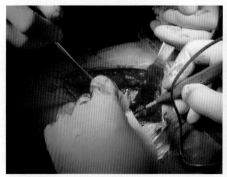

图 4-101　进一步松解肌肉后，电凝止血

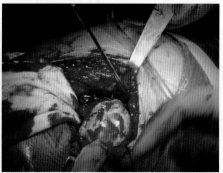

图 4-102　脱位髋关节，可见变形的股骨头

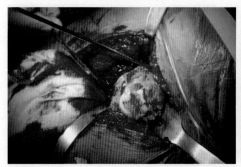

图 4-103　使用 Hoffman 拉钩

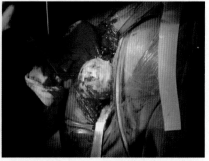

图 4-104　充分暴露股骨头

清理股骨头表面病变组织，去除骨赘。（图 4-105）

在导引器下按颈干角 125°自股骨头向股骨颈打入 1 枚导针。沿导针空心钻钻孔，钻至比股骨头假体中心柄稍长。（图 4-106 ～ 图 4-108）

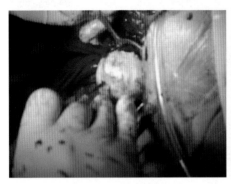

图 4-105 清理骨赘

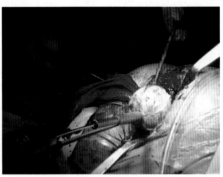

图 4-106 打入导针去除导引器，以测试器调整导针

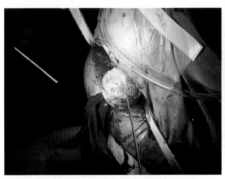

图 4-107 确认导针在中轴

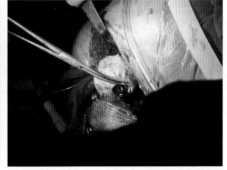

图 4-108 空心钻钻孔

移出空心钻，插入粗导杆，引导与股骨颈直径相等的桶状锉磨削股骨头至头颈交界处。（图 4-109）打磨股骨头时要沿着导杆定位方向操作，否则会破坏股骨颈皮质形成股骨颈切迹。拔出导杆，将与股骨颈直径相等的截骨导向器套在已磨削的股骨头上，用摆锯磨去股骨头多余部分。

置入导杆，锥形锉磨削股骨头呈斜角圆柱形，至表面骨松质有血液渗出。（图 4-110）

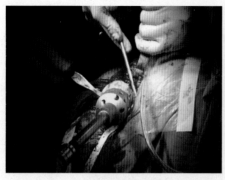

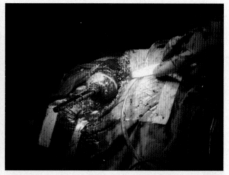

图 4-109 与股骨颈直径相等的桶状锉磨削股 图 4-110 锥形锉磨削股骨头呈斜角圆柱形
骨头至头颈交界处

换细钻头在股骨头表面钻几个小孔（以加强骨水泥的锚固作用），再次试模确定股骨假体型号。（图 4-111）

（3）安装髋臼和股骨假体：显露髋臼，清除髋臼内残余圆韧带，注意止血。（图 4-112，图 4-113）

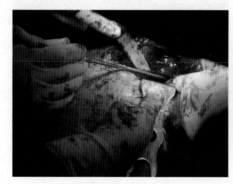

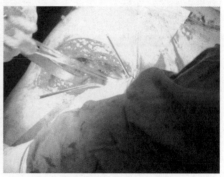

图 4-111 试模确定股骨假体型号 图 4-112 以斯氏针和 Hoffman 拉钩暴露髋臼

由小到大选择髋臼锉，按正常髋
臼方向磨削髋臼，臼窝加深以去除髋
臼软骨为宜，臼杯两个定位装置放置
在外上方，用适合钻头钻孔或用小弯
凿凿孔。试模测试后彻底冲洗，髋臼
假体的置入要依据正常的前倾角方
向，臼杯的外倾角度为 35°～45°，其
前倾角为 10°～15°。

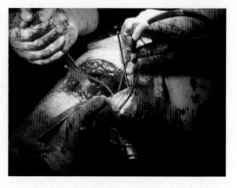

图 4-113 以 3 枚斯氏针暴露髋臼后方和上方

清理股骨头表面。（图4-114，图4-115）

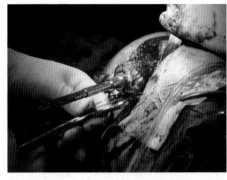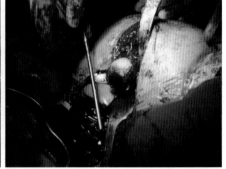

图4-114　清理股骨头表面　　　　　图4-115　股骨头表面清理完毕

将骨水泥涂抹于已成型的股骨头表面。（图4-116）

将股骨假体粗柄插入股骨颈中心骨孔内，使股骨头假体下缘抵于股骨头颈交界处。（图4-117）

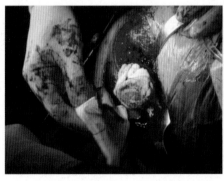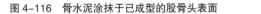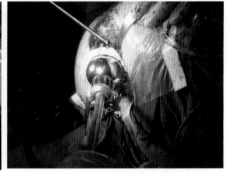

图4-116　骨水泥涂抹于已成型的股骨头表面　　　图4-117　安装股骨侧假体

沿股骨颈方向适当加压制动等待至骨水泥变干、假体稳固。去除溢出骨水泥。

（4）装配：复位股骨头，屈伸、旋转、外展、内收患髋关节松紧适宜。（图4-118）

缝闭伤口。（图4-119）

6. 术后处理　患肢安置于外展中立位。术后不常规放置引流管。麻醉失效后即嘱患者屈伸足趾，背屈、跖屈踝关节，做股四头肌收缩练习；术后

1周左右患侧不负重扶双拐下地，1个月左右逐渐负重练习，3个月左右脱拐恢复日常生活。

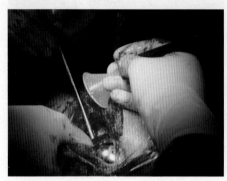
图 4-118　复位，并予以冲洗

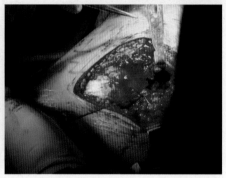
图 4-119　逐层缝合伤口，注意深筋膜要严密缝合，以避免术后出血和血肿形成

7. 注意事项　表面髋置换术中分离软组织过多导致股骨颈切迹的出现、切除股骨头颈周围关节囊韧带均会破坏血供，导致股骨头坏死。另外要避免股骨颈缩窄的出现：股骨颈缩窄是指股骨颈直径与股骨假体边缘直径之比减小10%，可能与股骨颈切迹、生物力学变化、骨溶解吸收等有关。

术中应保护臀中肌止点，尽量减少对股骨头颈部血液循环的破坏。

股骨假体轻度外翻置入能相对降低股骨头颈外侧剪切力，从而能够维系正常应力传导分布。

九、判断全髋关节假体前倾角技术

人体股骨颈的中轴线与股骨内外髁中点间的连线形成的夹角为前倾角，又称扭转角，正常范围在 12°～ 15°之间，意义在于帮助身体重心更快地向前移动。

由于撞击、脱位、假体磨损等不良事件的发生，促使学者们致力于对髋关节置换假体角度的研究。

1. 技术要点

（1）Coplanar 试验：髋关节复位后，伸髋 0°，屈膝 90°，大腿与地面平行，从头侧观察，内旋大腿使股骨颈假体与髋臼杯假体平面垂直（股骨头假体边缘与内衬边缘平行，股骨头假体前部和后部外露面积相等），此时小腿与水平面所成的角度（髋关节内旋的角度）即为联合前倾角。（图4-120）

（2）内衬与股骨头假体的相对位置法：在髋关节伸

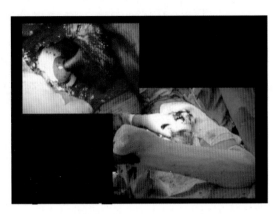

图4-120　Coplanar试验

直，旋转中立位，观察内衬边缘与股骨头假体边缘投影之间的角度，应在30°～45°之间，如果内衬边缘与股骨头假体边缘投影之间的角度小于30°，联合前倾角偏小，容易发生后脱位或屈髋受限。如果角度大于45°，联合前倾角偏大，容易发生前脱位或伸髋受限。

（3）屈髋45°法

1）判断假体角度合适的标准为：屈髋45°时，股骨头试模的边缘与内衬试模的边缘或髋臼杯试模（无内衬试模时）的边缘平行，即股骨头试模的前部和后部外露面积相等。

2）如果屈髋小于45°（如屈髋20°）时股骨头试模的边缘与内衬试模的边缘平行，而屈髋45°时股骨头试模的前部外露少、后部外露多，说明髋臼杯试模的前倾小，需要增加髋臼杯试模的前倾。如果屈髋大于45°（如屈髋70°）时股骨头试模的边缘与内衬试模的边缘平行，而屈髋45°时股骨头试模的前部外露多、后部外露少，说明髋臼杯试模的前倾大，需要减小髋臼杯试模的前倾。

2. 注意事项　髋臼缘是确定臼杯前倾角的可靠参照参数。髋关节骨关节炎的病例可以参照髋臼缘测得的原始髋臼前倾角，一般和推荐的臼杯前倾目标角度相符。患者本身的髋臼外展角、髋臼前倾角、股骨前倾角之间没有特定的关系。本身的髋臼外展角和自身复合前倾角均与假体植入的目标角度无关。值得注意的是，这个技术可能不适合髋关节发育不良等髋臼解剖严重变异的病例。

十、依据髋臼横韧带的髋臼安装技术

依据髋臼横韧带的髋臼安装技术，即使髋臼假体平行髋臼横韧带，个体化地确定臼杯的位置。术者也可以通过髋臼假体与横韧带的相对位置来评价臼杯深度和高度。目的是通过韧带和残留的盂唇，确定髋臼杯的位置，使其与患者个体原始的前倾角和外展角相匹配。这种理想的臼杯位置可以很好地恢复髋关节的旋转中心，并可最大限度地将功能活动范围控制在臼杯的中部。

1. 技术要点 ①应用这一韧带作为解剖标志指导臼杯的安装，首先需要充分显露髋臼，能够清楚地直视韧带。②平行韧带用髋臼锉确定方向依次打磨髋臼，直至髋臼锉差不多与横韧带相吻合，恰位于韧带内。(图 4-121)。

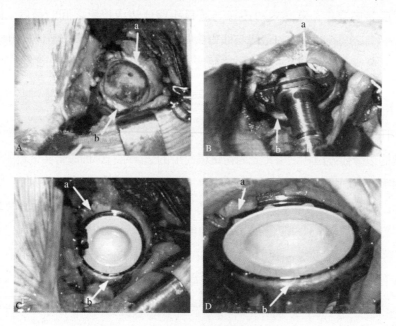

图 4-121 应用横韧带确定臼杯的理想位置

A. 360°固定窗显露髋臼，髋臼唇和髋臼横韧带都充分暴露；B. 髋臼横韧带恰好包住髋臼锉的边缘（提示位于髋臼进口平面的功能位置上）；C、D. 参照髋臼横韧带和髋臼唇最终将髋臼假体安装在理想的位置上

a. 髋臼唇；b. 髋臼横韧带

2. 注意事项 髋臼锉或髋臼假体相对于横韧带的位置，可为术者提供实时的信息，以判断髋臼杯的深度、高度和前倾角（图 4-122）。如果韧带与臼

杯下缘之间存在间隙，提示臼杯的位置过高。如果臼杯过深，臼杯下缘与韧带内缘之间会出现一定的间距，此时可以用外移衬垫（lateralized liner）进行矫正。而残留的髋臼上唇可以作为参照，确定髋臼的外展角。

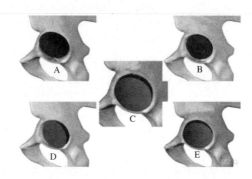

图 4-122 髋臼锉相对髋臼横韧带的相对位置可实时地反映髋臼假体的位置

A. 髋臼假体的位置太高；B. 太深；C. 正确的高度、深度和前倾；D. 高度、深度均适当，但过度前倾；E. 高度深度均合适，但存在后倾

十一、髋臼安装技术

对于骨盆位置正常的患者，髋臼假体的目标位置是外展角 40° 及前倾 20°，且功能位与解剖位重合；但是，对于骨盆倾斜的患者，应该视个体情况加以调整。髋臼发育不良的患者，尤其是单侧发病者，由于长期关节受累，骨盆可出现继发性倾斜；年轻患者会出现骨盆前倾（屈曲）；高龄骨质疏松或其他原因导致腰椎后突者，骨盆会代偿性后倾（过伸）。对于 DDH 继发骨盆倾斜患者，髋臼假体的安放位置需考虑骨盆及腰骶部畸形是否固定，术后患者骨盆倾斜是否可以恢复。

1. 术前计划　腰椎固定性畸形病例：按功能位决定髋臼假体外展角（身体纵轴垂线与髋臼面夹角）及前倾角（躯干冠状面前倾 20°～ 25°）。

腰椎非固定性畸形：按解剖位决定髋臼假体外展角（泪滴连线与髋臼面夹角）及前倾角（参考髋臼横韧带）。

对于 X 线片（卧位）显示可能有骨盆前、后倾者，拍摄立位骨盆 X 线片，以作对比。（图 4-123）

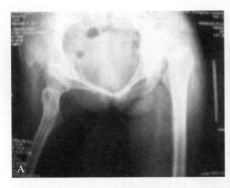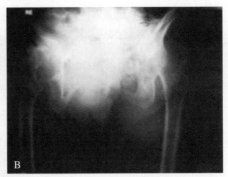

图 4-123　骨盆前倾、后倾 X 线片
A. 前倾位；B. 后倾位

如角度差异大，站立位后倾患者减小髋臼外倾及前倾，站立位前倾患者按解剖位置安放；如两次 X 线片显示骨盆前后倾斜角度均接近，按功能位决定外展及前倾角度。

2. 麻醉与准备

麻醉：全身麻醉、腰麻或神经阻滞。

体位：侧卧位，对侧下肢垫高，确定双侧髂前上棘连线与床面的夹角，如患者无骨盆倾斜，髂嵴连线应垂直于床面。

准备：使用特殊的拉钩和斯氏针充分暴露。

3. 手术要点

（1）经髋关节后外侧入路。

（2）截骨后先评估股骨侧前倾，结合髋臼横韧带决定髋臼假体前倾角（联合前倾角，即股骨前倾角与髋臼前倾角之和）控制在 40°～ 50°。

（3）外展角技术前计划决定，髂前上棘连线可作为泪滴连线的参考。

（4）关节安放完毕、复位后进行髋关节活动度测试，方法如下：①屈曲 90°，旋转中立位极度内收；②屈曲 90°无内收，内旋 45°；③无内收，屈曲、内旋各 70°；④后伸，外旋。直至各方向测试均无脱位倾向。最后，修补关节囊或外旋肌，不放置引流。

十二、高位髂腹股沟入路技术

髂腹股沟入路能显露完整的髂骨内侧面、四方区和耻骨上支，但该入路存在术中无法直视四方区和后柱内侧、放置内固定物困难及增加术后发生腹股沟疝的概率等缺点。在腹直肌旁入路的基础上进行改良，且其解剖窗与经典髂腹股沟入路大部分相似，长江航运总医院将其命名为高位髂腹股沟入路。

1. 适应证和禁忌证

适应证：髋臼前壁骨折、前柱骨折、横行骨折、T 形骨伴后半横行骨折、双柱骨折，尤其是累及四方区的髋臼骨折。对于单纯后柱、后壁、后柱＋后壁、横行伴后壁的髋臼骨盆骨折，宜采用后侧入路。

禁忌证：肠梗阻，过度腹部肥胖患者，腹胀，其他疾病引起腹肌紧张的患者。

2. 优缺点

优点：可以直视四方区和后柱内侧、放置钢板较为简易，不增加术后发生腹股沟疝的概率。

缺点：须熟悉腹壁的解剖结构。

3. 术前计划　入院后根据有无脱位情况行股骨髁上骨牵引；完善常规实验室检查；拍摄骨盆 X 线片、骨盆 CT、髂血管 CTA 并三维重建，明确移位骨块与血管（特别是臀上动脉）的毗邻关系，有无血栓、假性动脉瘤等血管潜在损伤。双柱骨折患者术前行三维打印，以充分了解骨块移位情况，制订个体化的复位策略和内固定方法，包括复位顺序，钢板长度、位置、预弯弧度，钉道的选择等。手术前一天常规灌肠、导尿、备血，并完善术前风险评估。

4. 麻醉与准备

麻醉：全麻。

体位：平卧于可透视床。

准备：臀部无须垫高，注意开放尿管，消毒铺单时，应将伤侧下肢无菌单包覆后置于台上，以便术中活动下肢及牵引；肚脐与耻骨联合须可见。常规使用自体血回输。

5. 手术要点

（1）切口：术者立于伤侧骨盆对侧，取耻骨联合、伤侧髂前上棘和脐为手术的体表标志，三个标记点连线构成一个三角形，切口止点均在耻骨联合与伤侧髂前上棘连线的中、内 1/3 交点。对于累及髋臼前壁的四方区骨折及髂骨前嵴（特别是前 1/3）骨折，切口起于脐与伤侧髂前上棘连线的中、外 1/4 交点；对于单纯的四方区骨折及累及髂骨后嵴的骨折，切口起于脐与伤侧髂前上棘连线的中、外 1/3 交点。在两点间做一稍凸向外侧的弧形切口（图 4-124），长约 10cm。根据髂骨和耻骨骨折受累情况，必要时向两端适当延长。

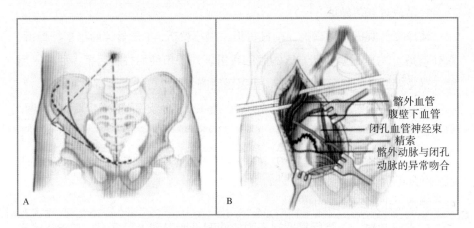

图 4-124　髂腹股沟入路切口示意图

A. 切口示意图，红线表示髂腹股沟入路，蓝线表示高位髂腹股沟入路；B. 髂腹股沟入路内的主要血管、神经等结构

（2）显露：常规切开皮肤、皮下组织、腹壁筋膜、腹外斜肌、腹内斜肌、腹横肌，结扎供应腹直肌的腹壁下动脉。钝性游离精索或子宫圆韧带、髂外血管鞘，尽量保留鞘外脂肪，各置一根乳胶管保护。触及耻骨支内侧，将膀胱及盆底组织向内下推开，检查异常吻合支，注意有无阙如或变异，仔细结扎；邻近有骨折时多会栓塞，仔细电凝后切断结扎。切开骨膜，暴露耻骨及四方区骨折。

（3）深层显露：用湿纱布结合剥离球将腹膜和盆内脏器自髂腰肌轻柔分离；向内牵开髂血管，切开髂腰肌筋膜，使其可轻松向内外牵开；适当屈膝、屈髋，以进一步减轻张力，便于牵开髂腰肌。注意仔细结扎由髂动脉发出的支配髂腰肌的 2～3 个分支。髂腰肌外置尿管，注意保护股神经。

以下四个操作窗可以显露不同的解剖骨折部位：①第一窗位于腹直肌和精索或圆韧带之间，可显露死亡冠、闭孔、耻骨上下支、耻骨联合、膀胱等。

②第二窗位于髂骨与髂腰肌之间，可显露完整髂骨的内表面。③第三窗位于髂腰肌和髂血管之间，向内牵开髂血管可显露髋臼前壁、髂耻弓上方及内侧、闭孔神经血管束、四方区上中部；进一步向内牵开闭孔神经血管束，可显露四方区下部及坐骨棘内侧；此窗向后甚至可显露骶髂关节。需要注意的是，臀上动脉偶有供应髂腰肌的侧支，因此在邻近骶髂关节处勿刻意显露臀上动脉，以免引起大出血。④第四窗位于髂血管和精索或圆韧带之间，向外牵开髂血管可显露髂耻弓内侧、闭孔神经血管束、四方区全部、耻骨上支；此窗口深面可协助显露四方区中下部。通过四个操作窗，能显露整个半骨盆的内侧面，直视四方区和异常动、静脉吻合支。由于此切口距离四方区较近，所以更利于骨折块的复位固定。

（4）髂骨及四方区复位：暴露骨折断端后，适度清除骨折断端及周围的血肿和肉芽组织，使用各种器械辅助复位。先由髂骨与髂腰肌之间及髂腰肌和髂血管之间复位髂骨，当髂骨存在轻度外旋时，可用手直接向内推挤复位；髂骨重度外旋时，可在髂骨外侧经皮插入顶棒或点状复位钳辅助将髂骨向内推挤并内旋，或切开少许髂骨外缘骨膜，插入复位钳夹住髂骨，以矫正髂骨外旋等移位。髂骨或髂耻弓的分离移位可用点状复位钳或钻两小孔后插入直角点状复位钳复位；如果直角点状复位钳插入小孔不便时，可用改良的无角度直齿点状加压复位钳复位。

髂骨复位后，由髂腰肌和髂血管之间，以及髂血管和精索或圆韧带之间复位四方区。若四方区骨块（后柱）内移，可使用顶棒由内向外顶压，克氏针临时固定后于髂耻弓内缘上钢板；若四方区骨块同时存在向下后移位，与髂耻弓分离较多，可在四方区骨板钻孔，将单钩复位器插入此孔，在顶棒向外顶压四方区骨块的同时，通过单钩向外上提拉，辅助复位。（图4-125）

由于普通单钩弧度较大、较长，通常难以插入此孔，所以可使用改良的约70°折弯

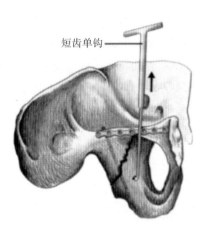

短齿单钩

图4-125　通过单钩向外上提拉，辅助骨块复位

角的短齿单钩，以方便插入和提拉；若四方区骨块（后柱）向下后轻度移位，与髂耻弓分离不多时，可在顶棒向外顶压的同时，由髂腰肌和髂血管之间，于髂耻弓上方、平行于四方区骨板置入 1 ～ 3 枚空心拉力螺钉，通过提拉作用矫正分离移位及固定后柱。置钉时应按照安全区范围（近端距坐骨切迹 11mm，远端距闭孔 5mm）操作，以避免进入关节。

6. 术后处理 注意引流，避免血肿形成。

7. 注意事项 术前应充分复习影像学检查结果及局部解剖关系，分析可能存在的血管变异。所有患者术前建议行髂总动脉 CTA 检查，该检查可清晰显露臀上动脉的位置及髂内外动脉与骨折的关系，避免在术中分离及复位四边区骨折时损伤臀上动脉，引起难以遏制的大出血。建议使用髂腰肌和髂血管之间的操作窗来显露四方区。

十三、克氏针辅助闭合复位治疗股骨颈骨折术

股骨颈骨折的治疗原则是解剖复位，尽量保护血运，坚强固定。只有解剖复位，才可最大程度重建股骨头血运。股骨颈骨折常用的复位方法是手法或闭合复位，但并不是所有骨折均可闭合复位成功。难复性股骨颈骨折复位困难的原因包括：①骨折断端旋转分离使股骨头和颈不连接，闭合复位时近端旋转无法控制，不能复位，多发生在头下型骨折。②骨折近端嵌入骨折远端，可以是外展嵌入，也可能是成角嵌入，复位时远、近端成为整体一同转动，无法复位。

1. 适应证 Garden 分型对难复性股骨颈骨折的治疗无明显指导意义，因此我们根据 X 线及 CT 检查所示股骨头移位方向，将难复性股骨颈骨折分为三种类型（图 4-126）。

（1）旋转分离移位：骨折断端之间有明显的间隙，断端不连接，股骨头相对于股骨干发生旋转。

（2）成角嵌插移位：骨折断端移位，颈干角变小，部分骨折端紧密结合在一起。

（3）外展嵌插移位：骨折端移位，颈干角增大，骨折断端呈锯齿状咬合在一起。由于所有成角嵌插骨折均向前成角位移，所以选择前方进针复位；而

对于外展嵌插骨折则选择外侧进针。

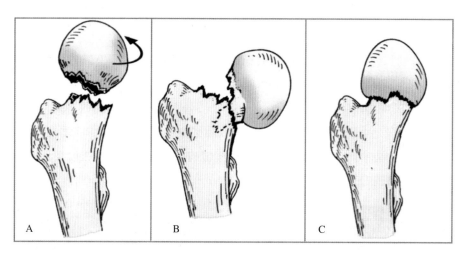

图 4-126　股骨颈骨折的移位类型

A. 旋转分离移位；B. 成角嵌插移位；C. 外展嵌插移位

2. 优缺点

优点：由于克氏针辅助闭合复位法治疗难复性股骨颈骨折时，无须切开暴露股骨颈骨折断端，可最大限度地保护股骨头血供。

缺点：须多次 X 线透视。

3. 术前计划　髋关节 X 线和 CT 检查。

4. 麻醉与准备

麻醉：硬腰联合麻醉。

体位：侧卧位。

准备：如术前贫血，注意备血。

5. 手术要点

（1）手法复位：首先使用牵引床，采用 Leadbetter 方法复位，即将患髋屈曲 90°，大腿稍内旋，沿股骨轴线牵引，将患肢环转活动至外展 15°～ 20°，屈曲中立位和大约 20°内旋位。X 线透视下观察复位情况，如经上述方法移位股骨头仍不能解剖复位者，则视为难复性股骨颈骨折。

（2）前方进针法：适用于旋转分离和成角嵌插移位两种类型。

在腹股沟区域触及股动脉，于股动脉外侧旁开 1.5 cm 处，在 C 臂机透视下垂直向股骨头内锤入 1 ～ 3 枚 Φ3 ～ 3.5mm 克氏针。克氏针进入股骨头内的深度为 2 ～ 3cm。注意避免损伤股动脉及股神经。

根据股骨头移位方向，手持克氏针针尾进行复位。对于旋转分离移位骨折，向腹股沟及大转子方向转动针尾，同时助手保持股骨远端中立位，纠正旋转移位；X 线显示旋转移位纠正后，助手于股骨大转子处沿股骨颈方向，适度推挤大转子，纠正分离移位。对于成角嵌插移位骨折，助手将患肢适度外展，术者手持针尾，于 C 臂机透视下沿骨折移位的相反方向进行撬拨以纠正成角移位。（图 4-127）

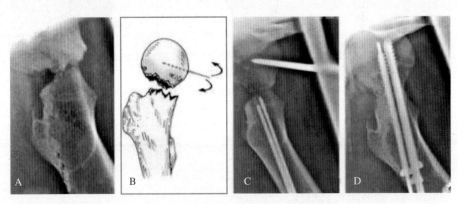

图 4-127　前方进针法辅助复位骨折固定

A. 股骨颈骨折，有移位；
B. 打入克氏针纠正旋转移位；C. 克氏针维持骨折位置，打入空心螺钉；D. 骨折完成固定

（3）侧方进针法：适用于外展嵌插移位类型。

于股骨大转子外侧向近端倾斜 10°～ 15°锤入 1 ～ 3 枚 Φ3 ～ 3.5mm 克氏针至股骨头头内，术者手持克氏针针尾，向近端用力撬拨，使嵌插的骨折分离并复位；如骨折仍不能复位，则再于股骨干部位垂直穿入 1 枚克氏针作为对抗针，辅助骨折复位。（图 4-128）

6. 术后处理　患者术后 24 小时内预防性应用抗生素，术后 2 周内给予预防血栓药物治疗。术后第 3 天进行无痛性功能练习，术后 2 周拄拐部分负重行走，8 周后完全负重行走。

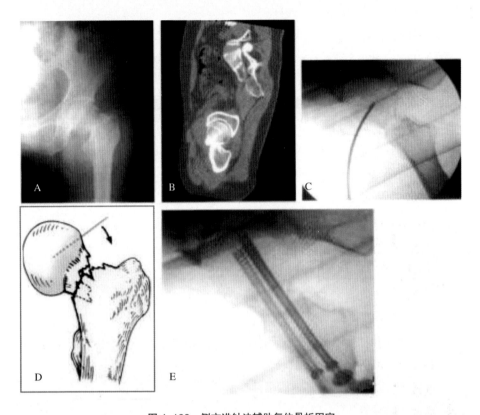

图 4-128　侧方进针法辅助复位骨折固定

A. X线显示股骨颈骨折；B. CT提示股骨头向后移位；C. 打入克氏针纠正旋转移位；
D. 克氏针纠正移位示意图；E.骨折完成固定

7. 注意事项

（1）对于严重骨质疏松患者可应用多针撬拨，以免发生股骨头骨折。合并骨质疏松的患者，如骨质过于疏松则放弃复位。

（2）对于旋转成角移位型骨折，如果骨折断端压缩伴有股骨颈后内侧骨缺损，克氏针辅助复位后骨折不稳定，改行切开复位。

（3）使用牵引床时不能过牵，进针点尽量避开髂外侧动脉；对于外展嵌插型骨折使用空心钉固定时不应过度加压。

（4）进针的深度不应超过对侧皮质，最好在透视下进针，以免损伤髋臼及内后方组织。

第二节　股骨

一、儿童股骨干骨折桥接钢板固定术

儿童股骨干骨折尤其是长节段不稳定型骨折，无论采用髓内钉还是切开复位钢板固定都面临创伤大、稳定性欠佳等挑战。

1. 适应证及禁忌证

适应证：要求患者年龄大于 5 岁且体重大于 45kg。

禁忌证：绝对禁忌证为开放性骨折或合并感染。

2. 优缺点

优点：创伤小。

缺点：需要熟练的间接复位技术。

3. 术前计划　行包括邻近关节的股骨正侧位片。

4. 麻醉与准备

麻醉：全麻。

体位：仰卧位。

准备：术前常规静脉注射抗生素。

5. 手术要点

（1）腿部透视下牵引复位。如果条件允许，可行手法复位。

（2）所有患者均采用长（10 ～ 16 孔）LC-DCP，透视定位，大腿前侧放置钢板。

（3）钢板须满足骨折线近端、远端各六个钉孔。采用钢板折弯机对钢板塑形，股骨近端为小弯，远端及干骺近端为稍大弯，尽可能与股骨解剖结构一致。

（4）股骨远端外侧做一个 3cm 长的切口，在骨骺以上位置切开阔筋膜张肌暴露股外侧肌远端肌纤维（图 4-129）。

（5）先用骨膜剥离器钝性分离至股外侧肌和股骨外侧面骨膜之间的位置，然后置入钢板，用 Φ1.6mm 克氏针在钢板两侧最远钉孔处临时固定。

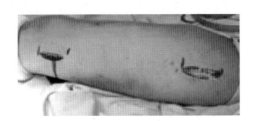

图4-129　术中股骨近端、远端两处3cm切口

（6）正位和侧位透视确认骨折复位及钢板位置，将第3根克氏针插入钢板中间钉孔防止钢板反屈。为了固定钢板，在股骨近端（大转子下）做另一3cm切口，可在直视下打入3根Φ4.5mm皮质螺钉，然后直视下远端打入3根螺钉。（图4-130，图4-131）

也可以在骨折部做一有限的小切口，直视下骨折复位，借用此切口插入锁定或加压钢板，在螺钉置入位置，做一10 mm长的切口，导向器引导下电钻打孔，再置入螺钉。

6. 术后处理　术后无负重6周，之后可部分负重，无须外固定支架支撑，在6～12周时骨折愈合后可完全负重。

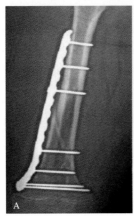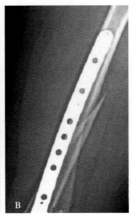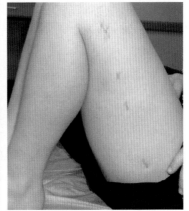

图4-130　在股骨上安置钢板后固定　　　　图4-131　术后腿部的伤口
A. 正位片；B. 侧位片

7. 注意事项　在骨膜表面推行，避免损伤肌肉和其他组织。桥接钢板生物学固定股骨骨折术后畸形愈合的发生，与术中骨折复位欠佳有关。术中应尽

可能将骨折复位，减少骨折畸形愈合发生。

二、髌骨骨折髌骨爪固定术

髌骨是人体最大的籽骨，作为人体重要的伸膝装置结构，切除髌骨后，正常伸膝活动，股四头肌将需要比正常多 30% 的力量才能完成。大部分髌骨骨折将影响膝关节面，髌骨骨折可以导致膝关节僵硬、伸膝功能减弱、髌骨骨性关节炎等并发症。髌骨骨折内固定方式主要有传统经典的钢丝或钛缆张力带固定、空心钉螺钉固定及髌骨爪固定等。而髌骨爪固定又主要分为记忆合金式髌骨爪和分体式髌骨爪。

1. 适应证　①髌骨骨折有横行移位或斜行移位，上下骨块分离＞2～3mm，关节梯度相差＞2～3mm，手法不能整复者；②粉碎性骨折；③髌韧带或股四头肌腱膜断裂；④陈旧性骨折，有移位，无伸膝功能者。

2. 优缺点

优点：可以处理各种复杂的髌骨骨折类型。

缺点：必须使用完整的长切口，术中使用的不可吸收缝线虽然取材和使用方便，但是强度可能弱于钢缆。

3. 麻醉与准备

麻醉：腰硬联合麻醉。

体位：仰卧位。

准备：大腿根部安置止血带。

4. 手术要点

（1）切口：行膝关节前方纵向切口。

（2）暴露：直接显露髌旁组织切到髌骨。

（3）复位与固定

1）变复杂骨折为简单骨折：对于四个骨折块的骨折（图 4-132A），使用大的布巾钳将近端大的两块骨折块复位并用 2 枚 ϕ1mm 的克氏针给予平行钻孔，然后穿入 1 条 5 号 Ethibond 不可吸收线（图 4-132B）。

按照同样的方法对下方两个骨块进行复位并穿入 1 条 Ethibond 不可吸收

线（图4-132C）。

2）缝线临时固定：将靠近骨折中段的横行骨折线的不可吸收线进行打结，先使用滑结技术使骨折端合拢并加压，然后至少打4个外科结以保障线结不会松动（图4-132D）。然后再使用1条Ethibond不可吸收线围绕髌骨以荷包方式环形加强固定（图4-132E、F）。

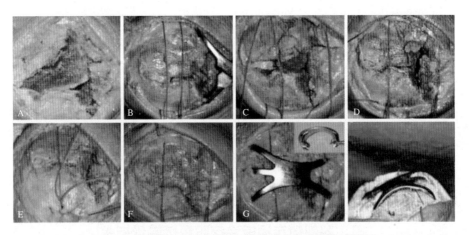

图4-132　使用Ethibond线围绕髌骨以荷包方式环形加强固定
A.暴露；B~F.高强度缝线捆扎；G~H.髌骨爪固定

3）固定：用比髌骨纵轴直径小10%～20%的镍－钛合金髌骨爪，在无菌冰盐水（0～4℃）中浸泡后，使用持针器将夹持爪伸直。充分暴露和确认髌骨上下极的固定部位，先插入髌骨爪的远端夹持爪并将髌骨爪按压至髌骨表面，再用持针器夹持并置入近端夹持爪。

一旦确认镍－钛合金髌骨爪的位置理想后，使用温盐水（40～50℃）浸泡髌骨爪，使之恢复原先的形状完成固定（图4-132G、H）。

（4）关闭切口：再次确认骨折的复位固定令人满意后，逐层缝合关闭伤口。

5.术后处理　局部冰敷，患肢抬高。

6.注意事项　根据骨折碎块的数量和形状的不同，可采用不同类型的缝线环扎手术以加强镍－钛合金髌骨爪的固定效果，缝合的方式，见图4-133。

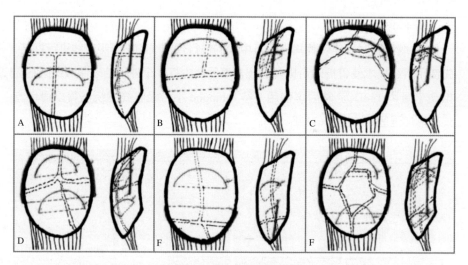

图 4-133　不同的缝线环扎技术

A. "T"形骨折；B. 倒"T"形骨折；C. 上极粉碎性骨折；D. 中央粉碎性骨折；E. 下极粉碎性骨折；
F. 复杂粉碎性骨折

三、解剖锁定钢板治疗股骨远端骨折术

随着高能量创伤日益增加，老年股骨远端骨折也越来越多，骨折多呈粉碎性，可波及髁间、髁上及关节面。患者往往合并一定程度的骨质疏松，手术治疗有时较难达到坚强固定，使术后无法早期进行功能锻炼。(图 4-134)

1. 适应证　股骨远端 AO 分型 A 型、C 型。

2. 优缺点

优点：解剖锁定钢板是将解剖钢板与锁定钢板的优点相结合，按股骨远端外侧解剖形状设计，可限制骨折远端向后及向外移位，同时由于股骨髁部有多根螺钉固定，故更适用于髁部粉碎性骨折。

缺点：对于粉碎较重的 C 型骨折，对软组织的损伤与 LISS 钢板类

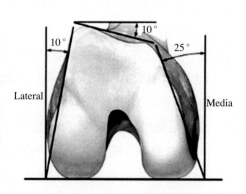

图 4-134　股骨远端的解剖示意图

似，但对于可闭合复位的 A 型及少部分 C 型骨折，对软组织的损伤程度要高于 LISS 钢板。术中应尽量保护软组织，减少剥离范围。

3. 术前计划　针对老年患者基础疾病多的特点，纠正贫血、低白蛋白血症及心律失常，控制血压及血糖于正常范围内，调整内科疾病至可耐受麻醉及手术状态。术前胫骨结节或跟骨牵引治疗，并抬高患肢，配合药物消肿治疗，粉碎性骨折行 CT 三维重建了解骨折形态及关节面损伤情况。待肿胀消退、局部软组织情况允许后尽早手术。术前 1 小时静脉使用抗生素预防感染。

4. 麻醉与准备

麻醉：腰麻或气管插管麻醉。

体位：仰卧位。

准备：大部分患者可在止血带下驱血后手术，以减少术中出血。

5. 手术要点

（1）放置膝枕：膝关节屈曲约 45°以利操作。使用膝枕辅助复位，注意膝枕位置应在骨折断端的近端。这样可以在固定之前就达到良好的复位。（图 4-135）

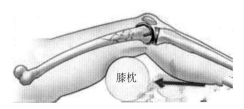

图 4-135　放置膝枕

（2）入路

A 型骨折：采用股骨远端外侧切口，起自 Gerdey 结节沿股骨外侧缘延伸，股外侧肌肥厚者直接切开、纤维束钝性分离；老年患者股外侧肌薄弱者，可以采用后外侧入路，即由肌肉后缘分离进入，将股外侧肌向前掀开，从而暴露股骨。

C 型骨折：取大腿前外侧入路，膝关节外侧髌骨旁切开，在股外侧肌和股直肌之间分离，劈开股直肌，切开髌旁支持带，翻开髌骨，暴露关节腔及股骨髁部，切开骨膜剥离，暴露骨折端，清除骨折端凝血块。

（3）**复位**：伸直型成角畸形予以屈膝 45°～ 60°牵引，屈曲型成角畸形予以伸直位牵引。尽可能保留骨块上附着的软组织，尤其注意保护外侧副韧带，直视下复位髁部骨折，恢复关节面平整，以及双髁宽度、高度及外翻角。先复位关节内骨折（解剖复位），用克氏针临时固定，然后用两枚皮质骨螺钉固定可见骨折（注意螺钉的位置，不要影响钢板的安放）。（图 4-136）

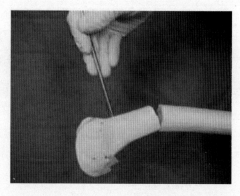

图 4-136　以操纵杆技术帮助股骨髁上骨折的复位

选择长度合适的股骨远端外侧解剖锁定钢板，经克氏针临时固定于股骨。注意侧位居中，远端避开髁间窝。C 臂机透视，如骨折复位满意，先锁定远端 2 枚螺钉，再锁定近端 2 枚螺钉。C 臂机再次透视，如骨折复位及钢板位置均无问题，近端安装 4 枚螺钉、远端安装 4 ～ 5 枚螺钉。若拧入螺钉时发生移位，可旋松远端螺钉再做调整。

（4）**固定**：若骨折粉碎较剧，使用经钢板的螺钉无法有效固定，可采用钢板外松质骨螺钉或克氏针辅助固定碎骨块。缺损较大者，取自体髂骨植骨。稳定性不佳者，内侧切口，予以支撑钢板固定。

（5）**关闭切口**：冲洗切口，彻底止血，留置负压引流，关闭切口。

6. 术后处理

（1）术后患肢外固定至拆线；若术中骨折粉碎较剧，无法达到坚强内固定，则术后石膏托固定延长至 4 ～ 6 周。

（2）术后常规静滴抗生素预防感染。

（3）骨质疏松者，予钙剂及其他抗骨质疏松措施。

（4）无外固定者，指导患者用 CPM 进行功能锻炼；需外固定者，指导患者行伤肢肌肉等张收缩练习。

7. 注意事项

手术中钢板、螺钉安装结束后，行膝关节抽屉试验及侧方应力试验，均为阴性，则膝关节稳定；活动膝关节无卡压及异响，可初步判定交叉韧带、侧副韧带及半月板正常。

四、多向锁定带锁髓内钉顺行固定股骨远端骨折术

髓内固定主要采用逆行股骨带锁髓内钉技术。基于股骨髓腔的特点，即股骨髓腔存在一定弧度，不能使髓内钉顺利通过，故只能采用逆行固定方式。利用限制性和非限制性多方向锁定立体固定技术设计的多向锁定股骨带锁髓内钉（multi interlocking femoral intramedullary nail，MIFIN），用于股骨远端骨折的治疗。MIFIN 的远端 4 枚限制性多方向锁钉起到三维髓内支撑、固定和抗旋转的作用，可提高骨折远端的稳定性。（图 4-137）

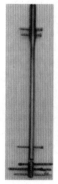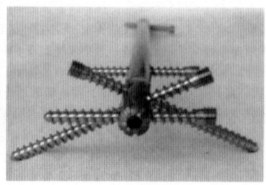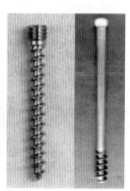

图 4-137　多向锁定股骨带锁髓内钉的结构图

1. 适应证　股骨远端骨折，AO 分型为 A 型、C 型。

2. 优缺点

优点：①可减少额外损伤，特别是可避免膝关节两次额外损伤；②最大限度地保护膝关节功能，可降低膝关节粘连发生率；③避免髌骨撞击痛；④降低膝关节感染率；⑤远端多向立体锁定装置，有利于粉碎性骨折的复位和固定。

缺点：须要行两次切开手术以置入和取出髓内钉，人为造成膝关节额外损伤和远期并发症，增加关节粘连、感染和功能障碍的概率。

3. 术前计划　根据股骨正位 X 线片示中上交界处的髓腔直径减去 0.2cm

设定为 MIFIN 的体部直径，健侧股骨大转子顶点至髌骨纵轴中点的距离设定
为 MIFIN 的长度。术前应准备所有型号的 MIFIN，以便随时调用。将相应型
号的髓内钉提前连接好导向器，并检验其准确性。

4. 麻醉与准备

麻醉：采取连续硬膜外麻醉或全身麻醉。

体位：取仰卧位，患侧臀部垫高，身体的冠状面与床面约呈 25°。

准备：所有病例均使用可透视的骨科手术床。

5. 手术要点

（1）入路：于股骨大转子顶点上方纵行切开 3 ～ 5cm 长的切口，钝性分
离大转子上方的软组织至大转子顶点。用手触摸大转子顶点并锥开髓腔，髓腔
近端 10cm 内，用 Φ1.3cm 的硬杆髓腔绞刀扩大，以适应 MIFIN 的近端直径，
余髓腔一般无须扩大。对骨折断端闭合复位困难的患者，均于股骨远端的前外
或前内切开 10 ～ 15cm，从股内、外侧肌与股直肌间隙进入，在直视下探查、
复位和固定。

（2）髓内钉安装：以 C3 型股骨远端骨折为例。在直视下复位骨折，用
2 ～ 3 枚松质骨拉力螺钉固定波及关节面的髁间骨折，使之成为一体。如股骨
髓腔直径较细，也需扩髓至 11mm，因为选择的 MIFIN 直径不能小于 10mm，
否则会影响骨折远端的固定。用刮匙将髁间窝中心处的松质骨清除，形成与
将安装 MIFIN 的主钉直径一致、深至皮质骨内层的凹陷。无阻力下旋转髓内
钉经过骨折处，插入髁间窝中形成的凹陷内。调整下肢力线呈外翻 5°～ 6°后，
安装最远端限制性锁钉，恢复股骨长度后安装近端横行锁钉。再复位骨折片，
并依次安装远端其他 3 枚限制性锁钉。最后根据骨折情况和远侧骨折固定稳定
性，安装非限制性锁钉，必要时也可使用捆绑带辅助固定。根据骨缺损情况植
入自体骨或人工骨。术中和术后均使用 C 臂机检查骨折复位和锁钉安装情况。
术毕，冲洗和放置引流。

6. 术后处理　术后均佩戴 6°外翻角的可屈膝外固定支具。术后 24 小时
内拔除引流管。术后第 2 天行股四头肌等长收缩功能锻炼，第 3 ～ 7 天非负
重下床活动。如果粉碎较剧，可适当延长制动时间，制动 1 ～ 4 周，平均 2
周，4 周以后扶拐无痛负重行走。外固定支具持续固定 1 ～ 10 个月，平均 2.3

个月。

7. 注意事项　穿钉时致近侧骨折端大块劈裂，用捆绑带辅助固定。

下肢力线应保证在外翻约 5°，安装第 1 枚限制性锁钉是决定力线好坏的重要一步，也是术后肢体功能恢复的关键。

恢复下肢的长度，安装近端的横行锁钉前，应使双下肢等长后再安装。

尽可能减少伸屈膝装置的损伤，逆行股骨带锁髓内钉固定损伤髌韧带、关节囊、十字韧带和髁间窝的范围和程度相对较大。

术后需要辅助外固定，特别是 C 型骨折。

股骨远端骨折一般需要切开，直视下穿钉、复位和安装远端锁钉。

第三节　膝

一、膝关节单髁置换术

单髁置换术是一种治疗单侧胫股关节间室病变的术式，该手术仅对膝关节病变侧关节间室进行表面置换。

1. 适应证　患者膝关节疼痛局限于内侧，无髌股关节症状；X 线表现以内侧单室膝关节骨关节炎为主，髌股关节无明显退变。患者症状均以膝关节内侧疼痛为主，行走时疼痛持续加重。

2. 优缺点

优点：具有保留交叉韧带、手术创伤小、出血少、恢复快、并发症少及费用低等优点。

缺点：如果退变加速，需要行全膝置换术。

3. 术前计划　前交叉韧带缺失会影响膝关节单髁置换术后膝关节的稳定性，是膝关节单髁置换术手术的禁忌证。

4. 麻醉与准备

麻醉：硬腰联合麻醉。

体位：平卧位。

准备：电动气囊止血带止血。

5. 手术要点

（1）膝关节屈曲90°，从髌骨内侧距股内侧肌边缘2～3cm处斜向外下至胫骨结节内侧作髌旁切口，上端平髌骨上缘、下端至关节间隙下1cm，全长约8cm。（图4-138）

分离股内侧肌，沿髌旁切开关节囊，去除内侧骨赘，不做内侧软组织松解。检查前、后十字韧带完整性及外侧关节软骨状况，如病变累及外侧及髌股关节间室或范围过大则改为全膝关节置换。观察半月板损伤程度、范围。

（2）自胫骨分离关节囊至内侧副韧带下方，切除半月板。

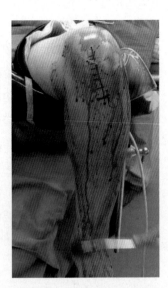

图4-138　单髁置换术切口

（3）股骨采用髓内定位，胫骨采用髓外定位。截骨目标是截骨后伸屈间隙平衡，能顺利植入假体。小心磨削远端骨质，不可去除过多。胫骨截骨导向器的固定装置放置于邻近踝关节水平的定位杆上，对胫骨假体进行水平及后倾调节后截骨。对股骨内髁进行定位，使用往复锯进行截骨，获得与假体匹配的弧面。

（4）选择合适厚度的假体，恢复内侧副韧带自然状态张力。（图4-139）

于屈膝20°及90°位测量膝关节伸屈间隙平衡。屈曲膝关节45°位，以骨水泥固定假体。

（5）屈膝位缝合关节囊，脉压冲洗器冲洗，关闭切口，术后患膝不放置引流。（图4-140）

6. 术后处理　应用抗生素预防感染24小时，术后多模式镇痛，应用低分子肝素皮下注射预防下肢深静脉血栓形成。术后即刻开始股四头肌主动收缩练习，第1～2天开始屈膝和直腿抬高锻炼，第2～3天后开始扶楫行走。

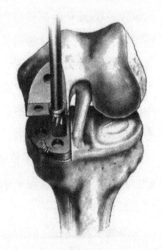

图4-139　植入合适大小的假体

练习患膝完全伸直，患者自行压腿并用力伸膝，陪护人员辅助压腿至膝关节后方与床面无间隙；练习屈曲功能及灵活度，床上自行抱腿屈膝，床边行小腿"打水"动作；练习正常步态，行走时不晃肩、不晃腰，对镜练习。

7. 注意事项　良好的力线是关节置换成功的关键。理想的力线应经过胫骨平台中心或略偏内侧。膝关节单髁置换术中对软组织不做松解，给重建下肢力线带来了一定的难度。膝关节单髁置换术中准确截骨、选择合适的半月板衬垫是矫正内翻畸形、重建力线的关键。尽可能减少截骨，选择适宜厚度的假体，恢复内侧副韧带自然状态张力，从而实现矫正内翻、获得理想力线的目的。

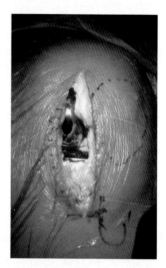

图 4-140　关闭切口，不放置引流

二、膝关节镜下前交叉韧带止点重建术

胫骨髁间嵴是前交叉韧带的止点，如骨折移位，可以导致前交叉韧带失去正常的功能，导致膝关节稳定性下降，同时由于前交叉韧带的长度改变而致使膝关节屈伸运动时的轨迹发生改变。前交叉韧带止点骨折临床上较常见，其机制为暴力使膝关节运动张力过度，胫骨过度内旋，外展时由股四头肌强力收缩超过前交叉韧带可以承受张力，引起前交叉韧带胫骨止点骨折。通常的手术方法是切开复位，螺钉或钢丝内固定，此种方法损伤大，对关节影响大，恢复较慢，易发生关节粘连或僵硬。

1. 适应证　前交叉韧带胫骨止点撕脱骨折。

2. 优缺点

优点：关节镜下检查可以直接了解关节内各结构的损伤，予以同期处理；直接观察骨折固定后的稳定程度并准确对位，判断前、后交叉韧带的张力是否正常，评估术后恢复情况；切口小、手术时间短、感染机会减小。

缺点：需要关节镜设备。

3. 麻醉与准备

麻醉：腰硬联合麻醉。

体位：仰卧位。

准备：安置止血带。

4. 术前计划 需要膝关节正侧位片和 MRI 检查。需要判断侧副韧带和半月板的损伤情况。

5. 手术要点

（1）安装关节镜系统：连接进出水管、光源、摄像系统、动力刨削系统和等离子消融器，驱血。

（2）探查：患肢屈膝 90°，标准膝前内侧、外侧入路，扩张器套管穿入髌股关节，予以刨削撕裂的滑膜组织，使视野清晰；置入关节镜系统检查关节内软骨、前后交叉韧带及半月板，处理相应的合并症。

（3）初步处理：切除破裂的内侧或外侧半月板，射频汽化刀或刨刀修整关节软骨骨折，生理盐水冲洗骨折区，清除髁间窝部的血肿，清理骨折块周围软组织，进行骨折端的清创，使骨折面新鲜化，确定骨折性状。改由前正中入口插入镜头，清除部分髌前脂肪垫充分显露骨折区域，从前内、外入口插入探针撬拨复位满意后，再用探针压住骨块的中央，维持好前交叉韧带正常的走行及张力。紧贴髌骨横径分别经皮刺入克氏针固定骨块，2 枚克氏针分别固定于骨块的前内侧和后外侧。

（4）固定

螺钉固定技术：骨折块体积是螺钉帽 3 倍的选择空心螺钉或者可吸收螺钉技术。改由一侧关节镜监视，由前正中口与胫骨平台呈 45° 向后内或后外打入导针，尽量避开髓腔。钻头钻孔，丝锥攻丝后，反复冲洗钉道，测深度，视骨块大小拧入直径及长短适宜的可吸收松质骨螺钉 1 ～ 2 枚固定。关节镜下再次确认复位、固定满意，伸屈膝关节无松动、撞击，抽屉试验检查确认骨折固定牢靠以及经 C 型臂证实复位及内固定满意后。

纽扣钢板悬吊固定技术：①另作胫骨结节内侧纵形 3cm 切口，在定位器帮助下调 50° 以 $\varPhi$2mm 克氏针恰在前交叉韧带的内外侧穿出，并空心钻扩孔制作 2 枚骨道，留置克氏针在骨道内帮助定位；②过线器穿过前交叉韧带近止点处，使普蒂斯线贯穿前交叉韧带，退出过线器；③以抓线钳分别经过骨道抓取普蒂斯线的 2 个头和返折部分引出体外，普蒂斯线再引导爱惜邦线过韧带，形成 2 个骨道内分别 2 个尾端并在纽扣钢板内穿过，打结固定。（图 4-141）

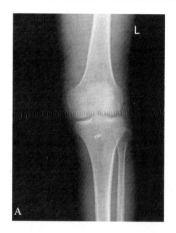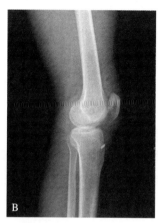

图 4-141　纽扣钢板在胫骨侧悬吊固定
A. 术后正位X线片；B. 术后侧位X线片

双折牵引钢丝固定技术：①步骤同上（纽扣钢板悬吊固定技术），但不必空心钻钻孔，2 条骨隧道口相距约 1cm。②利用硬膜外导针（以下简称导针）自髌韧带缘经皮穿入关节腔、斜行刺穿前交叉韧带腱骨连接部，从前内到后外穿入 Φ1mm 的固定钢丝，并从前外侧切口拉出体外，备用。③在关节镜监控下，使双折的 Φ0.4mm 牵引钢丝借助导针入关节腔，再自前外侧切口引出关节腔。用牵引钢丝把固定钢丝引入关节腔，进入骨隧道，自胫骨内侧切口拉出。同法将另一端引出骨隧道。

单股钢丝牵引固定技术：①步骤同上。②取 Φ0.6mm 引导钢丝，经导针进入关节腔，钢丝顶端出现在关节腔内时，用直止血钳将其钳夹，引出至体外；同法取 Φ0.8mm 固定钢丝由另一骨道送入，同法引出体外；在体外，将引出的两钢丝端理顺，拉直，并打结，再送入关节腔，注意打结尽量光滑，以利于钢丝在骨道中穿行。缓慢将引导钢丝由胫骨结节入口拉出，引出固定钢丝。

于屈膝 30°位，分别拉紧钢丝两端，在探钩的协助下将骨折块复位，复位满意后将钢丝两头在胫骨结节内侧拉紧打结固定。必要时可以同法再引入 1 根钢丝加强固定。术中再进行前抽屉试验及 Lachman 试验确定固定牢固。如果在初步复位骨块后发现松弛需先将胫骨骨床挖深以恢复韧带张力而后进行复位固定。

（5）冲洗、包扎：冲洗吸出碎屑，冲洗关节腔后注入玻璃酸钠，缝合切口，松止血带后无菌敷料加压包扎。

6. 术后处理 麻醉恢复后即可开始下肢肌肉收缩活动训练及直腿抬高练习，术后屈膝 15°～ 30°。可控膝关节支具固定 4 周，4 ～ 6 周时带支具伸膝位不负重行走，6 ～ 8 周带支具拄拐负重行走。可调节盘支具外固定有效限制关节活动直至骨折愈合。

7. 注意事项 钢丝固定由于钢丝自身刚度，不转弯和易通过骨隧道，操作困难。空心螺钉固定要求骨折块体积较大，而且拧紧力度把握不当会有使骨块碎裂风险。生物力学研究认为缝线固定术后关节稳定性优于钢丝、螺钉固定，可以用高强度不可吸收线代替钢丝。

三、关节镜下前交叉韧带重建术

利用腘绳肌腱移植重建前交叉韧带（antierior cruciate ligament, ACL）时手术可以在同一切口完成取腱及重建的过程，切口小，创伤小，术后也很少造成膝前痛或影响膝关节极度屈曲。

1. 适应证 单纯 ACL 损伤。

2. 优缺点

优点：能恢复膝关节稳定性，中期疗效满意。

缺点：一般认为，自体骨－髌腱－骨移植物的腱骨愈合为术后 6 周左右，而 4 股腘绳肌腱与隧道之间的腱骨愈合为术后 12 周左右，腘绳肌腱重建 ACL 由于其愈合时间相对偏长，为不影响其早期功能锻炼，手术对牢固性的要求更高。

3. 术前计划 排除合并后十字韧带损伤、后外侧韧带损伤 2 度以上外翻不稳以及 3、4 度软骨损伤者。

4. 麻醉与准备

麻醉：腰硬联合。

体位：仰卧位。

准备：安置止血带。

5. 手术要点

（1）器械准备：安置光源、摄像系统、进水管、出水管、动力系统，患肢驱血后安置止血带。

（2）探查：取膝髌腱旁切口，扩张器套管穿入髌股关节，关节镜进入，检查病情。

（3）取腘绳肌腱：屈曲膝关节约90°，自胫骨结节内侧 1.5cm、远侧 0.5cm 开始，向远侧做一个 2～5cm 长的纵向切口。浅筋膜下钝性分离，显露鹅足。顺缝匠肌走行切开缝匠肌腱膜约 3cm，在该腱膜内侧面探及股薄肌腱和半腱肌腱。用直角钳将股薄肌腱和半腱肌腱分别钩出，粗线牵引下，取腱器取出，将扩展成为膜状的半腱肌腱和股薄肌腱止点端连同 2～4cm 长的骨膜一起切下，以延长肌腱的总长度。向近侧游离肌腱至肌腱肌腹交界处，用肌腱剥离器切取肌腱。（图4-142，图4-143）

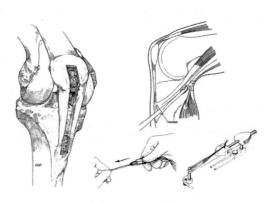

图 4-142　取移植肌腱示意图

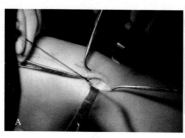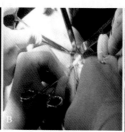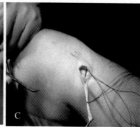

图 4-143　取肌腱

A. 取膝髌旁切口；B. 关节镜植入，检查病情；C. 取腘绳肌腱

植入物处理：在肌腱操作平台上进行，用宽骨刀刮除肌腱上连带的肌肉组织，切除近端须状部分，测量肌腱总长度后折叠成 4 股。用 2 号爱惜邦不

吸收缝线将肌腱两端编织缝合，编织缝合后将粗、细肌腱段两端的缝线打不同的结以区别。对折两段肌腱成 4 股，测量其总直径。根据股骨隧道的长度选择相应的 Endobutton，在 Endobutton 悬吊钛板两端的孔内分别穿入 2 号爱惜邦做牵引线和 4 号爱惜邦做翻转线后，在 80N 的牵引力下预张 15 分钟，湿纱布包裹备用。（图 4-144）

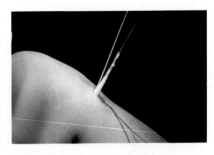

图 4-144　编织肌腱

（4）骨隧道的建立：保留部分 ACL 残端，用胫骨隧道定位器定位胫骨骨隧道，进针点在胫骨结节内侧约 2cm 处，与胫骨成 50°角；而出针点在前交叉韧带胫骨止点纤维的中心，或外侧半月板前角和内侧髁间嵴连线的中点。克氏针自胫骨结节内侧经导向器向韧带胫骨止点打入 Φ2mm 克氏针；引导 Φ4mm 空心钻、Φ7mm 空心钻制作胫骨骨隧道。（图 4-145）

屈膝 90°，通过胫骨隧道放置股骨隧道定位器，在髁间凹 11:00（右膝）方向或 1:00（左膝）方向，用偏心定位器在前交叉韧带股骨止点位置、距股骨后壁 7mm 处钻入 Φ2mm 克氏针，自大腿前外侧穿出。（图 4-146）

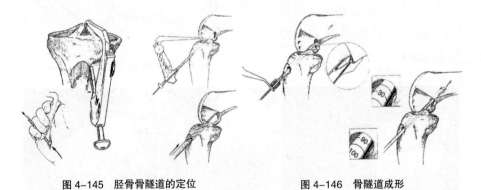

图 4-145　胫骨骨隧道的定位　　　　　图 4-146　骨隧道成形

先用 Φ4.5mm 的空心钻头，由关节内沿导针钻穿股骨外髁钻股骨细隧道。（图 4-147）

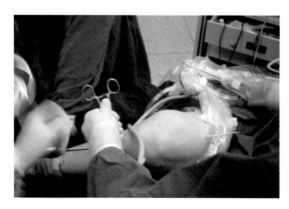

图 4-147　股骨细隧道成形

　　测深后根据选用的 Endobutton 袢的长度再钻出粗隧道，粗隧道的长度 = 预用袢长度 + 移植肌腱长度 +7mm，作为纽扣钢板翻转长度。进入股骨隧道的移植肌腱的长度至少为 2.5cm，选择袢长度合适的悬吊钢板与肌腱相连，在肌腱上标出翻转标志。（图 4-148）

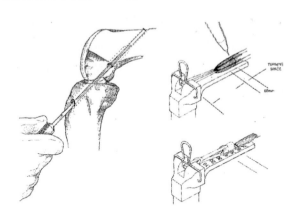

图 4-148　粗隧道长度的测量

　　（5）移植物置入及固定：在骨隧道的前壁用专用开口器开口作挤压螺钉拧入时的入口。经前内辅助入路置入 Φ1.1mm 的高强度导针，用带尾孔的导针将翻转线和牵引线引入胫骨和股骨隧道，将 Endobutton 移植肌腱带入关节内，进入股骨隧道，直至肌腱上的翻转标志进入股骨隧道内口，即小心提拉翻转线，使钢板横架于股骨隧道外口的皮质上，回拉肌腱以证实钢板成功翻转，

可以经 C 臂机透视辅助确认。（图 4-149）

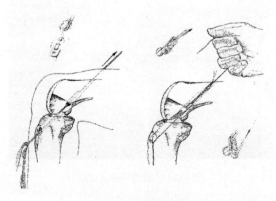

图 4-149 移植物的置入

用力拉紧胫骨隧道侧的肌腱，外侧入口关节镜监视下，过屈膝关节 110°
经髌腱内下入口经高强度导针拧入与骨隧道同直径的可吸收界面挤压螺钉，至
与股骨隧道内口齐平时停止拧入，一般拧入 2.5cm 深。作屈伸膝关节 10 次左
右，使肌腱顺应骨隧道，并检查有无髁间窝的撞击，拉紧肌腱，通过引导针用
可吸收螺钉自外向内固定胫骨隧道的肌腱，用 Φ4.5 mm 的钻头在胫骨隧道的
出口下方 1cm 处钻孔，拧入皮质骨螺钉 1 枚做桩钉用，将牵引的爱惜邦缝线
绕过螺钉尾部的下方打结，将肌腱再固定于桩钉上，从而在胫骨端完成双重固
定。（图 4-150）

（6）冲洗、包扎：冲洗吸出碎屑，缝合切口，无菌敷料加压包扎。

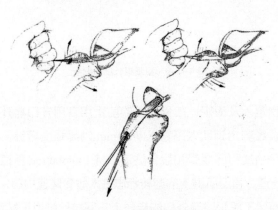

图 4-150 移植物的固定

6. 术后处理　术后膝关节加压包扎 24 ～ 48 小时，完全伸膝位用支具固定。48 小时后即行股四头肌等长收缩训练，直腿抬高。术后 3 周开始膝关节屈伸锻炼，并逐渐开始进行关节活动和本体感受功能训练。术后 2 个月内，在休息时用支具将患膝固定在伸直位以防止伸膝受限，在负重时用支具将患膝固定在 0° 位以防膝关节过伸。术后 3 个月去除支具，行跑步和其他灵活性训练。

7. 注意事项　肌腱在骨隧道内摆动被称为"雨刷效应"，肌腱在骨隧道内纵向移动被称为"橡皮筋效应"，这两种情况都会造成骨隧道的扩大，并可能导致腱骨愈合的失败。采用可吸收界面螺钉在股骨隧道和胫骨隧道内口固定，属于模仿 ACL 的解剖固定方式，可以有效减少"雨刷效应"和"橡皮筋效应"。若移植物两端均用挤压固定，则有切割肌腱移植物、偏心固定及腱骨接触面积减少等缺点，可导致重建韧带的强度欠佳，使得膝关节早期康复功能锻炼受到影响。

运用单纯可吸收界面螺钉也出现一些问题，如：隧道后壁的破裂，挤压钉陷入股骨隧道内口里面而失去挤压效果；挤压钉对移植物的切割损害。为避免以上情况的发生，应注意的是：①在骨隧道完成后于股骨隧道前方用专用开口器开口，以减少螺钉拧入时对肌腱的切割。②挤压钉拧入时骨隧道与螺钉方向一致，在未完全拧紧时切忌伸膝，以防后壁破裂。③股骨侧螺钉选用同移植物直径一致的螺钉；胫骨侧由于骨质较松，螺钉直径往往要大于隧道 1mm，这样一方面可保证挤压效果，另一方面不会因螺钉的过大或过小造成移植物的切割、骨隧道壁破裂或挤压力不足。④螺钉尾部仅拧至平隧道内口，在内口对皮质骨的挤压效果较好，如陷入松质骨则产生较小的挤压力。

四、关节镜下膝关节清理术

关节镜下清理术可以在直视下有效地清理关节腔内剥脱游离的组织，祛除炎性改变的滑膜组织，修整磨损破裂的半月板及关节软骨，扩大增生狭窄的踝间窝，以减少对前交叉韧带的磨损，祛除关节内引起疼痛的因素。同时术中高速冲洗也能有效地将炎性碎屑带出体外，从而有效地缓解症状。

1. 适应证 伴有滑膜增生、半月板损伤的膝关节紊乱疾病，主要适用于骨关节炎中晚期。

2. 优缺点

优点：通过手术改变膝关节腔内的内环境，打断关节软骨损伤的恶性循环，从而达到减轻炎性、促进关节软骨修复再生、延缓关节退行速度的目的。

缺点：远期疗效和保守治疗接近。

3. 术前计划 膝关节正侧位片和 MRI。

4. 麻醉与准备

麻醉：硬膜外麻醉。

体位：仰卧位。

准备：患肢取下垂式关节镜手术体位，大腿上段上气囊止血带，压力在80kp。

5. 手术要点

（1）切口：选择髌韧带两侧入路加髌上外侧入路，髌上外侧行生理盐水灌注，常规关节镜检查。（图4-151，图4-152）

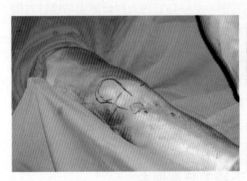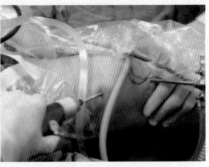

图4-151 膝关节前方入路　　　　图4-152 安装光源和摄像系统

（2）观察：所有膝关节有不同程度的滑膜增生，软骨退变或剥脱，部分半月板磨损破裂，滑膜皱襞紧张，有大小不同的骨赘生成。

（3）处理病变：手术中按顺序依次清除增生退化的滑膜，刨削清除内衬面因炎症刺激增生的絮状悬浮绒毛，修整退化及高低不平的软骨表面，对软骨下硬化骨质外露处用细克氏针钻孔 1 ～ 2cm，共 3 ～ 5 孔减压引流。软骨边缘增生的骨刺较大且影响关节运动者，用磨削器磨平整，清除关节内剥脱的关节软骨，退化磨损的半月板碎屑及关节内游离体，有髁间嵴狭窄者用髓核钳咬除增生骨赘，将髁间窝拓宽，并修理平整。此时镜下活动膝关节，查看前交叉韧带活动有无阻碍，用大量的生理盐水高速冲洗关节腔，再次检查确认关节腔内无游离体及其他悬浮物质，挤压关节周围尽量使关节内的液体排空，每个入口缝合 1 针。

（4）注药、包扎：经髌韧带内侧入路或外侧入路切口注入玻璃酸钠至关节腔内，被动活动膝关节数次，以便使药液能在关节内分布均匀，最后膝关节弹力绷带包扎。

6. 术后处理 术后第 1 天开始练习股四头肌肌力，第 2 天开始做抬腿运动，肌力恢复后可下地活动。

7. 注意事项 术后如果有关节腔内中等量的积液，应予以抽吸，有利于功能锻炼。

五、经胫骨隧道技术重建后交叉韧带术

经胫骨隧道技术重建后交叉韧带是临床常用的重建技术。

1. 适应证 ①重度后向不稳定，术前 Telos 结果后向不稳定，差值 > 10mm；②术前 Telos 结果后向不稳定，差值 < 10mm，但合并其他韧带损伤，包括 ACL、PLC 或Ⅲ度陈旧性 MCL 损伤；③对于骨骺未闭合、股骨侧非骨性撕脱、胫骨侧骨性撕脱、松弛度 2 度（10mm）以下的轻、中度单纯 PCL 损伤病例均不考虑重建手术。

2. 优缺点

优点：体位易操作、临床结果可靠。

缺点：移植物在胫骨隧道出口后方形成锐角，会导致移植物在反复应力下发生磨损，从而使移植物松弛或失效，这种现象称为"杀手转弯"。

3. 术前计划 均采用关节镜下 PCL 单束重建技术。使用异体跟腱重建 PCL 前外侧束。

4. 麻醉与准备

麻醉： 硬腰联合麻醉，可以辅助股神经阻滞麻醉。

体位： 平卧位。

准备： 患者取仰卧位，安置止血带。常规消毒术野，铺设无菌巾、单。铺设防水黏膜。安装出入水管、光源、刨刀、窥视镜。

5. 手术要点

（1）**探查与准备：** 患肢驱血后，止血带充气，取右膝高位髌腱旁内外侧切口，软组织扩张器套管穿入膝关节腔，关节镜进入，探查。

取自体肌腱技术：取左胫骨结节内侧纵向切口，切开皮肤、浅深筋膜，在缝匠肌腱后方寻及半腱肌和股薄肌肌腱，以"7"字钳勾出，牵拉剥离止点，以取腱器逐一取出肌腱。两股肌腱合一，Ethibond 缝线固定一端，并标记游离端 2.5cm 处；一端以爱惜邦线麦穗样编织备用，同法编织另一端。以 80N 的力牵引预置肌腱 5 分钟，湿纱布包裹备用。

（2）**胫骨隧道制作：** 在前内侧入口，将关节镜自前交叉韧带内侧贴股骨内侧髁和前交叉韧带之间进入膝关节后间室观察。做膝关节后内侧切口，插入斯氏针钝头作为指示，确认后交叉胫骨止点。斯氏针作为引导交换棒，顺其插入关节镜，刨刀清除部分滑膜，并清理后交叉韧带下止点。自前内侧切口插入后叉定位器至下止点处，打入克氏针，并顺次打入 Φ4.5mm、Φ8mm 空心钻。

PCL 胫骨隧道导向器法：将定位器置于 PCL 胫骨附丽点中心的位置，位于关节面以下 1.5 cm（胫骨侧隧道出口尽可能低）。使用隧道锉打磨隧道出口边缘以防止移植物磨损，并仔细钻取胫骨隧道。

（3）**股骨侧隧道：** 从内侧切口进入关节镜，观察股骨内侧髁后交叉韧带附着点，克氏针自外侧切口进入，自韧带中心部位进针，至大腿内侧打出，顺克氏针打入 Φ8mm 空心钻头，钻入深度为 2.5cm。

采用由外至内的方法制备的技术：于膝关节内上方取 3cm 左右的小切口，将 PCL 股骨隧道导向器通过前内入路置于 PCL 前外束股骨附丽点的中心，距离关节面边缘 7mm 处（右膝 1 点位置，左膝 11 点位置），胫骨侧隧道进口应尽可能低且偏离中线。

由内至外进行股骨隧道制备会造成移植物与股骨隧道之间呈锐角从而增加

磨损，因此，推荐使用由外至内的方法制备股骨隧道以减少股骨侧的"杀手转弯"。

（4）移植韧带：用导线器（有尾端针眼的长针）连接一段爱惜邦线线圈插入股骨骨道；以持物钳抓住胫骨端爱惜邦线穿入股骨爱惜邦线线圈，将导线器拔出，从而引导胫骨端爱惜邦线贯穿 2 个骨道。尾端连接 Ethibond 缝线，用力自大腿外侧拉出，镜下见标记线进入股骨髁内，8mm 挤压螺钉打入隧道固定韧带股骨端。

将引导钢丝由外至内从胫骨隧道穿入，并使用异物钳由股骨隧道由内至外拉出。使用引导钢丝将移植物由股骨侧隧道拉入关节内并由胫骨隧道拉出。股骨侧的移植物骨块使用 7mm×25mm 可吸收股骨螺钉由外至内固定。（图 4-153）

拉紧移植物进行 15 次膝关节屈伸运动。屈膝 90°位，在前抽屉应力下拉紧移植物，并使用挤压螺钉进行隧道内固定，隧道外可以使用带齿垫片和皮质骨螺钉加强固定。

6. 术后处理　手术后患肢伸膝位支具固定，支具内于小腿后方加衬垫防止胫骨后沉。术后 24 ~ 48 小时拔除引流管，开始股四头肌等长收缩、直腿抬高功能训练，并加强髌骨被动活动。术后 3 ~ 4 周开始进行被动屈膝功能训练，要求术后 8 ~ 9 周达到 90°，12 周达到 120°，6 个月后进行 120°以上的屈曲锻炼。3 个月内禁止腘绳肌主动收缩、屈膝，避免外旋、盘腿、侧压等动作。术后 3 个月开始部分负重，术后 4 个月完全负重。

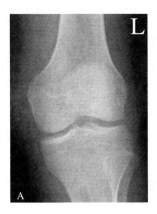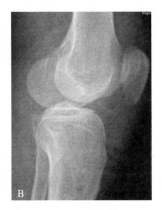

图 4-153　可吸收挤压螺钉固定术后正侧位 X 线片

A. 正位片；B. 侧位片

7. 注意事项

（1）术前要仔细检查是否存在合并损伤（如 PLC、MCL 的损伤），术中同期处理。PCL 重建术后的后向再松弛最常见的原因为合并损伤（特别是 PLC）未处理。（图 4-154）

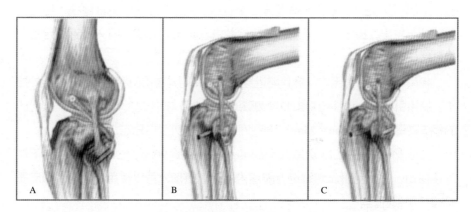

图 4-154　重建侧副韧带的方式

A.腘膝韧带解剖重建；B.外侧副韧带和腘肌腱解剖重建；C.外侧副韧带、腘肌腱和腘腓韧带解剖重建

（2）也可以使用 5 号爱惜邦缝线缝合指背带骨块的异体跟腱移植物。

六、全膝关节置换术

膝关节的外侧结构分为三层：第一层包括浅筋膜层、髂胫束、股二头肌筋膜连同其后侧的扩张部；第二层由外侧支持带和髌股韧带组成；第三层由外侧关节囊组成。在髂胫束后面的后侧关节囊又分为深、浅两层：浅层包括外侧副韧带及豆腓韧带，深层包括弓状韧带和冠状韧带。在获得良好骨性力线的同时，如何松解软组织获得屈伸间隙平衡是一个复杂的过程。良好的软组织松解不仅为了获得膝关节的即时稳定性，更重要的是长期稳定性，这决定了假体远期松动率及磨损率。外侧结构的松解通常包括髂胫束、后外侧关节囊、腘肌腱、腓肠肌外侧头，同时存在内在结构的相对松弛，有可能需要进一步加强或紧缩。

1. 适应证　膝关节疾病的终末期治疗。

2. 优缺点

优点: 随着技术进步,假体寿命逐渐延长,更加灵活。

缺点: 如果发生感染,将是致命的。

3. 术前计划　术前常规行膝关节负重正侧位及屈曲 45°髌股关节轴位 X 线检查。股胫角外翻 >20°者为重度膝外翻。

4. 麻醉与准备

麻醉: 连续硬膜外麻醉。

体位: 仰卧位。

准备: 使用气囊止血带,压力为 280 ～ 300mmHg。

5. 手术要点

(1)**切口:** 取膝关节正中皮肤切口,髌旁内侧入路。切除部分外侧髌下脂肪垫,清除胫骨内侧缘骨赘,但不行内侧软组织松解。根据髌韧带的张力决定是否外翻髌骨显露关节囊,注意避免强力外翻髌骨造成髌腱在胫骨结节部位的撕脱。

(2)**截骨:** 先行胫骨侧截骨,对重度外翻畸形合并严重胫骨平台外侧磨损的患者,以内侧胫骨平台为最低点进行测量和截骨。然后切除骨赘,暴露真实的胫骨骨床,安放胫骨平台假体。胫骨截骨的骨量宁少勿多。

再行股骨髁截骨,股骨扩髓入口应稍微偏内侧 1 ～ 2mm。由于膝关节重度外翻畸形病例大部分都有外侧髁发育不良,存在明显的股骨外髁缺损及外侧结构挛缩,股骨远端截骨的外翻角度应适当减少到 3°～ 5°,股骨前后髁截骨时外旋角度的判断依据股骨解剖轴线。合并髌骨脱位的患者,外侧彻底松解仍然不能矫正脱位时,在不影响外侧间隙平衡的前提下,可适当稍增大股骨假体的外旋角度(1°～ 2°),并将股骨假体外移。

对合并屈曲挛缩畸形的患者,先行后关节囊松解,去除后关节囊区域骨赘,用电刀将后关节囊股骨侧及胫骨侧剥离。根据术中膝关节后方松解后屈曲畸形矫正的程度,决定是否进行股骨远端的二次追加截骨。

(3)**髌骨处理:** 根据患者髌骨骨质情况决定是否行髌骨置换。对髌骨发育畸形或完全髌骨脱位、经过髌骨外侧软组织及外侧支持带的松解后髌骨轨迹仍然较差的患者,采用髌骨置换。进行髌骨置换时,充分暴露髌骨外缘,切除所有骨赘暴露真实的髌骨,选择小号的髌骨假体,适当靠内侧安放或尽量削薄髌骨（不小于 10mm）以改善髌骨轨迹。

（4）外侧软组织松解：所有重度外翻膝患者伸直、屈曲间隙均紧张，须常规行外侧软组织松解。

对伸直间隙紧张的松解，以行髂胫束松解为主，松解过程中应用 30#针头反复针刺松解。若仍不能矫正可以将其从胫骨止点（Gerdy 结节）剥离或直接切断。

对屈曲间隙紧张的松解，首先松解弓状韧带和豆腓韧带，通过膝关节后髁骨赘的清理及后外侧关节囊的松解和（或）腓肠肌外侧头内的籽骨切除两种方法来完成。如果屈曲间隙紧张，可进一步行腘肌腱松解。腘肌腱可以从股骨附着点剥离，在膝关节严重固定性外翻畸形时切断该肌腱可使挛缩的软组织得到很好的松解。

对伸直和屈曲间隙均紧张者以松解外侧副韧带为主，包括股骨外髁及胫骨平台外侧骨赘切除、选择韧带紧张的部分进行松解、股骨侧自骨膜下松解深部止点。术中发现膝关节外翻畸形严重且外侧软组织结构固定挛缩，在充分松解外侧副韧带后仍有屈伸间隙的外侧紧张，遂将外侧副韧带部分切断或全部切断。

对处于脱位或半脱位状态的髌骨进行松解。首先切除髌骨外侧缘骨赘，充分松解髌骨外侧支持带，然后再行髌骨外侧关节囊切开松解，咬除髌骨周缘骨赘，使之变小。

装配假体，复位关节，缝合切口，术后摄片。（图 4-155）

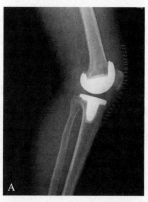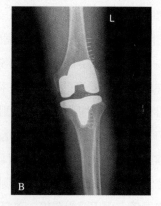

图 4-155 全膝置换术后 X 线片

A. 侧位片；B. 正位片

6. 术后处理　术后膝关节加压包扎，不放置引流。术后血红蛋白大于100g/L，不输血；血红蛋白为 80 ～ 100g/L，根据患者年龄、临床症状及耐受程度选择性输血；血红蛋白小于 80g/L，输血。常规抗炎、消肿、局部冰敷、镇痛、抗凝治疗。所有病例均在手术当日麻醉过后即开始患肢床上活动，术后2 天扶拐下地部分负重行走，同时行股四头肌和膝关节按压伸直锻炼。2 例腓总神经麻痹患者，术后行踝关节背伸功能锻炼。

7. 注意事项　对膝关节外侧结构的松解顺序及具体松解方法应遵循"哪里紧张，松解哪里，边试边松解"的原则。在松解过程中反复于膝关节屈曲位及伸直位用手指触及紧张的组织，用 30 $^\#$ 针头反复针刺韧带的紧张部位。这种方法既可避免使用尖刀导致松解过度，又能达到松解的目的。对外侧结构存在固定挛缩畸形应用上述方法仍然无法矫正外翻畸形时，可将紧张的部分韧带直接切断。彻底将外侧副韧带及腘肌腱从股骨髁上剥离可能会增加松动翻修的风险。但是在重度膝外翻畸形的软组织松解过程中有选择性切断紧张的外侧副韧带及腘肌腱，术后未发生膝关节不稳定，长期随访也未增加假体松动的翻修概率。原因可能是重度膝外翻畸形外侧结构存在严重的挛缩及粘连，在切断腘肌腱及外侧副韧带后，原有的外侧结构特别是挛缩的关节囊能够代偿保持关节的稳定性。

七、无痛膝关节腔穿刺技术

膝关节腔穿刺技术既可以作为诊断的技术，也可以作为一项治疗技术，更是骨科医师除了用药和手术之外需要的一项必备技能。膝关节是人体最大的负重关节，而膝关节疾病的发病率逐年提高，关节腔穿刺术为一项基本操作技术，掌握无痛膝关节穿刺术尤为重要。所谓无痛膝关节腔穿刺术，是指在不应用局部麻醉药的情况下行膝关节腔穿刺术，使用熟练的穿刺技术而达到轻度疼痛或无痛效果。

1. 适应证　①原因不明的关节腔积液；②疑为感染性关节炎，寻找病原菌；③抽积液或向关节腔内注药，以达到治疗目的。

2. 手术要点

（1）患者仰卧于手术台上，两下肢伸直。

（2）穿刺部位严格皮肤消毒。原则上讲，由于膝关节浅在，髌骨周围都可以作为穿刺点。但是，选择髌骨外缘更为方便，有利于操作。（图4-156）

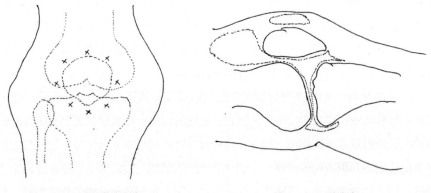

图4-156　膝关节穿刺点　　　　　　　　图4-157　髌上囊

髌上囊是膝关节腔最大的部分，是我们穿刺操作空间最大的地方，可降低损伤关节软骨的概率。（图4-157）

（3）用7#或9#注射针头，一般于髌骨外上方，由股四头肌腱外侧向内下刺入关节囊；或于髌骨下方，由髌韧带旁向后穿刺达关节囊。（图4-158，图4-159）

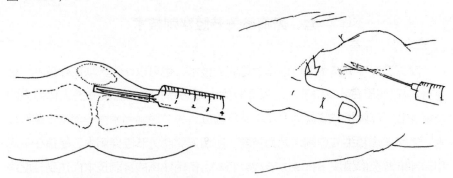

图4-158　穿刺前，用戴上保护罩的注射器　　图4-159　抽吸过程中，可以压迫髌上囊，
　　　　　寻找最凹陷的部位，帮助定位进针点　　　　　　帮助抽吸腔内液

（4）抽液完毕后，如需注入药物，保留针头在原位，另换无菌注射器。

（5）术后再次消毒，棉签压迫5～10分钟止血。

3. 术后处理　当天禁止泡浴。

4. 注意事项　动作要轻柔，避免损伤关节软骨。药物注入髌下脂肪垫可造成疼痛。如关节腔积液较多，抽吸后应适当加压固定。

第四节　胫腓骨

一、胫腓骨骨折经皮锁定加压钢板内固定术

锁定加压钢板（locking compression plate，LCP）技术是将螺钉锁定在接骨板上，不会将骨折块拉向接骨板，因此，接骨板即使未达到充分的解剖塑形，仍可维持骨折端复位后的位置，应用 MIPPO LCP 技术时这个优势尤其突出。此外，LCP 更像一个内固定支架，在固定骨骼时，与骨膜之间有一间隙。因此，LCP 可以看作一种与骨膜"不接触"钢板，属于"生物学钢板"范畴。

1. 适应证　胫腓骨干部的骨折，没有严重的软组织损伤。

2. 优缺点

优点：手术创伤小、并发症少，较传统切开手术大大缩短了住院时间。适合于皮肤条件差，有结痂，不宜广泛切开的患者。不剥离骨膜，对骨折端周围血运破坏少，最大限度地保留了骨折端的血运，保护了骨折端的软组织，有利于骨折的愈合。LCP 由于螺钉锁定在接骨板上，与其下骨骼的接触面基本为零，可最大限度地减少对骨膜及皮质骨血供的影响，更有利于骨折的愈合。LCP 特殊的固定配套工具，使手术操作更简单。

缺点：经皮置入钢板操作存在一定的风险。钢板远端牵拉胫前动、静脉和（或）两者之一，或腓深神经，或直接与这些重要结构接触。出现胫前动静脉单独或同时切割损伤，伴有腓浅神经损伤。手术容易损伤头静脉及肌皮神经。因此，应用经皮微创锁定加压钢板内固定术，必须充分熟悉骨折部位的解剖。

3. 术前计划　钢板预制塑形，可以参考健侧肢体来完成。

4. 麻醉与准备

麻醉：硬膜外麻醉或硬腰联合麻醉。

体位：仰卧位。

准备：无特殊要求。

5. 手术要点

（1）于骨折近端胫骨前内侧做长约 1.5cm 小切口，深达骨膜外，用骨膜剥离器在皮下深筋膜与骨膜之间分离皮下隧道。

（2）然后在 C 臂机监视下轴向牵引间接复位，位置满意后，经皮克氏针临时固定骨折断端。注意避免短缩和旋转。

（3）选择适当长度、近似骨形态预塑形的 LCP，带锁导向器固定钢板近端，经隧道穿至骨折部位，在 LCP 推进的同时对抗牵引小腿以维持复位。

（4）用一块等长的 LCP 在皮外准确定出远近端螺钉置入的位置，各取一 0.8cm 切口，用另一带锁导向器固定钢板远端锁定孔，依次钻孔，并用自攻螺钉锁定固定。LCP 的两端依骨折端稳定情况各拧入 3 ～ 4 枚螺钉即可。（图 4-160）

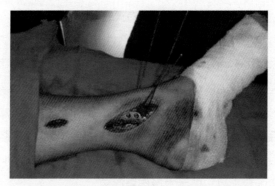

图 4-160　经皮插入钢板，在近段另作切口

（5）对于开放性骨折，先予彻底清创，然后行钢板固定。创面闭合原则是无张力下缝合。

6. 术后处理

（1）术后无须任何外固定。

（2）术后第 1 天于床上行患肢功能锻炼。

（3）3 天后借助 CPM 进行功能锻炼。

（4）根据固定后骨折端稳定状况，术后 3 天～ 4 周不同时间开始扶拐逐渐下地行走。

（5）6 ～ 8 周经复查 X 线片示骨折端有骨痂形成时，增加负重量。

7. 注意事项

（1）不直接暴露骨折部位：LCP 固定时不能将骨折块拉向接骨板，无助骨折块的复位，要求术者有良好的闭合手法复位技巧，同时术中需要使用 C 臂机监视骨折端复位状况。骨折端良好的闭合复位和维持骨折端位置是 LCP 固定骨折顺利进行的重要步骤。

（2）建议使用长钢板、少螺钉技术：LCP 要相对较长，以增加力学上的平衡；螺钉不要填满钢板的每一个孔，因为这样会削弱骨的抗弯和抗扭曲强度。用较少的螺钉固定较长钢板有两个优点：一是减少对骨折血供的进一步干扰，二是通过载荷分享避免因应力集中导致的内固定断裂。用 MIPPO 技术使用较长的 LCP，手术创伤不会明显加重。

二、后内侧倒"L"形切口治疗胫骨平台后髁骨折

膝关节屈曲位受到轴向暴力作用，股骨髁的后半部在膝关节屈曲轴向应力向下便可造成胫骨平台后髁在冠状面上的劈裂（腓侧）或塌陷（胫侧）的损伤，暴力严重时可使胫骨相对于股骨向前移位，造成前交叉韧带的损伤，甚至引起血管及邻近半月板不同程度的损伤。

1. 适应证 胫骨平台涉及后髁的骨折。

2. 优缺点

优点：方便显露胫骨平台后髁的内侧。

缺点：胫骨平台后髁的外侧显露不足。

3. 术前准备 骨折线主要位于冠状面上，X 线正位片：冠状面的骨折线非常模糊，不能提供明确诊断；X 线侧位片：显示冠状面的骨折线，内外侧平台重叠不能清晰地显示骨折移位及塌陷程度。

CT 检查应该获取的信息：水平位：明确骨折线走向、后方平台关节面塌

陷的区域和程度；矢状位：内外侧平台后倾角；冠状位：内外翻暴力的大小。

三柱理论指导手术的意义：①找出主要塌陷关节面（结构性缺损）的位置；②分析损伤机制，伸膝屈膝、内翻外翻，选择钢板位置：主力钢板放置在压力侧、辅助钢板放置在张力侧、桥接钢板放在干骺端（注意要厚）；③考虑软组织耐受性。

4. 麻醉与准备

麻醉：全麻，适当使用肌松药。

体位：俯卧位，如果是联合入路则选择漂浮体位，屈膝。（图 4-161）

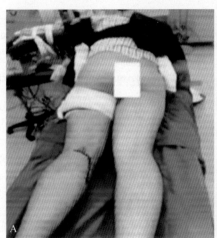
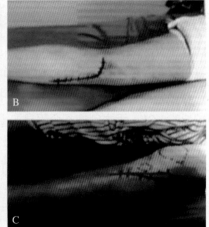

图 4-161　漂浮体位

A. 倒"L"切口俯卧位观；B. 倒"L"切口侧位观；C. 前外侧切口侧位观

准备：后内侧倒"L"形入路—辅助钢板；前外侧入路—外侧柱塌陷，植骨填塞，主力钢板。特殊器械：折弯的霍夫曼拉钩。

5. 手术要点

（1）切口：水平部起始于腘窝横纹外侧，沿横纹走向内侧，在横纹内侧端（到达半腱肌肌腱）转折向下（延长约 6cm）形成切口的垂直部。于半腱肌半膜肌腱与腓肠肌内侧头内缘之间向远端延伸，结扎腘筋膜浅面的小隐静脉，保护腓肠内侧皮神经。（图 4-162）

（2）入路：打开腘筋膜，自半腱肌与腓肠肌内侧头间进入，见图 4-163。

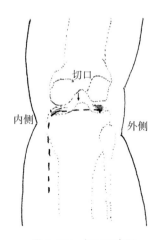

图 4-162　切口示意图

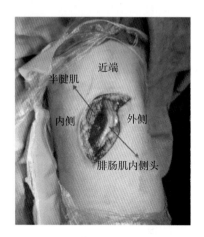

图 4-163　自半腱肌与腓肠肌内侧头间进入

将半腱半膜肌及肌腱向内侧牵开，紧贴胫骨平台后侧骨面向外侧分离，将腓肠肌内侧头、跖肌及其外侧深面的腘血管、胫神经，以及腓肠内侧皮神经一起向外侧牵拉，结扎膝下内侧动脉，显露骨折端，如后外侧骨折，可将腘肌、比目鱼肌从平台后方钝性剥离，通过 Hoffmann 拉钩将其牵向外侧，见图 4-164。

实践证明只要肌肉松解充分，术中可充分显露后外侧柱骨折块。该切口中胫后血管神经束被小腿三头肌包绕保护，损伤风险低，避免了传统后外侧入路损伤血管、神经的风险，见图 4-165。

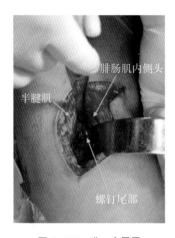

图 4-164　进一步暴露

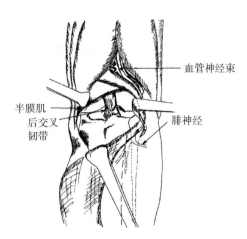

图 4-165　入路示意图

（3）复位与固定：骨块通常向远端移位，利用一枚克氏针进行撬拨复位后，另一枚克氏针作临时固定。C 臂机透视显示骨折端复位良好后，放置上肢直形或 T 形支撑钢板，拔除临时固定的克氏针。

（4）内植物选择：具体到胫骨后髁内固定物的选择，主要为拉力螺钉和钢板两种。至于钢板的种类不是固定关键，只要能结合螺钉起到支撑作用即可。对于后髁的骨折，单独应用拉力螺钉不能保证固定的稳定。因为膝关节屈曲时股骨髁对骨折部位产生较大的剪切力，会使固定失效。因此临床上建议使用拉力螺钉＋支撑钢板来做到稳定固定。钢板一般采用桡骨远端的"L"形或"T"形钢板，适当塑形即可。（图 4-166，图 4-167）

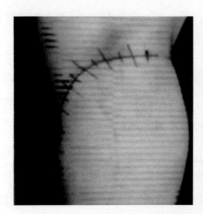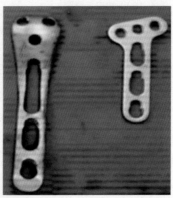

图 4-166　钢板选择

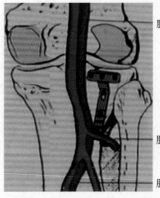

腘静脉

胫前静脉

胫后静脉

图 4-167　后柱外侧区放置钢板

（5）抗滑动技术：对于腓骨远端骨折采用的后侧抗滑钢板技术——"anti-glide plating"技术也可以成功应用于胫骨后髁的骨折中。

（6）技巧：另将前正中切口作为辅助切口，观察关节面复位情况。（图4-168）

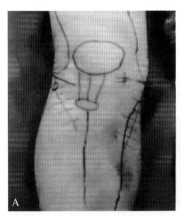
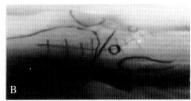
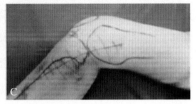

图 4-168　前外侧 + 后内侧切口示意图
A. 前面观；B. 外侧观；C. 内侧观

6. 术后处理　支具或石膏临时保护固定至拆线，术后早期床上肌肉和关节灵活度训练，术后 2 个月骨折愈合后可下地行走。

7. 注意事项

（1）切口转折部须保持圆钝；将皮瓣翻向外下方牵拉，腘筋膜浅面的小隐静脉可分离结扎离断，分离伴行的腓肠内侧皮神经，勿损伤；在钝性分离和牵拉腓肠肌内侧头时保护其深面的营养血管及支配神经束（腓肠内侧动静脉及内侧头肌支）；牵拉腓肠肌内侧头尽量牵拉肌腹。

（2）后关节囊中部内侧偏远端可及膝下内侧动脉，此动脉发自腘动脉，于关节囊的浅面向内下方行走，分离并予以结扎切断，否则容易导致术中出血过多。

三、早期 Pilon 骨折的切开复位内固定术

Pilon 在法语中是药师用来粉碎和碾磨的钵杵，胫骨远端与其形状非常相似。因此，胫骨远端骨折又称 Pilon 骨折。

1. 适应证与禁忌证

适应证：①胫骨远端开放性骨折；②胫骨远端骨折伴有血管损伤；③胫骨远端骨折移位＞2mm，或关节面台阶＞1mm；④不能接受的下肢力线改变。

禁忌证：①出现软组织肿胀或张力性水疱；②有周围血管疾病；③出现或可能出现局部感染。

2. 优缺点

优点：早期固定可以方便功能锻炼。

缺点：有感染和局部软组织坏死的可能。

3. 术前计划　术前评估是 pilon 骨折有效治疗的基础。①术前应拍摄前后位、侧位、斜位胫骨全长 X 线片和足前后位、侧位、斜位、踝穴位 X 线片。② CT 扫描和三维重建能够显示 X 线片所不能显示的骨折块。③评估软组织损伤，注意检查是否伴有血管损伤、骨折张力性水疱、软组织挤压伤、闭合性剥脱伤和骨筋膜室综合征。④评估骨折类型，了解胫骨远端和腓骨的骨折移位、粉碎和压缩程度。⑤损伤机制，是高能量或低能量损伤。⑥了解几个重要骨折块的移位情况：前外侧骨折块（tillaux-chaput）为胫腓韧带在胫骨干骺端的附着处；后踝三角骨折块（volkmann triangle）；后踝骨折块（wagstaffe）；胫骨远端中间"冲床样"骨折块。

避免手术并发症的关键是选择适当的手术时机。①对于低能量损伤，因软组织损伤较轻，伤后 6～8 小时内可行急诊手术治疗。多数情况下，软组织损伤的临床表现具有滞后性，谨慎的方法是创伤后 7～10 天再行手术治疗。②对于高能量损伤，软组织损伤较重，一般适合于 10～21 天后行延期切开复位内固定。③老年人由于植入物常固定于骨质疏松的骨组织上；软组织特别是皮肤的活力降低，易于受损伤和坏死；常合并其他的疾病如糖尿病、周围血管疾病等，致下肢循环功能不全，影响骨折愈合和功能恢复；难以配合进行远端肢体康复训练。因此，常须延期至软组织肿胀完全消退时再手术，一般需要 2 周时间。④对于开放性骨折的手术时机选择原则是，伤后 6～8 小时为清创的黄金时间，大部分可一期缝合创口，进行重要组织修复和骨折固定；伤后 8～12 小时如污染轻，损伤不重，根据创口感染可能性的大小，骨折固定可以选择外固定架或钢板固定，清创缝合或部分缝合创口。伤后 12～24 小时酌情清创，骨折可选择骨牵引或外固定架固定，创口缝合或不缝合。遇到骨外露情况，选择合适的时机，尽早采用皮瓣移植消灭创口。

4. 麻醉与准备

麻醉：硬腰联合麻醉。

体位：平卧位。

准备：入路的选择应根据骨折类型、固定方法和植入物来决定。根据胫骨远端骨折线的走向，将各种钢板放置在相应的位置，支撑钢板放外侧或内侧。

5. 手术要点

（1）入路选择

1）后外侧和前内侧双入路：最为常用。腓骨切开复位内固定的切口（后外侧）一般位于腓肠神经和腓浅神经之间，以保留足够的距离（至少 7cm）行前内侧入路切开复位胫骨。前内侧入路，由于软组织非常薄，且骨折后常导致软组织损伤，所以术后软组织感染、坏死和骨髓炎的发生率非常高。（图 4-169，图 4-170）

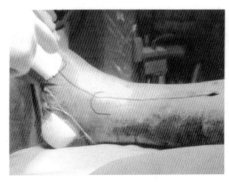 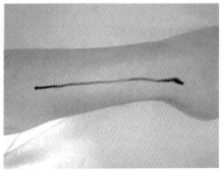

图 4-169　前内侧切口　　　　　　　　　图 4-170　后外侧切口

2）单一的后外侧入路：切口一般取在跟腱的外侧。此入路方式具有以下优点：仅需一个切口即可同时复位固定腓骨和胫骨；长屈肌位于胫骨的后侧，可覆盖内固定物，作为缓冲减少摩擦；入路周围部位即使有较大的创面，也很少须要游离皮瓣覆盖。

采用该入路时，患者须俯卧位，治疗胫骨前唇的粉碎性骨折时不易暴露且复位差。

3）单一的前外侧入路：绝大多数 C3 型 Pilon 骨折的粉碎骨折片位于胫骨干骺端的前外侧，因此对于 C3 型 Pilon 骨折可取前外侧切口以利于骨折的复位和固定。但该入路不适合腓骨骨折需要固定的患者。

4）后外侧和后内前侧双入路：后外侧入路固定腓骨，后内前侧入路固定胫骨。后内前侧入路为"J"形，自胫骨内缘取纵向切口沿内踝边缘弯向前到达胫前肌腱前外侧缘止。这一入路能够清晰地暴露整个踝穴，但对胫骨前唇的暴露较差。

（2）腓骨固定：切开复位内固定，为恢复胫骨长度的参照。与胫骨的切口间隔要宽，达到 7cm。

（3）胫骨临时撑开和复位

1）间接复位技术：利用韧带整复、牵引，使用暂时的外固定支架撑开。

2）改良的 ORIF 切口：解剖复位胫骨远端关节面，关节面的复位要注意由外向内、由后向前的顺序进行，后方的 Volkmann 骨折块是复位的关键。注意胫骨下端前外侧区域常有粉碎、缺损和不稳，前外侧的 Chaput 结节通常有胫腓韧带附着，该结节复位后可作为恢复胫骨长度和其他骨折块复位的参照标志，所有后外侧或后侧骨块可复位至该结节骨折块上。如果遇到关节面严重粉碎性和塌陷性骨折，必要时将骨折的内踝向内、向后牵开，可清楚地暴露关节面的损伤情况，便于骨折块的复位和固定。

3）经皮撬拨技术：双克氏针或单克氏针撬拨，并临时固定骨块。

4）开窗植骨技术：像胫骨平台那样，在软骨下骨植入松质骨，填充关节面。

5）使用 MIPO 技术：使用预塑形的内侧支撑钢板进行固定。

6. 术后处理　不负重 8～10 周。术后石膏或支具保护 3～6 周，有利于软组织恢复。

7. 注意事项　骨块有限剥离，软组织损伤决定手术时间，稳定固定后早期活动。

四、Pilon 骨折外固定结合有限内固定术

治疗 Pilon 骨折的过程归纳为"3P"，即保护（preserve）骨和软组织活

力、进行（perform）关节面的解剖复位、提供（provide）满足踝关节早期活动的固定。

1. 适应证　①Rüedi—Allgöwer Ⅱ型、Ⅲ型和AO的B3型、C型骨折；②闭合性软组织损伤为Tscherne-Gotzen 2、3度，开放性损伤为Tscherne-Gotzen 2、3度。

2. 优缺点

优点：①手术操作简单、安全和创伤小，有利于创面与骨折的愈合；②利用韧带整复术，使骨折更好地复位，且张力钢针能够固定较小的骨折碎块；③组合外固定器并不固定胫距关节和距下关节，但能够减少这两个关节的僵硬。

缺点：①对于高能量损伤、压缩型的Pilon骨折疗效较差，晚期出现下肢力线畸形。②当严重的关节内粉碎性骨折伴胫距关节不稳定时，组合外固定器的张力钢针并不能提供足够的固定强度；且在置入张力钢针时，有可能损伤神经、血管和肌腱。

3. 术前计划　①术前应拍摄前后位、侧位、斜位胫骨全长X线片和足前后位、侧位、斜位、踝穴位X线片。②CT扫描和三维重建能够显示X线片所不能显示的骨折块。③评估软组织损伤，注意检查是否伴有血管损伤、骨折张力性水疱、软组织挤压伤、闭合性剥脱伤和骨筋膜室综合征。④评估骨折类型，了解胫骨远端和腓骨的骨折移位、粉碎和压缩程度。⑤确认损伤机制，是高能量还是低能量损伤。⑥了解几个重要骨折块的移位情况：前外侧骨折块（tillaux-chaput）为胫腓韧带在胫骨干骺端的附着处；后踝三角骨折块（volkmann triangle）；后踝骨折块（wagstaffe）；胫骨远端中间"冲床样"骨折块。（图4-171）

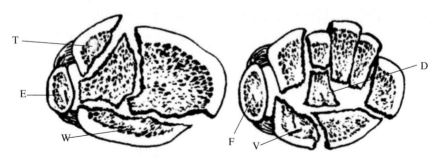

图4-171　胫骨远端骨折几个重要骨块

T. 前外侧骨折块；W. 后踝骨折块；V. 后踝三角骨折块；D. 胫骨远端"冲床样"骨折块；F. 腓骨

避免手术并发症的关键是选择适当的手术时机。①对于低能量损伤，因软组织损伤较轻，伤后 6 ～ 8 小时内可行急诊手术治疗。多数情况下，软组织损伤的临床表现具有滞后性，谨慎的方法是创伤后 7 ～ 10 天再行手术治疗。②对于高能量损伤，软组织损伤较重，一般适合于 10 ～ 21 天后行延期切开复位内固定。③老年人由于植入物常固定于骨质疏松的骨组织上；软组织特别是皮肤的活力降低，易于受损伤和坏死；常合并其他的疾病如糖尿病、周围血管疾病等，致下肢循环功能不全，影响骨折愈合和功能恢复；难以配合进行远端肢体康复训练。因此，常须延期至软组织肿胀完全消退时再手术，一般需要 2 周时间。④对于开放性骨折的手术时机的选择原则是，伤后 6 ～ 8 小时为清创的黄金时间，大部分可一期缝合创口，进行重要组织的修复和骨折固定；伤后 8 ～ 12 小时如污染轻、损伤不重，根据创口感染可能性的大小，骨折固定可以选择外固定架或钢板固定，清创缝合或部分缝合创口。伤后 12 ～ 24 小时须决定是否清创，骨折可选择骨牵引或外固定架固定，创口缝或不缝。遇骨外露情况，选择合适的时机，尽早采用皮瓣移植消灭创口。

4. 麻醉与准备

麻醉：腰硬联合麻醉。

体位：平卧位。

准备：患肢安置止血带。

5. 手术要点

（1）采用小切口的方法对腓骨进行复位和内固定，并在直视下对胫骨远端关节面进行复位，尽量减少剥离软组织，尽可能使骨折块与骨膜和关节囊相连。

（2）胫骨干骺端复位与固定依靠各种外固定器械，如 Ilizarov 外固定器和组合外固定器。组合外固定器由位于干骺端可透射线的半环和张力钢针通过滑杆和 Schantz 螺钉连接于胫骨骨干，张力钢针类似于螺钉的作用，能够帮助复位和固定干骺端、关节内的骨折块。

（3）术中应保持跟骨牵引。

（4）使用组合外固定器时，如果韧带整复术效果佳，经皮置入钢针应穿过主要的骨折块，对于冠状面骨折，还可应用空心螺钉加固钢针固定；如果韧带整复术效果差，则应行切开复位空心螺钉固定。

（5）组合外固定器的钢针应位于踝关节上 1cm，与关节保持平行，防止两根张力钢针不能均匀压缩骨折；术后调整螺杆使踝关节与膝关节保持平行。

6. 术后处理　抬高患肢，予以局部冰敷。尽早允许关节活动，8 周后可以负重锻炼。

7. 注意事项

（1）外固定最主要的术后并发症为钉道感染。应注意无菌操作，保持钉道部位的无菌环境，加强护理，以减少感染的发生。

（2）腓骨固定的问题：在使用外固定支架治疗 Pilon 骨折时，腓骨是否需要固定仍有争议。有学者认为：①固定腓骨增加了手术时间和创口并发症的发生率，术后一旦发生感染需要再次手术拆除固定；②腓骨内固定限制了外固定的动力，可导致胫骨内翻畸形愈合，腓骨复位固定不良将影响胫骨的复位；③腓骨粉碎性骨折时解剖恢复其长度、弯度和轴向旋转很困难，使用直的钢板固定腓骨可导致胫骨力线的内翻畸形和关节面难以复位，而恢复腓骨长度并不一定需要钢板固定，可通过外固定支架的牵拉作用间接地恢复腓骨长度。但固定腓骨可增加生物力学的稳定，有助于前外侧 Chaput 骨折块的复位，恢复胫骨的长度和力线。

五、Pilon 骨折延期切开复位内固定术

对于 Pilon 骨折而言，保护软组织非常重要。如果有 2 度以上的软组织损伤，必须等待良好的血液和淋巴液循环建立后才能进行确定性治疗。

1. 适应证　延期 ORIF 适合于 Riedi-AllgSwer Ⅲ 型和 AO 的 C3 型骨折。闭合性软组织损伤为 Tscherne-Gotzen 1、2 度，开放性损伤为 Tscheme-Gotzen 1、2 度。

2. 优缺点

优点：具有良好的软组织保护效果，第一阶段获得腓骨的解剖复位，恢复胫骨长度和下肢静脉回流，减少软组织肿胀。有利于胫骨的直视下的解剖复位。术后踝关节的运动、疼痛较早期 ORIF 和单纯的跨踝关节外固定为优。

缺点：第二阶段直视下复位 Chaput、Die-punch 骨折块使软组织剥离较多。骨折后 3 周或更长时间再进行解剖复位，复位困难，技术要求高。

3. 术前计划　摄踝关节正侧位片，有条件者摄踝部 CT。局部冰敷，可以有效减轻肿胀。

4. 麻醉与准备

麻醉：腰硬联合麻醉或全麻。

体位：平卧位。

准备：患肢安置止血带。

5. 手术要点

（1）在伤后 24 小时内对腓骨进行切开复位固定，如果腓骨骨折累及骨干，可行 3.5mm 有限接触动力加压钢板（LC-DCP）固定。

（2）用跨越踝关节的三角形外固定支架固定胫骨，通过外固定支架的牵开作用，利用肌腱、韧带及软组织的张力使骨折更好地复位，即利用韧带整复术（ligamentotaxis）复位胫骨 Chaput 骨折块和 Wagstaff 骨折块。

（3）待软组织状况改善和肿胀消退（通常为 10～21 天）后（皮肤起皱和张力性水疱的治愈是软组织状况改善的标志），进行胫骨的切开复位内固定。

6. 术后处理　抬高患肢。予以低分子右旋糖酐等药物疏通循环治疗。钉道口须精心护理，去除分泌物和结痂，予以酒精滴注。注意纠正低蛋白血症，有利于软组织紧密包裹骨螺钉。

7. 注意事项　避免钉道口感染。如果钉道口有异常分泌物，必须予以适当处理，等待炎症消退才能进行手术。

六、胫骨远端骨折 MIPPO 内固定术

胫骨远端骨折的治疗由于其部位特殊，肢体末端血运较差、软组织覆盖少、骨折部代偿空间狭小，伤后易造成局部血运障碍。

1. 适应证　骨折类型：胫骨远端骨折 A1、C1 型；软组织条件：开放骨折 Gustilo Ⅲ度以下，无全身重大疾病（血液病等）。MIPPO 技术由于强调闭合间接复位，对于胫骨远端骨折 C2、C3 型复杂的骨折要慎用，反复的操作只会适

得其反，C2、C3 型骨折属关节内粉碎性骨折，应该切开直接复位。运用 AO 原则，加压固定，以达到 I 期愈合。Gustilo III 度以上的骨折，由于皮肤软组织条件差，往往错过手术时机。

2. 优缺点

优点：有美观、创伤小、患者依从性好、固定可靠、愈合率高、恢复快、皮肤软组织感染发生少、可早期功能锻炼及早期负重等优点。

缺点：术中须行 X 线透视复位固定以保证手术效果，手术内固定材料价格较贵。

3. 术前计划　伤后 1 周内软组织尚未明显肿胀时手术。

4. 麻醉与准备

麻醉：腰硬联合麻醉。

体位：平卧位。

准备：患肢安置止血带。

5. 手术要点

（1）由内踝尖向近端做一纵行皮肤切口，长约 4cm，深筋膜下锐性分离，在骨膜与深筋膜间用骨膜剥离器建立软组织通道，干骺端 LCP 为解剖型钛板可直接推入切口形成通道。

（2）在 C 臂机透视下骨折复位。调整 LCP 位置。确保其在侧位片胫骨的中央带上。透视下确认骨折端对位对线良好。

（3）用大单齿复位钳经皮夹持骨折远、近端并简单固定 LCP。再次 C 臂机透视确认。在复位固定发生困难时，我们采取分步固定方法，首先把已塑形或解剖型 LCP 固定在胫骨远端的良好位置，再与近端对位。

（4）纵行切开近端约 3cm，暴露钢板的尾部及近端骨干，并予以固定。

（5）对于涉及关节面的骨折块行间接复位或有限切开复位，影像监视下克氏针、大巾钳经皮固定。在骨折远、近端的螺钉至少各穿 6 层骨皮质（3 枚各穿 2 层骨皮质螺钉），骨质疏松患者至少需 7～8 层。

6. 术后处理　术后第 2 天行踝、膝关节功能锻炼。术后 6 周开始部分负重练习行走。粉碎性骨折延迟至 7～8 周，据 X 线片随访结果以确定完全负重时间。

7. 注意事项 在 MIPPO 技术中骨折端有过度距离，却存在坚强的内固定，骨折端微动减少。若不能形成弹性固定，则不愈合可能发生。

七、外后侧弧形切口双肌间隙入路胫骨平台骨折内固定术

胫骨平台后外侧骨折位置偏后，有腓骨阻挡，传统的前内侧或前外侧入路对后外侧关节间隙及胫骨平台后髁，尤其是后外侧塌陷骨折的暴露并不理想，无法进行后方塌陷区域复位及支撑植骨。罗从风等设计的倒 "L" 形膝关节后内侧切口虽然可以显露后外侧平台，但从后内侧切口暴露胫骨后外侧平台显然没有从后外侧切口显露充分。

1. 适应证

（1）胫骨平台后外侧塌陷或台阶超过 5mm，同时合并胫骨平台前外侧骨折或胫骨干骺端骨折。

（2）胫骨平台后外侧分离移位 > 5mm，平台倾斜 > 5°，合并平台前外侧或干骺端骨折。

（3）胫骨后外侧骨折虽未达上述标准，但合并半月板、十字韧带和内、外侧副韧带损伤，需手术探查者，在探查修复的同时对骨折行切开复位内固定。

2. 优缺点

优点： 后侧弧形切口双肌间隙入路兼顾了前外侧切口和后外侧切口的手术暴露需求，外侧无须做两个切口，术中不必行腓骨小头截骨，既减少了手术创伤，又减少了相近两个切口间易发生皮瓣坏死和钢板外露的风险。

缺点： 由于外后侧弧形切口稍偏前，所以在后外侧胫骨平台进行骨折复位及内固定时相对困难。由于该切口部位皮下脂肪较少，所以应避免皮下过多剥离，力求全厚皮瓣掀起，否则有发生皮瓣坏死的风险。联合内侧切口时，切口间距离不宜太短，以免影响皮肤血供而出现皮缘坏死。术中须加强对腓总神经、腓肠外侧皮神经，以及胫骨后动、静脉的保护，以免误伤。术后因瘢痕形成和解剖结构改变而更易伤及血管神经，故采用该入路所放置的钢板如无特殊原因均无须取出。

3. 术前计划 术前评估骨缺损情况。

4. 麻醉与准备

麻醉：术前能耐受侧卧位腰椎穿刺、术中能耐受较长时间侧卧位或斜俯卧位及腰椎无发育、退变畸形和外伤者给予腰硬联合麻醉，否则行全身麻醉。

体位：对合并内侧结构损伤的患者，先取平卧位屈曲外旋患侧膝关节，取患膝下内侧或后内侧切口，行内侧平台骨折切开复位内固定；再将患者改为健侧斜俯卧位或漂浮体位，取患膝外后侧弧形切口。对未合并内侧结构损伤的患者，则直接取健侧斜俯卧位行外后侧弧形切口。

准备：患肢安置止血带。

5. 手术要点

（1）入路：切口位于膝关节外侧稍偏后，自膝关节水平线上 5 ～ 8cm，沿股二头肌前缘向下切开，至膝关节线水平弧形绕过腓骨小头前方，沿腓骨前外侧向下切开 8 ～ 10cm（图 4-172A）。在该切口内贴筋膜向膝前下锐性剥离，经胫前肌间隙做膝关节前外侧入路，经此入路可以显露膝关节外侧腔、胫骨外侧平台，行膝关节外侧半月板探查、修补，以及前外侧平台骨折或胫骨干骺端骨折复位内固定术。因此，对前外侧平台、胫骨干骺端骨折可在胫前肌下贴骨膜插入钢板，应用微创经皮钢板内固定技术完成手术（图 4-172B）。然后再经此切口向后沿筋膜潜行剥离显露后外侧肌间隙，于股二头肌后缘腓总神经表面打开深筋膜，仔细游离并保护腓总神经，将股二头肌向前外侧牵拉，沿腓骨向下锐性分离比目鱼肌的腓骨起点，并将其与腓肠肌外侧头一起牵至内后侧，此时应注意勿损伤腓肠神经。显露胫骨平台的后外侧髁及膝关节腔后外侧，复

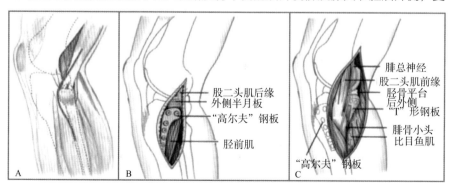

图 4-172　后侧弧形切口双肌间隙入路示意图

A. 切口示意；B. 前方放置高尔夫钢板；C. 后方放置T型钢板

位后外侧塌陷骨折，行自体髂骨支撑植骨、钢板内固定（图 4-172C）。在暴露胫骨平台后外侧壁及放置钢板时须小心，勿损伤胫前动、静脉。

（2）复位和固定：暴露内、外侧平台骨折并直视下复位，确定内侧或外侧柱力线恢复满意后，先用细克氏针临时固定，然后再应用锁定钢板固定。对内侧或后内侧平台骨折，一般贴胫骨内侧嵴应用预弯后的重建锁定或非锁定接骨板固定，或应用"T"形胫骨平台内侧解剖锁定接骨板固定；对胫骨外侧平台或干骺端骨折，一般应用胫骨近端"高尔夫"锁定接骨板或"L"形胫骨平台排钉解剖型锁定接骨板固定；对后外侧平台骨折塌陷者，撬拨复位后需植骨，然后再应用"T"形锁定接骨板或重建钢板固定。

（3）软组织修补：C 臂机透视确认关节面恢复及内固定位置良好后，在关闭外侧及后外侧关节囊同时修补损伤的外侧半月板：边缘撕裂者行缝合修补，桶柄裂、水平裂者行半月板成形术。固定完成后再行膝关节侧向及前后应力试验检查，了解关节稳定性；对十字韧带或内、外侧副韧带损伤者，常规应用锚钉进行一期修补。十字韧带腱性损伤者在经康复锻炼 2 个月后再行稳定性检查，以明确是否须行二期韧带重建术。

6. 术后处理

（1）术后抬高患肢，使用弹力绷带加压包扎 2～3 天以减少积血和肿胀。麻醉恢复后鼓励患者行主动肌肉收缩及髋、踝、趾关节运动。

（2）术后 2～3 天，采用 CPM 行被动功能锻炼，直至膝关节屈曲接近90°出院。

（3）术后每 2～4 周摄 X 线片，根据患者身体状况、骨折类型及骨折愈合情况确定患肢能否下地行走：一般年轻力壮、骨质较坚强、内固定较可靠者，术后 4 周予不负重下地活动；骨折愈合较好者，术后 6 周予部分负重锻炼；术后 8～12 周可在单拐辅助下部分负重行走或完全弃拐行走。

（4）对年老体弱、骨质疏松患者，不负重与部分负重时间需相对延迟 4～6 周，术后待 X 线片示骨折线完全愈合后可完全负重行走。

7. 注意事项　对于 Schatzker Ⅴ型、Ⅵ型骨折，应先使用外后侧弧形切口前外侧肌间隙，对前外侧平台骨折放置"高尔夫"或 L 形胫骨近端解剖钢板时，旋入前外侧平台螺钉时需要兼顾后外侧平台骨折的复位、植骨、内固定的空间需要，如果有相互干扰可能，则前外侧平台螺钉可以暂时选短螺钉，待后外侧充分复位、植骨、内固定后，再旋入前外侧平台长螺钉。

对于 Schatzker Ⅲ型、Ⅳ型骨折，多为骨质疏松症患者，可以先显露后外侧肌间隙，对后外侧塌陷骨折优先撬复、植骨、支撑钢板内固定，然后再在前外侧肌间隙行外侧支撑两维固定。

八、前侧入路累及后外侧的 C3 型胫骨平台骨折内固定术

当高能量轴向压缩负荷及外翻应力作用在处于屈曲或半屈曲状态下的膝关节时，可导致累及后外侧的胫骨平台骨折，同时可造成前十字韧带、内侧副韧带断裂及半月板损伤。

在普通 X 线片上的影像较为隐匿，容易与外侧柱劈裂塌陷骨折块的影像混淆，且由于术前疼痛、骨折端异常活动及开放性手术暴露视野有限等因素导致术前及术中难以全面准确地检查和判断损伤情况，从而造成临床对骨折本身及其相关软组织损伤结构的漏诊或评估不足。

1. 适应证　这一骨折类型常出现在 AO 分型的 C3 型（关节面粉碎且干骺端骨折将关节与骨干完全分离）骨折。

2. 优缺点

优点：在前内侧切口将现有的胫骨内侧解剖锁定钢板的放置位置适当向前内移动，其近端锁定排钉的远端投照方向会随之转向后外侧柱，当在胫骨平台前外侧及前内侧各放置一块锁定钢板后，具有角稳定特性的锁定排钉在关节面下相互交叉，前内侧钢板主要支撑固定内侧柱、后外侧柱两个区域，前外侧钢板主要支撑固定外侧柱、后内侧柱两个区域

缺点：可能对局部软组织血运造成干扰。

3. 术前计划　必须有 CT 的冠状位和矢状位图片。

4. 麻醉与准备

麻醉：腰硬联合麻醉。

体位：平卧位。

准备：无特殊要求。

5. 手术要点

（1）双入路设计思路：前外侧入路的作用为显露并复位胫骨平台外侧柱、后外侧柱，安置前外侧锁定钢板，同时显露并修补外侧半月板，固定前十字韧带；前内侧入路的作用为显露并复位胫骨平台内侧柱、后内侧柱，安置前内侧锁定钢板，同时显露并修补内侧副韧带及内侧半月板。为保证内、外侧手术切口间保留足够宽度的皮桥，外侧切口通常较短，内侧切口相对略长，内外侧钢板远端锁定螺钉均采用经皮植入的方式。

（2）前内侧入路：前内侧切口起自膝关节内侧间隙上 2cm，髌骨内侧约 1cm 处，向下沿胫骨前内侧面的中线向下延伸，止于鹅足上缘水平。该入路须切断部分隐神经的髌下支，但通常不切断鹅足。在鹅足下方潜行剥离，将胫骨内侧锁定支撑钢板放置在胫骨近端前内侧面鹅足下方备用。内侧切口可根据手术治疗的需要向远、近端适当延长，可暴露并修复内侧副韧带；切开内侧半月板下方的冠状韧带并将半月板上提，可显露内侧半月板及内侧胫骨平台关节面，也可进一步暴露胫骨内侧干骺端。

（3）前外侧入路：前外侧切口的近端起于腓骨小头前缘与关节间隙上 2cm 处，向下经 Gerdy 结节后缘逐渐沿弧线向前下方，止于外下 1cm 处。（图 4-173）

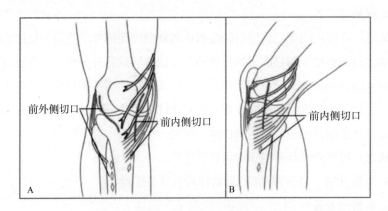

前外侧切口　　前内侧切口　　前内侧切口

图 4-173　切口示意图

A. 前内侧和前外侧切口冠状位示意图；B. 前内侧切口侧位示意图

在外侧副韧带前缘切开深筋膜并沿切口方向延伸，向前锐性剥离 Gerdy 结节上的阔筋膜止点，并将阔筋膜向前侧牵拉；向后沿胫前肌在胫骨上的附着点锐性剥离肌肉止点至腓骨头前方。将膝关节屈曲 50°～ 60°，用拉钩将外侧副韧带向后牵拉，将外侧半月板下方的冠状韧带沿关节面方向横行切开并上提，暴露胫骨外侧平台。

检查外侧半月板，如有破裂，则应修整及缝合；如同时伴有前十字韧带止点撕脱的髁间嵴骨折块，则在外侧髁关节面复位之前，通过由外上向内下的胫骨前内侧干骺端穿引预留跨髁间嵴撕脱骨折块的钢丝（以备在骨折复位、钢板固定后固定）。此时，在腓骨头的上方即可显露胫骨后外侧平台。

（4）复位及固定：通常采用内侧－后外－前外的复位固定顺序。

由于胫骨平台内侧髁骨折块粉碎且压缩程度通常较轻，常为劈裂骨折，所以在内外侧显露完成后，首先将胫骨内侧平台复位并用克氏针及内侧钢板临时固定。

移去前外侧骨块显露胫骨后外侧平台技术：将前外侧骨折块向外侧分开，以便进一步显露并复位后外侧骨折块。

前外侧开窗显露技术：前外侧干骺端骨皮质连续性尚完整且后外侧关节面压缩塌陷者，可在前外侧干骺端的皮质上开一约 1cm×1cm 的骨窗，将胫骨后外侧平台移位塌陷的骨折块通过顶棒进行复位并用克氏针临时固定。适当调节前内侧预留钢板近端的高度及螺钉方向，使其近端锁定排钉的远端达到胫骨平台的后外侧软骨下骨的下方，通过锁定排钉的角稳定特性来支撑固定胫骨平台前内侧及后外侧关节面。

在内外侧关节面得以稳定固定后，通过经皮技术将锁定螺钉置入钢板远端固定骨折远端。

胫骨髁间嵴撕脱骨折块的处理：膝关节处于中立位，将预置于胫骨近端前内侧的钢丝捆扎收紧，以固定胫骨髁间嵴撕脱骨折块及前十字韧带。

修补半月板下方的冠状韧带附着部。

行膝关节的内、外翻应力试验，对存在明显侧方不稳定的患者修补侧副韧带。

6. 术后处理　术后内、外侧常规留置引流管 1 ～ 3 天，抬高患肢。在有效的疼痛管理下，术后第 1 天开始行股四头肌等长收缩锻炼及踝关节的主动伸屈锻炼。对于韧带断裂进行修补的患者，在石膏固定 4 ～ 6 周后行膝关节伸屈功能锻炼；对于无韧带断裂的患者，术后第 3 天膝关节在 CPM 辅助下行被动伸屈锻炼，1周后行主动伸屈练习，渐进式训练使患者在术后1个月内屈膝达到或超过90°。术后2～4周在保护下行部分负重训练，2～4个月完全负重。

7. 注意事项

（1）对胫骨平台关节面采用直视下暴露复位，对干骺端及骨干部采用间接复位技术，通过经皮插入钢板并植入螺钉的微创方式固定骨折远端，在治疗过程中减少了对软组织的医源性损伤。

（2）原始损伤时的暴力即可造成膝关节周围严重的软组织损伤，而胫骨前内侧无肌肉覆盖，缺乏软组织保护，一旦切口出现皮肤坏死，则非常容易出现钢板及骨外露，甚至导致感染发生。因此在选择前内侧手术入路时对患肢软组织状况的评估显得非常重要，对内侧皮肤有明显挫伤和肿胀的患者需慎用。

第五节　足与踝

一、外侧扩大"L"形切口跟骨切开复位内固定术

跟骨三维解剖复杂，实现良好的功能须要恢复关节面平滑、跟骨高度。避免切口坏死和感染始终是跟骨手术的目标。

1. 适应证　跟关节内骨折、跟骨结节骨折。

2. 优缺点

优点：可以在解剖上提供良好显露，是目前最常用的术式之一。

缺点：如果术中软组织保护不当，容易出现切口坏死。

3. 术前计划　术前常规行患侧跟骨侧位、轴位 X 线片及跟骨三维 CT 重建检查。于侧位 X 线片测量 Böhler 角和 Gissane 角。术前临时应用足托支具固定，伤后 48 小时内采用冰敷及静滴甘露醇消肿治疗。患足出现皮肤褶皱为最佳手术时机。

4. 麻醉与准备

麻醉：常规采用硬膜外麻醉，复合伤患者采用全麻。

体位：患者侧俯卧位，伤侧肢体在上。

准备：伤肢大腿放置止血带，根据患者基础血压情况调整压力约300mmHg。

5. 手术要点

（1）切口及显露：采用跟骨外侧扩大"L"形切口。切口起自外上3～5cm，跟腱前缘或腓骨后缘与跟腱后缘连线的中点，向下至足背皮肤与足底皮肤交界水平，再折向前，至第五跖骨基底近侧1cm（图4-174）。纵向切口部分应注意避免伤及腓肠神经；转折部切口应圆润，避免呈直角，保护皮瓣尖端血供；横向切口部分远端注意保护腓骨长肌腱和短肌腱（图4-175）。

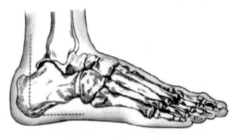

图4-174　切口示意图

将皮肤连同皮下组织一次性切开至骨膜，向上掀起全层厚皮瓣。紧贴跟骨外侧壁由下而上锐性剥离皮瓣，暴露至跟距关节前方。

（2）深层暴露：用三枚 Φ1.8mm 或 Φ2mm 的克氏针从全层厚皮瓣下方钻入并固定腓骨头、距骨及骰骨，向上折弯克氏针，将皮瓣掀起固定，同时将腓骨长肌腱和短肌腱牵向上方（图4-176）。充分显露距跟关节、跟骰关节、跟骨外侧壁及后关节面。

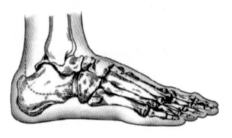

图4-175　上移的跟骨切口

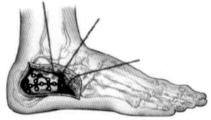

图4-176　掀起皮瓣，暴露跟骨

（3）复位及固定：循原骨折线将跟骨外侧壁向外下方掀起翻开，清除淤血。先将内侧壁及载距突复位，复位顺序为自内向外，维持Böhler角，用剥离子抬起距后关节面塌陷骨折块，同时恢复 Böhler 角、Gissane 角及跟骨高度。C 臂机透视观察骨折对位对线情况及关节面平整恢复情况，若出现复位丢失可采用克氏针临时固定，待钛板安置妥当后拔除克氏针。最后复位外膨的跟骨外侧壁，用拇指由外向内挤压跟骨外侧壁，以纠正增宽的跟骨体部，并检查恢复正常的跟腓间隙，以不压迫腓骨肌腱为宜。

复位后使用跟骨解剖型锁定加压钛板固定。用普通拉力螺钉将钛板固定于载距突、跟骨结节及跟骨前部（图 4-176），其他骨质比较松软的部位（如跟骨中心三角区）采用锁定螺钉固定。关节面复位后的骨缺损空隙可以予以植骨。伴有载距突骨折的患者联合内侧载距突入路复位载距突并用加压螺钉固定。

（4）关闭切口：松止血带，彻底止血。根据切口情况决定是否放置皮下引流，严密缝合皮下，关闭切口。切口适当加压包扎，不用外固定。

6. 术后处理　放置引流者于术后 24 小时内拔除。术后第 3 天逐渐开始非负重足趾及踝关节主动、被动功能锻炼。术后 2.5 ～ 3 个月根据骨折愈合情况逐渐负重行走。

7. 注意事项

（1）复位技巧：后关节面解剖复位及 Böhler 角的恢复与否是评价跟骨骨折复位的重要指标。跟骨骨折的复位需要重建跟骨形态，恢复其长宽高的几何参数，恢复距下、距后关节和跟骰关节面平整，恢复跟骨轴位力线。复位要遵循一定的规律和技巧。内侧载距突骨块的位置通常比较稳定，其他骨块的复位应以载距突为标准；跟骨前突通常与内侧载距突骨块分离并向外移位；常见的延伸到跟骰关节的次级骨折线需要复位；将塌陷的跟骨结节骨块从后关节面骨块中牵拉出来，有利于后关节面的解剖复位。

（2）植骨：对复位后遗留的关节面骨缺损是否需要植骨目前意见不统一。多数学者认为跟骨以松质骨为主，血液循环丰富，骨缺损处往往就是骨质本身的疏松部位，植入的骨块不稳定，常被压入到骨质疏松的"中立三角区"，有时甚至会妨碍关节面复位，且跟骨具有较强的骨愈合能力，因此，除非严重的缺损，多数情况下无须植骨。采用跟骨锁定加压钢板固定时可以不植骨，因为跟骨锁定加压钢板所提供的角稳定性及抗拔出力可确保跟骨骨折不会出现复位丢失。

二、微创解剖钢板治疗跟骨骨折术

目前常用的外侧扩大"L"形切口，因伤口大，暴露时间长，使术后感染率高。解剖复位或骨折移位小于 3mm 认为复位良好。复位后移位大于 3mm 则认为复位不良。内固定物常规在 1 年随访时取出。

1. 适应证 高处坠落致单侧 Sanders Ⅳ型骨折。

2. 优缺点

优点：不发生伤口皮肤坏死、植入物深部感染和骨髓炎，符合微创治疗的理念。

缺点：内侧切口放置螺帽时，应避免损伤神经及血管。

3. 术前计划 所有患者均待局部软组织肿胀缓解后进行手术治疗。

4. 麻醉与准备

麻醉：腰麻或硬膜外麻醉。

体位：侧卧位于手术台上，患侧向上。

准备：无特殊要求。

5. 手术要点

（1）双手牵引恢复跟骨的高度，并在 C 臂机透视下将两枚 Φ3.5mm 的斯氏针由跟骨结节后上方置入较大的骨折块，方向与跟骨长轴成 30°～ 60°，针尖不能超过骨折线。通过斯氏针撬拨周围骨片，以恢复 Bohler 角和距下关节面，可反复撬拨以获得距下关节的满意复位。然后以双手挤压跟骨侧面，进一步恢复跟骨宽度、高度、Böhler 角和距下关节面；C 臂机直视下复位满意后钻入斯氏针临时固定。

（2）沿跟骨外侧跟腱外侧缘前方纵行切开长约 3.5cm 切口，由切口插入骨膜剥离器在骨膜下剥离，形成一紧贴跟骨的皮下隧道；插入跟骨解剖钢板，C 臂机透视钢板位置满意后，经皮最少置入 3 枚加压螺栓固定；3 枚螺栓应分别穿过内侧载距突、跟骨结节及跟骨体，于跟骨内侧相应位置小切口置入加压螺帽。

6. 术后处理 术后抬高患肢以防止肢体肿胀。术后 24 小时开始行不负重主动背伸及跖屈踝关节训练。术后 72 小时指导患者以足心踩圆柱形空瓶前后滚动。术后 4 周扶拐下地行部分负重进行距下关节锻炼：双侧腋拐负重，每步承重 15kg，以后每月增加 5kg；2 ～ 3 个月后完全负重。

7. 注意事项 较早进行负重、进行关节锻炼，可以恢复关节匹配性。术后非负重时间延长与骨质疏松和关节僵硬密切相关，可加速距下关节炎的发生，故早期负重行功能锻炼有利于获得良好的功能预后。

三、三踝骨折内固定术

移位的三踝骨折通常为一种复杂损伤，容易导致胫距关节关系改变、胫骨远端关节面破坏，以及下胫腓联合损伤等不良后果，从而影响踝关节以至下肢功能。导致三踝骨折疗效不佳的原因除了高能量损伤或骨质疏松外，手术医师不能通过一个全方位的手术入路来解决所有可能的相关损伤可能也是重要原因之一。后踝是踝关节囊后侧部分的起点及胫腓韧带后下束（posterior-inferior tibiofibular ligament，PITFL）的附着点，后者是稳定下胫腓联合的关键结构。

切开复位并牢固固定后踝骨折块有助于恢复胫距关节接触面积和保持下胫腓联合的解剖关系，并防止踝关节后方关节囊挛缩以及由此引起的踝关节背伸受限。

1. 适应证 三踝骨折、力学不稳定影响关节功能者。

2. 优缺点

优点：通过良好复位并牢固固定后踝和外踝骨折能有效复位并恢复下胫腓联合的稳定性，从而避免传统方式固定下胫腓联合容易导致骨折复位不良及胫距关节退行性改变的缺点。

通常能很方便地观察到胫距关节的情况，从而能彻底清理关节内碎骨块，尽可能避免术后关节软骨损伤，并能更好地复位骨折。

缺点：各个切口如果靠得太近，可能会影响软组织血供。术中切口尽量缩短，软组织不要分层显露且应减少过度软组织牵拉可以避免这个问题。

3. 术前计划　术前行踝关节正侧位片，注意踝关节正位片必须是下肢内旋 20°位置。CT 检查可以发现隐匿性的骨折线。

4. 麻醉与准备

麻醉：腰硬联合麻醉，采用全身麻醉并加用腘神经、隐神经阻滞。

体位：左侧漂浮体位，俯卧位手术的优点包括：容易显露并处理所有骨折而且无须过度活动患肢、可以减少参加手术的人员、软组织牵拉容易、有利于手术医师操作、小腿下方置垫有利于通过重力作用协助向后方移位的腓骨和后踝骨折复位；如果内踝骨折也需要手术固定，则可垫高对侧髋部或屈曲膝关节来更好地显露内踝。

准备：大腿上段安放气囊止血带。

5. 手术要点

（1）入路：于腓骨后缘与跟腱外缘之间的中点作纵行切口（图 4-177A），长度根据外踝骨折而定；其远端不超过外踝尖，切口中通常不会看到腓肠神经，但考虑到解剖变异的可能性，手术中仍然须要注意避免损伤该神经。

浅层显露：依次切开皮肤、皮下组织，游离切口两侧皮瓣，分离出腓肠神经及小隐静脉，予以保护。

深层显露：切开深筋膜和腓骨支持带，分别分离腓骨肌和拇长屈肌筋膜，从而有利于牵开相应肌肉以显露骨质。术中将拇长屈肌向内侧牵开，剥离后踝骨膜以复位后踝骨折块，但须要注意保留 PITFL 在腓骨和后踝的附着。向外侧牵拉腓骨长肌和腓骨短肌可以暴露腓骨。

（2）后踝复位和固定：以平滑的椎板剥离子将踝关节骨质牵开显露距骨关节面（图 4-177B），然后以垂体钳将骨折碎屑去除；如果胫骨关节面存在压缩，此时也可以通过撬拨使其复位。随后将后踝骨折复位并以克氏针临时固定，满意后以半螺纹空心钉和腓骨 1/3 管形钢板予以牢固固定。

（3）腓骨处理：于同一切口中显露腓骨骨折并常规复位固定，其钢板可安放于腓骨后方（图 4-177C）或侧方。如果骨折断端更偏向近端或对粉碎性骨折予以桥接固定时，通常将钢板安放于腓骨后方（图 4-177D）。

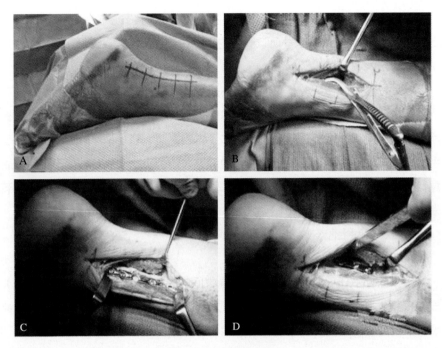

图 4-177　后外侧入路

A. 患者取俯卧位，于跟腱外缘至腓骨后缘之间的中点标记手术切口；B. 在后踝骨折处以平滑的锥板剥离子将踇长屈肌牵向内侧；C. 将腓骨肌牵向外侧并于腓骨后方安放钢板；D. 以 1/3 管形钢板安放于胫骨后方固定后踝骨折

（4）内踝处理：取右内踝纵切口约 4cm，依次切开皮肤、皮下组织，2 根克氏针垂直内踝骨折线自内踝尖端向近端打入，C 臂机透视见复位良好，予以 2 枚空心拉力螺钉固定；或者以支撑钢板固定纵向剪切骨折。

（5）下胫腓联合处理：在踝关节上方 2.5cm 水平，在导引器引导下自腓骨向胫骨沿前上方打入一枚克氏针，扩孔，置入 5.5cm 长带袢钢板，袢钢板留在腓骨侧，踝关节背伸位用点式复位钳夹持，收紧袢，在胫骨侧用挤压螺钉固定。

6. 术后处理　将踝关节固定于中立位。术后 2 周复查 X 片，并开始进行踝关节主动活动；术后 6 周摄踝关节负重位 X 片，并开始逐步负重行走，行常规物理治疗。

7. 注意事项

（1）术中须要特别注意保护腓骨肌腱，确保内固定物远端无突起，腓骨尖以远的支持带完好，以防止腓骨肌腱脱位。

（2）即使骨折得到牢固固定，下胫腓联合也可能存在不稳。因此，骨折复位固定后应常规评估下胫腓联合的稳定性。

（3）采用钳夹复位和螺钉固定的标准方法可能导致腓骨半脱位或下胫腓联合过度加压，从而可能产生踝关节退行性改变及其他由创伤引起的永久性损伤。

（4）Gardner 等通过临床和生物力学研究证实旋前－外旋型踝关节骨折病例的 PITFL 完好，而后踝骨折块内固定后下胫腓联合的强度比传统的螺钉固定更好。固定后踝骨折块可以减小下胫腓联合固定、骨折复位不良及后期取除下胫腓联合固定螺钉的必要性。

（5）在内、外踝骨折的复位固定完成后才会进一步处理后踝骨折。尽管腓骨复位完成后因为完好的 PITFL 牵拉会改善后踝骨折的对位情况，但由于断端间骨折碎块的存在或腓骨骨折复位不良，使多数患者的关节面仍然存在不同程度的间隙和台阶状改变。

四、前内入路距骨骨折内固定术

前内入路通常与前外入路联合应用，以便获得距骨解剖复位。少数情况下，当距骨颈不是粉碎骨折，可以使用单纯前内入路获得解剖复位和固定。入路应避免两个神经血管束（隐神经大隐静脉束和胫后神经血管束）。

1. 适应证　有移位和不稳定的距骨骨折。

2. 优缺点

优点：可以很方便地处理距骨腰部骨折。

缺点：不能完全暴露所有类型的骨折。

3. 术前计划

（1）准备长度适合的各型螺钉。

（2）如皮肤出现Ⅲ度肿胀、水疱，须推迟手术时间，待皮肤出现皱纹征，方可施术。

4. 麻醉与准备

麻醉：硬膜外麻醉。

体位：仰卧位。

准备：患肢安置止血带。

5. 手术要点

（1）切口：起自内踝前缘，行于胫前与胫后肌腱之间，向前延伸止于足舟骨内侧。沿三角韧带前缘锐性切开软组织，显露距骨。距骨体粉碎病例行内踝截骨；合

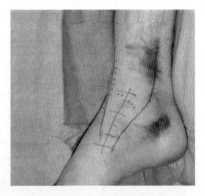

图 4-178　距骨内侧入路图

并内踝骨折者直接将其翻开，显露距骨内侧面和胫距关节。（图 4-178）不要损伤从后内侧分出供应距骨体 2/3 部分的血管分支。（图 4-179）

（2）显露前内侧距骨颈：切开皮肤和筋膜后，清除骨折端血肿，显露下面距骨颈下内侧面和骨折。（图 4-180）

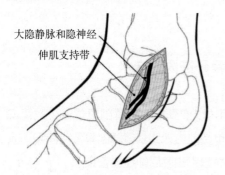

图 4-179　后内侧分出的供应距骨体 2/3
部分的血管分支

大隐静脉和隐神经
伸肌支持带

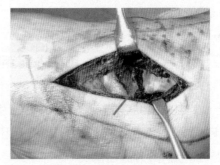

图 4-180　简单距骨颈骨折（很少见）

（3）切开距下关节：内侧面骨折通常都是复杂骨折，骨折块落入距下关节必须被清除，以便解剖复位距下关节。如果骨折复杂，距骨外侧面解剖复位可以恢复距骨长度。

（4）固定：清理骨折断端，直视下复位并以克氏针临时固定，确认对位满意后，根据骨折情况选用 2 ～ 3 枚螺钉固定，至少 1 枚垂直通过骨折面。螺钉方向可从前向后，进钉点在距骨头部外侧及距骨内侧，螺钉埋入软骨下骨，以免影响距舟关节活动。对于骨折相对简单、移位不大的距骨骨折，先在 C

臂机透视下手法或经皮撬拨复位，对位满意后采用小切口空心螺钉固定。

6. 术后处理　术后踝关节中立位支具固定，抬高患肢至高于心脏水平。使用冰敷至肿胀明显消退，术后 24～48 小时静脉滴注头孢一代抗菌药物预防感染。术后 2 周或创口愈合后开始进行踝关节和距下关节主动活动，并持拐下床，术后 3 个月内禁止负重。X 线片显示骨折端有骨小梁通过后开始逐渐负重，直至完全负重行走。

7. 注意事项　治疗距骨合并同侧跟骨骨折时，合理的手术顺序可降低手术难度，缩短手术时间。对跟骨关节外骨折，可先处理两处骨折中无移位或移位较小者；对跟骨关节内尤其是塌陷骨折，应首先解剖复位并坚强固定距骨骨折，然后将其作为参照进行跟骨骨折的切开复位内固定。

五、内倾型后踝骨折固定术

内倾型后踝骨折的骨折块较大，常伴有关节软骨的损伤，少数伴有关节软骨塌陷，骨折线的走行是高位呈冠状面，低位转向矢状面累及内踝。这说明内倾型后踝骨折是由旋转应力和垂直暴力共同作用的结果，且应该以旋转暴力为主，垂直暴力为辅。单纯的旋转应力所致的后踝骨折的骨折块常较小，且几乎没有关节软骨的损伤。后 Pilon 骨折因包含有轴向应力，故骨折块较大，且常伴有关节软骨的损伤；而且后 Pilon 骨折通常是在足部处于跖屈位时由垂直暴力所产生，而骨折线的走行呈冠状位。

内倾型后踝骨折的骨折线呈冠状位，当后踝骨折累及内踝皮质时，移位的骨折在内踝上侧可形成双边征。内倾型后踝骨折常累及胫骨远端关节面。

1. 适应证　内倾型后踝骨折。

2. 优缺点

优点：采用后内侧切口可一次性暴露后踝及内踝，使整个骨折完全呈现在切口内，有利于骨折复位和固定。

缺点：暴露时须注意保护踝管内组织。切开胫后肌腱鞘后，应将胫后肌腱牵拉至前方，并向后外侧牵开趾长屈肌腱及神经血管束，无须刻意暴露神经血管束以减少损伤的概率，同时牵拉宜轻柔，以免造成医源性损伤。

3. 术前计划　此类骨折通常合并腓骨骨折，因此应先将其复位。腓骨骨折复位后，在下胫腓联合后韧带牵拉作用下可复位胫骨后外侧骨折块。

4. 麻醉与准备

麻醉：腰硬联合麻醉。

体位：侧卧位。

准备：无特殊要求。

5. 手术要点

（1）沿胫骨远端的跟腱后内侧边缘和内踝之间作 6 ～ 10cm 的纵弧形切口，下端沿内踝下方弧线向前侧（图 4-181）。切开屈肌支持带，紧贴骨皮质剥离显露内踝，切开胫后肌腱鞘，显露胫后肌和趾长屈肌腱，将胫后肌腱牵拉至前方，向后外侧牵开趾长屈肌腱及神经血管束后显露后踝。

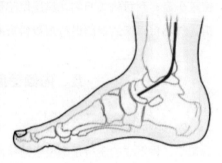

图 4-181　入路图

（2）对 Haraguchi Ⅰ型和Ⅲ型骨折，用牙科钩或小拉钩将内踝骨块向内后方掀起即可通过骨折间隙显露后踝骨折及软骨损伤情况。较小的软骨碎块可去除，较大的软骨骨折块用顶棒复位关节面后（图 4-182），可用克氏针临时固定，而后用骨科复位钳或布巾钳复位后外侧骨折块，复位满意后，选用

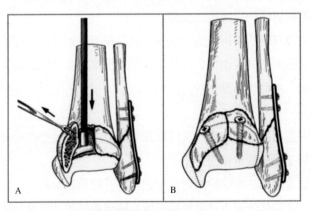

图 4-182　固定示意图（一）

A. 顶棒复位关节面；B. 螺钉固定

1～2枚空心钉导针由后向前平行关节面钻孔固定后外侧骨折块；再用骨科复位钳或布巾钳复位后内侧骨折块，复位满意后用骨科复位钳临时固定，选用1～2枚空心钉导针由后内侧向前外侧平行关节面钻孔固定内侧骨折块。C臂机透视，若骨折对位、对线满意，导针位置佳，则测深后拧入2～4枚空心螺钉固定。

（3）对Haraguchi Ⅱ型骨折，用骨科复位钳或布巾钳牵拉复位内踝，内踝骨折满意复位后（因内踝与后踝为同一骨折块，故将内踝复位后，后踝随之复位），选择2枚空心钉导针从内踝后上方0.5～2cm处平行胫骨远端关节面向胫骨前外侧方向钻孔。C臂机透视，若骨折对位、对线满意，导针位置佳，则测深后拧入2枚空心螺钉内固定（图4-183）。

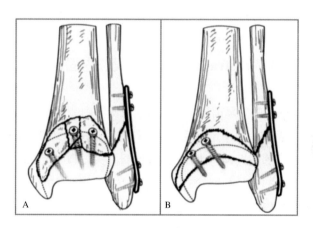

图4-183　固定示意图（二）

A.粉碎性后踝骨折，以多枚螺钉固定；B.单独骨块以两枚螺钉固定

（4）充分止血后，逐层缝合筋膜、皮下组织及皮肤。不放置引流管，无须额外固定。

6. 术后处理　术后常规给予抗生素3天，术后第2天行踝关节屈伸功能锻炼，术后2周拆线后下地非负重行走，术后6周部分负重行走，待影像学检查示骨折愈合后可完全负重行走。

7. 注意事项

（1）术中应注意关节面的复位和处理合并的关节软骨损伤。较小的软骨块可去除，Ⅱ型和Ⅲ型骨折合并较大的软骨损伤时，可将内踝骨块向后内方掀起，此时可暴露后踝骨折和软骨损伤，使用顶棒复位，复位后先固定后外侧骨折块再固定内侧骨折块。

（2）Haraguchi 分型不同，复位顺序不同。对于Ⅰ型和Ⅲ型骨折，复位的顺序应该是腓骨－后踝－内踝；对于Ⅱ型骨折，因后踝和内踝为一个骨折块，复位腓骨和内踝后，后踝常已自动复位，因此复位的顺序应该是腓骨－内踝－后踝。

（3）内固定物建议使用空心钉或拉力螺钉或轻薄的钢板，以减少激惹。内倾型后踝骨折应仍属于踝关节骨折的范畴，其损伤机制虽存在垂直暴力作用，但还是以旋转暴力作用为主，这显然不同于以垂直暴力为主的后 Pilon 骨折。因此，空心钉内固定足以维持骨折复位的力学强度，无须钢板固定。

六、Lisfranc 损伤切开复位内固定术

狭义的 Lisfranc 关节是指第 1 跖骨基底内侧与内侧楔骨所构成的具有微动功能的骨－韧带系统，是中足足横弓稳定性的基石；广义的 Lisfranc 关节则包含了跖跗关节、近侧跖骨骨间关节，以及跗骨间关节等中足的主要结构。

第 4、5 跖跗关节是微动关节，作为外侧柱的重要组成部分，为了适应不平路面行走而有着复杂的功能。

Lisfranc 损伤由直接或间接暴力引起。直接损伤常由车祸引起并伴有严重软组织损伤，这可能会引起严重的神经血管并发症或足骨筋膜室综合征。直接损伤中的暴力方向决定了骨折移位的方向。若暴力直接作用于足背，将导致跖跗关节跖侧的损伤。如果力量足够强大，且受力角度"合适"，可能会导致韧带断裂、骨折及脱位。

间接暴力主要出现在运动损伤中。跖跗关节过度跖屈位上旋前旋后，一般只涉及背侧韧带，而足底韧带完好，跖骨间间隙一般不增宽；若损伤严重，足底韧带也被撕裂，整个跖跗关节将不稳定，跖骨关节会向背侧脱位。

传统的闭合复位石膏外固定治疗，由于不能达到解剖复位或再移位，常遗留足部疼痛、畸形、穿鞋困难等后遗症。Lisfranc 损伤的治疗原则是早期诊断、

解剖复位、坚强内固定。亦有学者提出采取 Lisfranc 关节融合术效果更理想，理由是瘢痕愈合的 Lisfranc 韧带仍会被拉长而出现晚期症状。

第 2 跖跗关节位于 Lisfranc 关节的中心点，也是足纵弓和横弓交叉点。该关节复位固定后，外侧跖跗关节通过跖基底横韧带的牵拉作用可自动复位，故须首先复位固定。

1. 适应证　Lisfranc 损伤，影响中足稳定者。

2. 优缺点

优点：可以避免 Lisfranc 损伤带来的渐进性畸形、关节不稳、创伤性关节炎和功能障碍。

缺点：早期负重可能会导致植入物的断裂。螺杆带来的并发症（如螺钉断裂）较为常见，且处理起来比较棘手。螺钉可进一步损伤关节面而引起创伤性关节炎。另一种方式为背侧钢板治疗 Lisfranc 损伤，可避免由螺钉引起的潜在的并发症，早期疗效好。

3. 术前计划　病例入院后先消肿治疗，待肿胀大部分消除后再手术。手术时机把握很重要，通常 Lisfranc 关节损伤有两个手术的最佳时机，即伤后 6～8 小时和 7 天后；如果不能在伤后 6～8 小时内进行手术，则应耐心等至患足背皮肤出现皱褶为止。

所有患足均拍正位、斜位、侧位 X 线片及 CT 扫描或者重建。X 线上会有一些的重要提示。这些要点是：在正位 X 线片上，中间楔骨内侧缘应该与第 2 跖骨基底部的内侧缘对准；在内旋斜位片上，应该注意骰骨内侧缘与第 4 跖骨内侧缘对齐；第 1、2 跖骨间距离不应超过 2mm；"fleck" 征（斑点征）：在第 1、2 跖骨基底部间出现一小骨碎片阴影，提示 Lisfranc 韧带撕脱骨折。

骨扫描技术可检查是否存在轻微 Lisfranc 损伤，检测轻微非移位损伤和陈旧性损伤时极其敏感。

CT 扫描能够检查出平片阴性的轻微骨折或半脱位。CT 存在一定局限性，且不能够行负重位或应力下 X 线检查。

MRI 对平片和 CT 检查为阴性，并高度怀疑 Lisfranc 损伤时能发现非移位或微小移位的损伤。在预测 Lisfranc 关节不稳时，MRI 的敏感性及阳性预测率高达 94%。

4. 麻醉与准备

麻醉：腰麻或腰硬联合麻醉。

体位：无特殊要求。

准备：患肢安置止血带。

5. 手术要点

（1）内侧柱：沿第 1 序列偏内侧做纵向直切口，显露第 1、2 跖跗关节。首先用点状复位钳复位 Lisfranc 关节并用克氏针临时固定，用 1 枚 Φ3.5mm 皮质骨螺钉从内侧楔骨的 1/3 处沿 Lisfranc 韧带走行方向拧入第 2 跖骨基底部以固定 Lisfranc 关节。

复位第 1 跖跗关节，亦先用克氏针临时固定，以 3.5mm 皮质骨螺钉从跖骨基底部垂直于第 1 跖楔关节面切线拧入内侧楔骨。

（2）中柱或外侧柱：若存在中柱或外侧柱损伤，即第 3 或第 4、5 序列损伤，则在第 3/4 跖骨间作一切口以暴露第 3 序列，在采用 2 个足背纵行切口时，切口长度与皮瓣宽度之比 < 2。复位后用 Φ3.5mm 皮质骨螺钉从远端向近端固定。第 1、2、3 跖跗关节复位后第 4、5 跖跗关节一般会自动复位。第 4、5 跖跗关节属足中部活动度较大的关节，一般不主张切开复位及螺钉固定，此时，可用 2 枚克氏针分别从第 4、5 跖骨基底部经皮穿入骰骨，以保持其部分微动功能，但克氏针须于术后 12 周左右取出，以避免疲劳断钉。

（3）关闭切口：常规用 C 臂机透视，明确骨折脱位已完全纠正。内固定放置正确后，冲洗、关闭切口。

6. 术后处理　术后予以抗感染和消除肿胀为主。克氏针一般在术后 6 周取出，避免负重锻炼时断裂。术后石膏制动 8～12 周后可扶拐下地，但不负重。根据患者体重在 3～6 个月内取出螺钉。此后，可根据摄片情况确定何时负重。

7. 注意事项　对于骨折脱位型如骨折过于粉碎，骨折精确复位后可单纯采用克氏针固定，亦可采取跨关节微型钢板固定。

陈旧性损伤大都有不同程度的足部畸形、行走困难或负重时疼痛明显，X 线显示有不同程度的创伤性关节炎表现。即使手术治疗也不可能达到完全解剖复位，创伤性关节炎继续发展在所难免，因此应行跖跗关节融合术。手术中骨折和关节的复位及内植物的位置必须经术中 X 线核实，注意清除关节内细小游离骨碎片及软骨碎片，保护足背动脉和腓深神经浅支。

第五章
脊　柱

一、TESSYS 经椎间孔镜腰椎间盘切除术

TESSYS 经椎间孔镜腰椎间盘切除术的侧后路技术先到达突出椎间盘的前方，通过摘除邻近病变纤维环及髓核组织，逐步进入突出椎间盘组织部分。初期不要从 L5 ～ S1 入手。技术的积累，术中观摩辨别组织，是否需要开放手术经验，各家观点不一。本文以 L5 ～ S1 为例进行描述。（图 5-1）

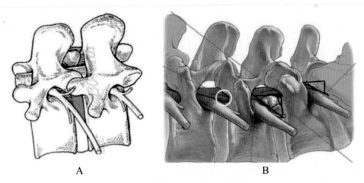

图 5-1　腰椎神经根、椎间盘模拟图
A. 椎间盘和神经根的相互关系；B. "安全三角"示意

1. 适应证

初级阶段，选择 L3 ～ L5，后外侧腰椎间盘突出症、外侧椎间盘突出症，年龄＜ 60 岁，单神经根受累，腿痛大于腰痛。

中级阶段，L5 ～ S1 腰椎间盘突出症，中央型，双侧神经根受累，年龄不限。

高级阶段，脱垂游离、钙化型、椎管狭窄、多神经根受累，年龄不限。与

患者有良好的沟通。

2. 优缺点

优点：侧后路技术基本不破坏腰椎稳定结构，且对脊柱稳定性影响小。

缺点：侧后路技术由于路径限制，中央型及钙化游离型椎间盘突出不适合此术式。合并有脊柱侧突的椎间盘手术相对困难，注意病例选择。

3. 术前计划

诊断：做好症状、体征和影像学的三个一致，明确受累神经根和节段。详细记录患者现在的症状和体征，最好让患者签字。

常规检查：血沉、CRP 和尿常规。预防性使用抗生素。备好造影剂。

术前做椎间盘造影。术前仔细观察 CT 片椎间孔外神经根的位置，穿刺路径尽量位于神经根的后方，避开神经根，必要时放弃侧方穿刺改为后外侧穿刺。

在整个手术过程中患者必须保持清醒和配合。专业的脊柱微创器械有完整的椎间盘摘除器械，如神经探子、神经钩、神经提拉器、抓钳、咬钳、打孔器、切割器等。这些器械都可以通过椎间孔镜的工作通道操作。如果突出的髓核比较大无须通过椎间孔镜，用大号的髓核钳通过工作套管直接摘除突出的髓核。

4. 麻醉与准备

麻醉：1% 利多卡因局部浸润麻醉。复合麻醉：静脉使用芬太尼 50μg、肌注咪达唑仑 3mg。0.5% 的利多卡因局麻关节囊，既可阻滞痛觉，又保留了运动功能。椎间孔镜穿刺路径的疼痛：可经穿刺针边推进边注射药物，但应注意在预计将要到达神经根深度时停止注射。扩张管置入过程中的神经根刺激症状，可适当给予麻醉浸润，注意观察患者的下肢运动情况。若经以上处理患者仍难以耐受则应终止穿刺操作，改变入路或手术方式。

体位：俯卧在置腰垫的可透 X 线手术台上，腹部悬空。也可以手术前根据突出或脱垂的髓核位置和性质选择侧卧位或俯卧位。

准备：每一步操作时均做正、侧位透视。

5. 手术要点

（1）侧后路进针点选择

1）在正位透视下，首先标定腰椎棘突中线，然后标记髂嵴轮廓线。（图 5-2）

2）画目标椎间盘中心横线——形成十字交叉点。（图 5-3）

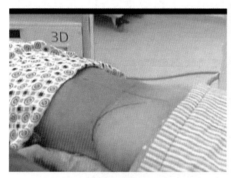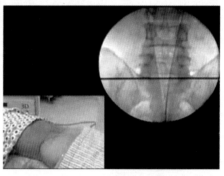

图 5-2　棘突纵行线标定，髂嵴最高点轮廓线，　　图 5-3　画第三根标志线：椎间盘中心横线
　　　　双侧髂嵴最高点连线

3）C 臂机侧位透视，在关节突上缘标记安全线——穿刺点不能接近或者低于它。（图 5-4）

4）画侧位穿刺导航线：C 臂机侧位透视，用一个长的器械，如抓钳，帮助确定进针路线。当达到突出的髓核时，画一条进针路线。呈腰部后外侧的、斜形的、与椎间盘水平成 70°～ 80°的、穿刺方向线（和安全线形成 30°夹角）。（图 5-5 ～图 5-7）

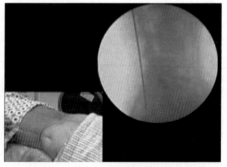

图 5-4　第四根线：侧位安全线

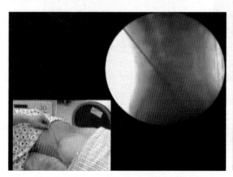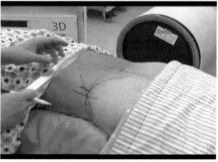

图 5-5　画第五根线：侧位穿刺导航线　　　　　图 5-6　侧位穿刺导航线

5）距离棘突纵线旁开 12 ～ 14cm 画水平线，与侧位穿刺方向线——形成侧位交叉点，见图 5-8。然后在水平线上再画交叉点。此点即为进针点。

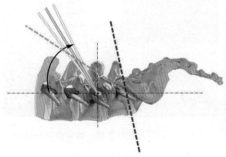

图 5-7　侧位穿刺导航线示意图

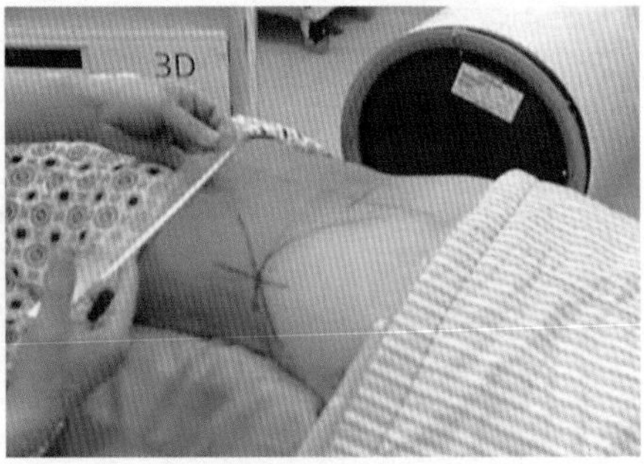

图 5-8　在侧位穿刺导航线上定穿刺点

6）画正位穿刺导航线：C 臂机正位透视，目标椎间盘中心点 - 经上关节突肩部 - 经侧位交叉点的、穿刺斜行线——这个角度为 40°～ 60°。（图 5-9，图 5-10）

7）两个穿刺斜行线形成穿刺点。（图 5-11）

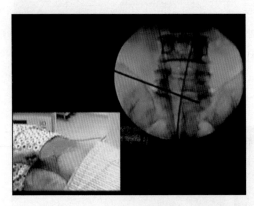

图 5-9　正位穿刺导航线，分别经过目标椎间盘中心点、上关节突肩部，与侧位线交叉

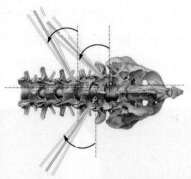

图 5-10　正位穿刺导航线示意图

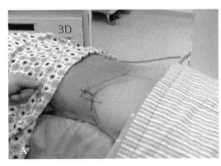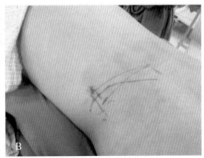

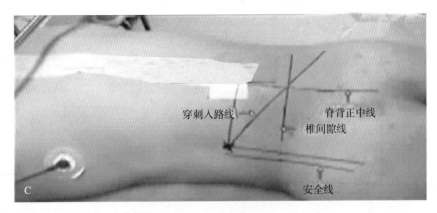

穿刺入路线　　脊背正中线　　椎间隙线

安全线

图 5-11　定位线全部完成

A. 术前标记实例1；B. 术前标记实例2；C. 术前标记实例3

（2）穿刺：①麻醉；②选用 22# 穿刺针；③双针技术－正位片：穿刺到骶 1 上关节突的肩部（高于椎间隙）；④双针技术－侧位片：正好沿着穿刺斜形线的轨迹，到骶 1 上关节突的肩部；⑤如碰到神经根则重新变换穿刺方向。回抽无脑脊液。18# 穿刺针头部稍稍弯曲，穿入椎间盘－造影（1ml 美兰 +9ml 造影剂）－显示穿刺方向和病变椎间盘。通常可以看到损伤的髓核，美兰通常把髓核组织染成蓝色或蓝绿色。（图 5-12，图 5-13）

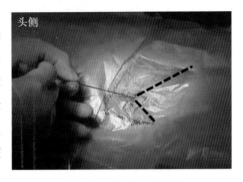

头侧

图 5-12　穿刺方向示意图

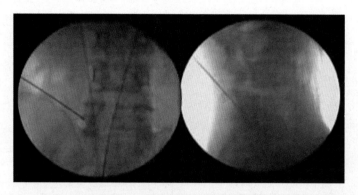

图 5-13　正侧位透视，提示位置恰好

（3）建立工作通道：造影剂注射完毕后，取出注射器，从穿刺针里先插入导丝，导丝必须进入盘内，然后固定导丝退出 12# 的穿刺针，X 线定位确定在盘内后，再沿着导丝针插入一级扩张管直达椎间盘，然后逐级穿入 2 ～ 7 级扩张管。除一级扩张管进入盘内，其他的扩张管顶端达到突出的靶点上，严禁进入盘内。

沿着 6 或 7 级逐级扩张管放置工作套管。设计有多种样式的工作套管以满足不同突出的特殊需要。标准配置提供的是最常用的工作套管，所有工作套管的外径都一样是 7.5mm。确定放好工作套管以后，取出导丝和逐级扩张管。用 C 臂机确定工作套管放置的位置。正确的位置应该是神经根下方，椎间盘水平顶端正好在中线，开口朝向突出的髓核。

1）沿 22# 穿刺针放入导丝，进入椎管内。（图 5-14）

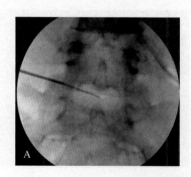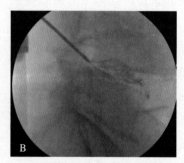

图 5-14　穿刺针内放置导丝，X 线显示位置良好

A. 正位片；B. 侧位片

2）沿导丝做 7mm 切口。

3）顺时针方向，沿导丝，在骶 1 上关节突的肩部置入导棒。

4）继续 2 级导管，紧紧贴着骶 1 上关节突的肩部和前下缘。

5）继续扩张，椎间孔内、髓核附近，建立工作套管。（图 5-15）

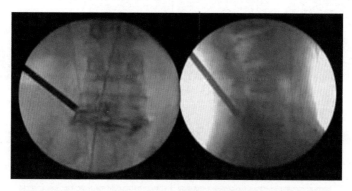

图 5-15　工作套管放置完成

（4）用环踞扩大椎间孔：当遇到椎间孔狭窄的情况我们可以用环踞顺时针旋转打磨狭窄处，要注意观察 C 臂机影像正侧位位置图。

1）退出 2、3 套管，在 1 级和 4 级套管之间，再次用 0.5% 的利多卡因局麻。

2）沿第 1 级导管，放入 Grind（磨钻），在 C 臂机正侧位引导下操作。防止突然进入椎管，用左手扶，右手钻。

3）正位片：椎弓根内侧缘是椎管的标记线。此时采用轻轻敲击的方法。

4）退出第 1 级导棒和导丝，助手死死固定住工作导管。（图 5-16）

5）再沿工作导管，敲入第 1 级导棒进入椎管。

6）在 1 级和 4 级套管之间，第二次磨钻。磨钻退的时候，应沿逆时针方向。（图 5-17）

7）导丝作为交换棒，在 2 级和 4 级套管之间，依次使用黄色磨钻、红色磨钻。（图 5-18）

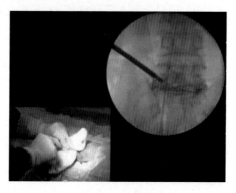

图 5-16　导丝操作

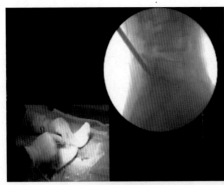
图5-17 磨钻操作

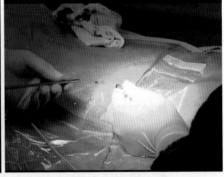
图5-18 交换磨钻

8）去掉工作套管，可以调整导棒位置到需要的位置，如摘除椎管内突出。（图5-19）

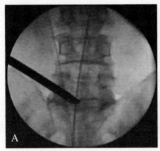
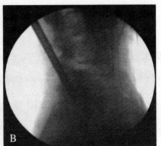

图5-19 调整工作套管至目标位置
A.正位片；B.侧位片

9）沿导棒置入工作套管。（图5-20）

（5）调节影像摘除髓核：连接椎间孔镜到光源和摄像机。打开光源，调节白平衡，达到最佳彩色效果。把椎间孔镜放入工作套管。调节灌注速度，调节内镜清晰度并将内镜置入工作套管中观察。调节合适的水流量和压力对取得良好效果很重要。插入椎间孔镜后可以看到各种组织结

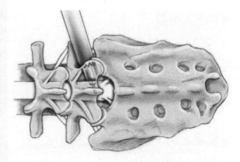
图5-20 工作套管放置完成示意图

构。由于髓核染色，可以清楚地区别突出的髓核、神经根和硬脊膜。摘完全部突出的髓核后，通过椎间孔镜可以清楚地看到神经根。转动工作套管观看周围组织检查是否还有游离的髓核碎片。

（6）应用双极射频修复残留髓核和出血点凝血：在镜下看到髓核或出血点时可以用双极射频进行消融和止血。消融功率用到 70，止血功率用到 40。

（7）缝合：拔出工作套管，缝合切口，用无菌敷料贴敷伤口。

6. 术后处理 回到病房后遵医嘱绝对卧床 3 天，抗生素预防感染；第 4 天开始可以下床大小便（要佩戴护腰），术后 5 天以后可以出院。

7. 注意事项 如果穿刺时方向错误，将不能完全摘除突出组织；如穿刺深度过深，将有硬膜囊损伤的风险。

二、经椎间孔腰椎椎体间融合术

经椎间孔腰椎椎体间融合术（transforaminal lumbar interbody fusion，TLIF）通过后方入路，切除单侧关节突关节来显露神经根及硬膜等椎管内结构，使得损伤神经并发症的风险降低。TLIF 可以提供椎间融合，通过椎间隙置入 Cage 来维持椎间隙的高度，同时也维持了椎间孔的高度，因此改善或解除了椎间孔狭窄。

采用旁正中小切口入路是经骶棘肌直接暴露小关节突及横突，所以对骶棘肌的剥离损伤很小，有利于患者的术后康复。此外，术中打入椎弓根螺钉时定位也更方便，更容易沿着椎弓根的解剖方向打入螺钉。

1. 适应证和禁忌证

适应证：

（1）不合并神经症状或合并单侧神经症状的Ⅰ度、Ⅱ度腰椎滑脱。

（2）不合并椎管内病理改变的椎间盘造影阳性的腰椎退变性疾病。

（3）腰椎再次手术或曾经感染者。

（4）椎体间的假关节的形成等情况。

（5）尤其适用于：①单节段腰椎间盘突出症；②伴有节段不稳或超外侧间盘突出须行融合术。

禁忌证：

（1）椎间隙变窄较正常椎间隙相比大于 5mm。

（2）伴有邻近节段间盘退变的病例。

（3）伴有后纵韧带骨化的病例。

（4）伴有发育性椎管狭窄的病例。

2. 优缺点

优点：TLIF 术治疗腰椎间盘突出症手术创伤小，对患者的损伤小，对脊柱结构破坏少，可早期下床活动。

缺点：①无法完成椎管内神经减压与神经松解等操作，往往因椎管减压不彻底而导致临床疗效欠佳；②术中 X 线暴露时间较长。

3. 术前计划 一侧髂骨取骨的皮肤和器械准备。

4. 麻醉与准备

麻醉：全麻。

体位：俯卧位。

准备：C 臂机透视下定位，标记须要减压侧的椎弓根位置。

5. 手术要点

（1）定位：首先在前后位（AP 位）X 线透视引导下，将穿刺针置于椎弓根的外上缘，然后向外侧平移 1cm 后经皮穿入至小关节突和横突的交点。并经侧位 X 线透视下调整和确定正确的进针方向。（图 5-21）

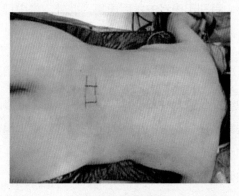

图 5-21　体表定位

（2）**穿刺**：轻轻锤击PAK钨钢针穿入椎弓根后，取出PAK针内芯，置入导丝，并取出PAK针管。经导丝插入攻丝，对椎弓根进行攻丝。（图5-22）

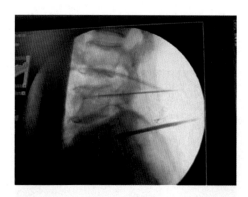

图5-22　置入导丝

（3）**置入螺钉**：中空万向螺钉安装在螺钉延长杆的远端，在导丝和透视引导下旋入椎弓根后，去除导丝。注意不能过度旋入，以免螺钉钉尾紧贴骨皮质，失去万向功能致后续置杆困难。同样方法安装同侧第2枚螺钉。（图5-23）

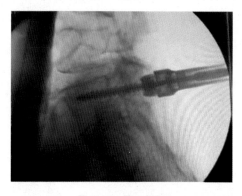

图5-23　置入螺钉

（4）**安装置棒器**：当两枚螺钉安装完毕后，皮肤外的两个延长杆应能自由移动和处于同一高度。旋转螺钉延长杆，使其两个平面充分贴合。安装置棒器，测量棒长，皮肤做一个小切口，在侧位X线透视引导下，旋转置棒器并依次穿过螺钉钉尾。经前后位、斜位和侧位 X 线透视证实棒置入位置无误后，压缩手柄临时锁紧螺母。

（5）椎旁肌入路：另一侧采用旁正中小切口（3cm）椎旁肌入路，透视下置入克氏针定位进针点，调整方向，打入克氏针，椎弓根表面扩孔，攻丝，测深，循导针拧入空心椎弓根钉 2 颗。（图 5-24）

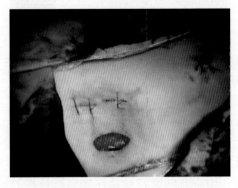

图 5-24　旁正中小切口（3cm）椎旁肌入路

（6）置入融合器：将对侧尽量撑开，并临时锁紧，以帮助撑开本节段椎间隙，椎板开窗减压，部分小关节切除，椎间盘刮除，保护神经根及硬膜，充分刮出椎间隙的上下软骨终板，将椎体间融合器植骨后置入椎间隙，置棒并临时锁紧。（图 5-25）

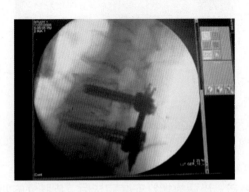

图 5-25　完成置钉和融合器

（7）加压锁紧：对侧用加压扳手加压，使用锁紧起子进行最终锁紧，直至锁紧螺母被折断。小切口侧锁紧折断螺母。

（8）缝合：间断缝合筋膜和皮肤。

6. 术后处理 术后平卧 1 天，密切观察患者双下肢感觉和活动情况，监测生命体征，术后 1 天不戴腰围下床活动。

7. 注意事项 必须精确定位后操作，避免神经损伤。

三、椎间盘镜下间盘切除术

椎间盘镜（microendoscopic discectomy，MED）下间盘切除术类似小切口椎间盘摘除技术，来源于显微镜，操作介质为空气。

黄韧带附着在毗邻上下椎板的前缘并成为椎管的后壁，具有一定弹性，有助于维持脊柱稳定。由坚韧的黄色弹性纤维构成，其上缘附着在上一椎板的前面，向外附着在下关节突的根部，下缘附着在下一椎板上缘的后侧面及上关节突前上缘的关节囊，如"屋瓦状"相互叠盖。黄韧带由紧密相连的浅深两层所构成：浅层为浅黄色，厚约 3mm；深层黄韧带为深黄色，厚约 1mm。深浅两层在下位椎板的上缘有一个潜在腔隙，可以用 45° 刮匙自外下方向内上方剥离，然后用 45° 椎板咬骨钳修整并咬除。

值得注意的是，椎管内旁侧型腰椎间盘突出压迫的是下一序列的神经根，极外侧型的突出压迫的是同序列的神经根或脊神经。

1. 适应证和禁忌证 MED 适应证与常规椎间盘手术相似，但范围要窄。发病时间短、单间隙突出、年龄较轻者，术后恢复快而好。腰椎平片中所见腰椎患病间隙椎板"天窗"宽大者，手术探查相对容易，效果相对较好，而年龄大、关节突内聚明显者，手术时相应慎重。

（1）具体适应证：①临床症状、体征典型，有明确的一侧下肢间歇性跛行表现，行走在 500m 以内，CT 或 MRI 证实属旁侧型或旁中央型。②腰痛轻、腿痛重，即有明显的单侧神经根症状、体征，下肢疼痛、麻木，直腿抬高在 50° 以内。③急性突出、症状严重。④马尾症状和神经损害致肌萎缩明显者。

（2）最佳适应证：①以根性痛为主的单节段腰椎间盘突出症，突出大小不超过椎管的 50%；②极外侧型腰椎间盘突出症；③术后原节段对侧复发者；④单节段侧隐窝狭窄症和（或）神经根管狭窄症；⑤既往无手术史者。

随着这项技术的广泛应用和器械的改进，该技术也在不断完善。①使用椎板钻去除部分增厚的椎板，以提高开窗速度；②工作通道内使用长柄窄骨刀剔除关节突关节内缘，达到扩大侧隐窝的目的；③通道内使用器械切除钙化的椎间盘及增生的椎体后缘骨赘等。因此，目前 MED 的使用范围有所扩展：①神经根管狭窄症、退变性椎管狭窄症；②病变侧椎间盘部分钙化或完全钙化。

（3）慎用：①中央型、极外侧型突出者，因手术视野限制，操作困难；②年龄偏大，关节突关节增生严重致椎板间隙狭窄；③中央型椎管狭窄或神经根出口狭窄者；④椎间盘突出已完全钙化者。

（4）禁忌证：①椎滑脱、腰椎发育畸形或者合并腰椎不稳；②多节段椎管狭窄，特别是合并中央管狭窄者；③病史较长，有马尾神经或神经根损害表现（圆锥及马尾综合征），考虑合并粘连较重者，术前曾多次行椎管内注射药物治疗及长期推拿按摩者，因椎管内粘连严重，术中操作应仔细，若操作十分困难，应放弃本术式，改用开放式手术，以免损伤马尾或神经根，④椎间盘突出患者临床症状和体征与影响学表现不符，须行椎管探查者；⑤术前正位 X 线片显示椎板间隙严重狭窄或韧带骨化，术中不易打开椎板间隙者；⑥多间隙腰椎间盘突出症；⑦再手术者；⑧术前常规检查发现有传统手术禁忌证者。

2. 优缺点

优点：熟练应用腰椎后路椎间盘镜治疗腰椎间盘突出症和（或）腰椎管狭窄症的手术操作技巧，可达到良好的术后预期效果，能有效避免并发症的发生。

缺点：MED 是单镜头二维成像，镜下缺乏深浅感。容易引发的并发症有硬膜囊撕裂、神经根损伤、腹腔血管损伤、感染、原病灶复发等。腰椎后路椎间盘镜手术切口小、暴露少、操作空间有限，因此，发生定位错误的机会理论上高于传统手术，但能有效避免。

3. 术前计划 ①除间盘镜器械外，还应准备一些常规脊柱器械如椎板剥离器、自动撑开拉钩、椎管次全切器械等，以备术式改变之用；②要有较熟练的开放腰椎间盘摘除技术，经常进行模拟操作训练；③术中对术野图像所显示的各种组织能正确辨认，防止误伤，术中应彻底止血；④了解椎板间隙与椎体间隙的对应关系，可预知进入椎管的方式（椎板间隙入路或椎板骨性入路）和关节突关节的咬除范围、椎板间隙的大小及椎板与后正中线的夹角，可避免因椎间隙过大、黄韧带较薄发生置入扩张管时直接进入椎管损伤神经组织的危险；⑤认真阅片，排除脊柱侧弯、肿瘤、结核、移行椎（腰椎骶化、骶椎腰化和腰椎六椎体畸形）、隐裂，腰椎管狭窄，以及关节突关节是否有增生、肥大和内聚；⑥确定椎间盘突出的间隙、位置、类型，游离型椎间盘突出髓核组织的游离方向。⑦详问病史，仔细检查神经根受累症状，同时结合影像学判断责任间隙和受累神经根。

4. 麻醉与准备

麻醉：硬膜外麻醉，让患者保留一定痛觉。合理使用控制性降压，尤其对高血压患者和手术紧张者，对减少术中出血极为有效。

体位：俯卧位，腰桥抬起，胸部垫气圈，两髂前上棘垫沙袋。腹部悬空，使腰部呈弓形屈曲，利于术中暴露椎板间隙，静脉回流。这一点和需要在生理曲线位置钉棒固定的病例明显不同。（图 5-26）

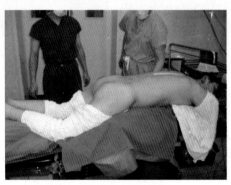

图 5-26 屈髋屈膝俯卧位

准备：①捏棘突厚度，判断切口旁开距离。②对于合并椎管狭窄者，仅有一侧肢体症状者可从患侧入路，如有双下肢症状，可于对侧重新安放工作通道进行减压探查。

5. 手术要点

（1）定位：从正位定位，由于工作通道置入点的偏离，可能造成工作

通道滑入相邻的椎板间隙，甚至滑向关节突外缘。术中定位时定位的间隙与
X 线片及 CT 片对应。最下位椎间隙定为 L5 ～ S1 椎间隙。特别是有腰椎骶
化或骶椎腰化者更应如此，以免术中定位错误而延误手术时间及手术错误。
L5 ～ S1 隐裂椎间隙增宽，用 20# 克氏针插入定位时，可以直接损伤马尾神经。
局麻下扩大椎管时轻微触碰神经根引起患者产生"放电样"感觉的部位即核实
病变部位。

　　方法：1）根据体表标志确定病变棘突，将导针插在健侧，C 臂机透视确
认脊柱序列；确认序列，注意治疗巾铺设在克氏针两旁，避免克氏针弯曲。
（图 5-27）

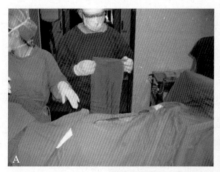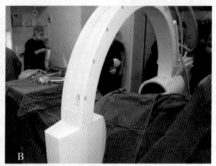

图 5-27　克氏针定位
A. 定位；B. 透视

　　2）2mm 导针穿透目标侧皮肤，拔出导针再换钝头一端插入。凭感觉插至
上一椎板下缘，探索椎板与椎板间隙后，定位于上椎体椎板下缘或偏上骨面
上，否则可能造成不必要的神经损伤。如果穿刺针刺破黄韧带，可造成硬脊膜
损伤。

　　对极外侧型椎间盘突出症认识不足，容易发生定位错误。如 MRI 显示
L4 ～ L5 外侧型椎间盘突出，则应当是 L4 神经根受压。手术入路可以直接选择
在 L4 椎体的椎间孔（L3 ～ L4 神经根管外口），或 L3 ～ L4 椎间隙神经根管内口，
神经根管减压后，追踪神经根达 L4 椎体的椎间孔，再切除突出的椎间盘。

　　（2）切口：拔出克氏针，根据棘突厚度决定旁中央切口大小，以进针部
位为中心做一个长约 1.8cm 的小切口，达深筋膜。术中小切口尽量紧靠棘突进

入。如为单侧两节段的突出，切口选择后背中线偏向同侧 1.5cm，切口可延长 2cm，通过改变工作通道方向，可以达到充分切除的目的。在切开前于皮下及椎板上注入肾上腺素 0.5mg 加入生理盐水 100ml，可减少术中出血。

（3）安置工作导管

1）逐级置入扩张管及工作通道。插入扩张管时以紧贴棘突为要旨，刮擦椎板下缘，骨膜下剥离（减少出血），依次插入扩张器，要确实抵达椎板下缘，此时工作通道应该正对椎间隙（不是椎板间隙）。在依次插入扩张管时，也必须用扩张管剥离椎板、椎间的软组织，特别是外下侧。有利于工作管道沿神经根方向移动，彻底减压。（图 5-28）

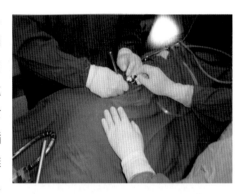

图 5-28　用扩张管剥离椎板、椎间的软组织

2）再次透视确定是否对应病变椎板间隙；手术所见若与临床或影像学检查不符，则用金属器械置入椎体间隙再次透视验证手术节段是否正确。

（4）连接工作通道：自由臂固定（图 5-29），在调节自由臂时应注意给通道管一个向下的压力，以

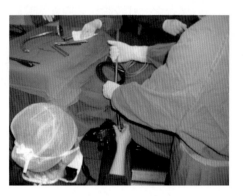

图 5-29　安装自由臂

免肌肉及软组织进入通道管内，影响手术视野。若定位偏外，于关节突附近易出血。安装内镜，调整焦距和视野，用双极电凝沿工作通道内壁电凝一圈后，清理通道内椎板外软组织，髓核钳咬除通道残留组织（以免直接咬撕组织，造成出血，影响椎管内操作）。显露椎板下缘，于棘突与椎板交界处开始适当咬除椎板下缘骨质（此处间隙最大）。开窗范围有 1cm×1cm 大小。此时上位椎板和黄韧带即清晰可见。所显露的范围应包括椎板间隙、上位椎板的下缘、下位椎板的上缘和下关节突内侧缘。通道安置后镜下观

察 L4 ～ L5 平 面 的 镜 下 视 野 为：一半为腰椎板下缘，一半为黄韧带；L5 ～ S1 平面镜视野为：1/3 是 L5 椎板下缘，2/3 为黄韧带。（图 5-30）

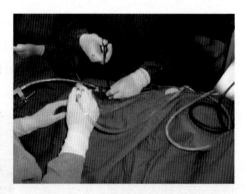

图 5-30　髓核钳咬除通道残留组织

（5）关节突内聚的处理：关节突内聚常合并关节突肥大增生、椎板冠状面上的距离变小，按常规置入通道管时，镜下为肥大的关节突，无法找到椎板间隙，故应将通道管向外倾斜 10°～ 30°，从而避开肥大关节突，于棘突根部找到椎板间隙而咬除椎板。或者应用特制的长柄窄骨刀切除，此时应仔细、耐心，不能急于求成。

在咬除椎板时常遇到两种困难：①椎板咬骨钳不能进入椎板下缘。此时应尽量从棘突根部咬除椎板，当咬除椎板 1/2 以上时，即可由上向下迂回咬除，可将内聚骨突一并咬除；②向外侧咬除时，椎板钳开口处不能放入关节突内聚的下缘，否则无法咬除骨质；可将工作通道管向外倾斜，以咬到骨质时为准，将增厚肥大的关节突分层咬除，也可将自由臂放松，由助手轻轻压住工作通道管，以不脱出为好，使工作通道管随着咬骨钳的倾斜而变动；术中应反复调整工作通道，使椎管减压范围够大。

（6）突破黄韧带：为最关键最难的步骤。

上缘游离法：对初学者来说较安全。因为黄韧带止点暴露后，可将黄韧带一边剥离一边咬除，不易损伤硬膜囊。用弯刮匙推开黄韧带在椎板下缘附丽点，枪式咬骨钳咬除部分椎板下缘☆至黄韧带的起点，用 90°直角神经剥离器剥离黄韧带与硬膜间隙，再用椎板咬骨钳逆行、逐步咬除黄韧带，并不时用神经剥离子钩探测，分离硬膜、神经根粘连组织。

纵行解剖法：直接纵行切开黄韧带，易出现硬脊膜撕裂。从黄韧带的薄弱部位钝性戳穿。分离方法同上。

年龄大、椎板间隙窄、黄韧带肥厚者，采用"分层突破法"，即用带鞘尖刀将黄韧带中外层纤维束横断，枪钳咬除之，使韧带变薄，再用弯刮匙"反转分离"，或用剥离子直接纵行分离突破黄韧带，往往能起到事半功倍的效果。

　　黄韧带肥厚并与硬膜囊粘连者，术中在黄韧带下方应用神经剥离子仔细多次分离。枪式咬骨钳一口一口地咬除黄韧带，而不是咬住后用力撕掉黄韧带，以免硬膜囊撕裂致脑脊液漏。

　　保留黄韧带的处理：①40°角小刮匙由椎板间隙的外下方向内上方剥离浅层黄韧带，并用椎板咬骨钳咬除浅层黄韧带，从而清楚显露深黄色的深层带。黄韧带的深浅两层在下位椎的椎板上缘的附着点有一潜在的间隙。用小刮匙沿上位椎板下缘前侧剥离黄韧带深层的近端附着缘，椎板咬骨钳酌情咬除上位椎板下缘骨质，使之游离。②微型手术刀沿下位椎的椎板上缘由浅入深仔细切断远端附着。③用小刮匙沿小关节突内侧缘剥离深层黄韧带的外侧附着缘，用微型椎板咬骨钳或高速磨钻去除部分关节突内侧缘。④用微型直角分离器或45°小刮匙放入已游离的深层黄韧带的近端，并轻轻提拉深层黄韧带，然后用微型手术刀或者直角剥离器将深层黄韧带的外侧缘纵行劈开，从而使黄韧带呈上、下、外缘剥离的瓣状结构。（图5-31）

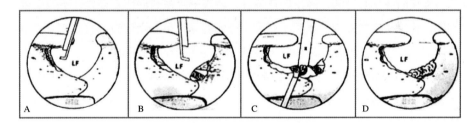

图5-31　黄韧带的处理

A. 小刮匙沿上位椎板下缘前侧剥离深层黄韧带的近端附着缘，用椎板咬骨钳酌情咬除上位椎板下缘骨质，使深层黄韧带附近端游离

B. 用微型手术刀沿下位椎的椎板上缘由浅入深仔细切断深层黄韧带，使深层黄韧带的远端游离

C. 小刮匙沿小关节突内侧缘剥离深层黄韧带的外侧附着缘，用微型椎板咬骨钳或高速微型磨钻酌情去除部分关节突内侧缘

D. 用微型手术刀或微型直角剥离器将深层黄韧带的外侧缘纵行劈开使深层黄韧带呈上、下、外侧缘剥离的瓣状结构

　　镜下切除黄韧带时，操作不熟练误伤可致硬膜破裂。一旦破裂，液体流出，MED无法继续。较大的硬膜撕裂或暴露椎间盘非常困难时，应转为开放手术，不应勉强应用MED。一旦出现破裂口较大无法修补或马尾损伤时，为防止脑脊液漏发生而不得不开放行修补术，范围1～2cm大小，用显微手术

器械在通道管内修补。

（7）显露硬膜囊，探查神经根：用神经钩拉开韧带瓣（如果保留的话），剥离器由外向内仔细剥离并保留硬膜外脂肪，确定硬膜囊外侧缘后，找到神经根发出部位和神经根。仔细分离神经周围和硬膜囊前侧粘连组织。用神经根拉钩将神经根拉向内侧充分暴露突出的间盘。用力要轻柔，以免造成硬膜外静脉丛破裂出血。

找不到神经根的原因：①突出较大的椎间盘将神经根推向外侧；②未切除内聚的关节突关节；③神经根发育异常。在没找到神经根前，操作要轻柔，禁忌粗暴牵拉硬膜囊。受压神经根对刺激十分敏感，尤其是年轻患者刺激神经根会产生的"放电样"感觉，可核实受累神经根。值得注意的是：①在切除椎间盘过程中，限制牵拉神经根的方向，避免牵拉时间过长，过度牵拉神经根，牵拉程度不应超过中线，并应间歇牵拉神经根。②在充分减压的前提下最大限度地保留关节突的上下关节面，能较好地保持脊柱的稳定性和减少并发症的发生。

操作时应小心仔细，除正确体位外，暴露神经根时动作要轻柔，不能反复剥离，尽量从椎管外向内剥离，对可能损伤的静脉可先用双极电凝止血，以防损伤口后不易止血，并易增加对神经根及硬脊膜的损伤概率。

椎体后缘增生的处理：可用微小弧形凿将其反复凿几下，使其边缘由硬化变为松软，再用髓核钳将其咬平即可。亦可用椎板咬骨钳插入椎间隙予以咬除。

（8）摘除髓核

找：用细针头经受累神经根"肩"上或"腋"下（侧后方），不难探到目的椎间盘。在神经根减压的基础上将硬膜囊和神经根牵向内侧或神经根牵向外侧（腋下型），即可见到突出变性的椎间盘组织。如果突出的髓核较大，可将神经根顶在背侧，但容易误把神经根当作黄韧带切除，进入椎管内镜下不能正确辨认黄韧带、硬脊膜、神经根及突出的椎间盘，引起神经根的误伤。因此在镜下一定要确认工作三角区内各软组织间的关系，确认了神经根后，才可用手术刀切除椎间盘。

切：纤维环分布有窦椎神经末梢，必要时在切开纤维环前给予局麻阻滞。

用带刻度的鞘刀切开突起的后纵韧带纤维环（部分术者不使用鞘刀，用锐利的剥离器扎一个洞）。环形切除突出的后纵韧带及髓核组织并去除椎体间髓核组织后，髓核钳必须插入椎间盘内再张口夹取，否则易损伤神经根。髓核钳进入椎间隙的深度在成人椎间隙直向不超过 3cm，斜向不超过 3.5cm。否则易损伤椎前大血管。用反向刮匙于硬膜前方向前压迫剩余部分的突出组织使其进入椎体间隙内，再用弯形髓核钳将其取出。这种方法可将其大部分取出，留下的仅为松弛的后纵韧带，不会压迫神经根。松解硬膜及粘连组织。

分：破裂型椎间盘突出有时可伴有神经根和（或）硬膜囊与后纵韧带发生粘连。粘连少者用神经剥离器轻推即可分离，粘连多者尤其是伴有巨大脱出型椎间盘突出者，常因不能将神经根及硬膜囊牵开而无法取出髓核组织。此时可适当扩大咬除椎板，于神经根肩部或腋部先取出部分脱出髓核组织后，使神经根牵拉张力变小，再于外侧向内侧轻轻牵开神经根及硬膜囊，边牵引边做剥离。如粘连紧密无法剥离开时，可用尖刀沿其边缘轻轻划开，切不可用钝性器械猛力剥开，否则会挤伤神经根，轻则加重神经根刺激痛症状，重则导致神经根性瘫痪。

冲：用加长硬膜外穿刺针（中、大医院用吸引器头），用庆大霉素生理盐水对椎间隙反复冲洗，可冲出残留的游离的髓核组织。摘除髓核时，应警惕位于紧贴后纵韧带下的髓核，因其容易遗漏，术中应常规探查后纵韧带及纤维环，对于增厚的后纵韧带及纤维环可用尖刀切除或用小号椎板钳将其咬除。

椎间盘钙化或后纵韧带钙化的处理：分为点状钙化和壳状钙化，前者用尖刀将其环形切除后用髓核钳取出；后者因尖刀无法切开钙化的纤维环，难以将髓核取出，对此可用直髓核刮匙在钙化的壳表面小心地钻孔并扩大至椎间隙内，再用椎板咬骨钳逐渐扩大咬除，或用直刮匙反复钻孔将其骨化壳戳碎后，再用髓核钳将其取出，剩余部分待髓核组织去除后，再用反向刮匙将其压入椎间隙内去除。也可用微小弧形凿将其凿开后取出或用长柄微型磨钻去除。也有报道用小号环钻将其取出者。

游离型椎间盘的处理：钳取髓核游离块后，需仔细对照 CT 片核实所摘取的髓核块位置是否合适。若椎间隙较为空虚，患者症状重，应充分考虑髓核游离于椎管内，调整工作通道上下寻找，以免遗漏。绝大部分游离髓核组织向下走行，其次是沿神经根走行，位于神经根前方，这类患者术前患肢疼痛较剧烈，甚至有神经根瘫痪的可能；也有少部分游离髓核组织是向上走行。在术中如确定纤维环已破裂，髓核组织已游离时，应常规探查上述 3 个方向，将游离髓核组织完全取出。避免将游离髓核推入椎管上方或下方。

取出方法：①用解剖器及球形解剖探钩，沿硬膜与后纵韧带之间旋转探查，可将游离髓核组织旋转勾出。神经根管沿神经根前方探查将其旋转勾出，最后确定为空虚无阻挡时为止。②有时游离髓核组织位于后纵韧带与椎体之间，上述方法不能将其取出，可用反向刮勺于后纵韧带后方向前挤压将其挤出后取出，也可直接用解剖器压迫挤出。

（9）扩大神经根管：腰椎间盘突出，尤其合并突出钙化或（和）后纵韧带钙化或（和）椎体缘骨赘，可使神经根张力高，要牵开神经根充分显露椎间盘必须适当扩大椎管。硬膜外脂肪的吸收消失是椎管狭窄的又一间接征象。用解剖器于神经根前、后方探查，空虚无阻挡时为正常，不能插入解剖器或插入困难时为狭窄。遵循"循根减压"的原则，操作能使神经根左右移动间距 1cm即可，解剖上的侧隐窝狭窄只要不对神经根造成嵌压，即神经根处于"逃逸"位置，可不必对其余侧隐窝部位进行减压。

方法：①神经探钩沿硬膜囊和神经根侧方由头端向尾端边滑边小心分离粘连带，注意神经根起始部和侧隐窝处的分离。②在开窗减压或长槽式减压的基础上，用小号、斜坡枪式咬骨钳沿神经根潜行性咬除侧隐窝内的黄韧带，减压后神经根过度张力消失并松弛，神经根触痛和牵拉痛明显减轻，因受压而变形的神经根恢复常态（硬膜囊均匀无压迹、搏动恢复正常），其颜色由灰暗变为白色并可见光泽，伴行怒张静脉亦随之恢复。神经根管极度狭窄的患者，可在脑棉保护下，用高速气钻慢慢磨除。③如关节突增生引起骨性狭窄时，还要少量潜行咬除部分椎板下缘和下关节突内侧缘，甚至上关节突的内侧缘。④用神经牵开器向内侧或外侧（腋下型椎间盘突出）摘除椎间盘髓核组织的同时咬除部分椎板下缘及椎体后上缘骨唇，向前方及外侧扩大神经根管。

镜下减压标准：神经根显露长约 1cm、能自由移动 1cm（镜下约视野的半径）；中央管狭窄者受累的硬膜囊及神经根能自由移动，大号球形探头可沿神经根插入神经根管。

（10）**关闭通道**：确认神经根受压已松解后，反复冲洗，以双极电凝彻底止血（中、大医院未用电凝）。拔除手术通道及内镜，硬脊膜及神经根覆盖自身的脂肪片。退出工作通道时，同摄像镜头一块拔出，观察肌肉层内有无出血，如有，应用电凝止血。缝合腰背筋膜及皮肤。

（11）**术中出血**：由于 MED 视野小，术中椎管内出血会影响手术操作。出血是 MED 转为开放手术的重要原因。椎管内出血往往有两个来源：①误伤怒张的椎管内静脉；②椎板及软组织渗血。

处理：①可用过氧化氢溶液冲洗，利用过氧化氢分解产生的大量气泡，造成对小静脉栓塞止血。可取得良好的止血效果。②冰盐水反复冲洗 3～5 分钟后一般均能止血。③椎管内静脉丛出血，对没有靠近神经根及硬膜的活动性出血，可用双极电凝止血或牵拉神经根及硬膜压迫止血。④在暴露神经根及椎间盘时最易损伤椎管内静脉，使用双极电凝常不能彻底止血，而用棉片或吸收性明胶海绵压迫止血多可奏效。⑤通过处理，止血困难者考虑改为开放式手术。

6. 术后处理

（1）**腰背骶棘肌抽搐**：先用妙纳（盐酸乙哌立松片）、氯唑沙宗等肌松剂，若无效则使用甘露醇。

（2）**脑脊液漏**：尽量采用头低俯卧、侧卧位，局部加压包扎并保持外层敷料的干燥清洁，预防性应用抗生素等，一般术后 3～7 天即可治愈。

（3）**髓核残留**：原因主要是 MED 操作通道视野范围小，操作方向单一，医生满足于视野内的髓核摘除，而忽视有些隐蔽脱出的髓核。较少的残留髓核，经脱水及对症处理后，症状一般可减轻，且随着时间的推移，残留髓核可以吸收，故不必再行手术。而对一些较大的残留髓核，尤其是脱出游离髓核，若症状与术前相当或加重，应考虑再行开放手术摘除。预防对策：术前常规MRI、CT 检查，术中发现的髓核压迫应能解释术前的症状，不能满足于髓核的摘除，术中应探测神经根的松紧程度，直至满意。术中应用不同角度的髓核钳，对病变椎间隙头侧、尾侧、病变对侧、椎间隙内及后纵韧带前方，仔细耐心掏取，估计单侧入路不能解决问题时，可以考虑双侧入路。

7. 注意事项

（1）**手术并发症**：①马尾神经及神经根的损伤，神经损伤的方式有：过度牵拉、挫伤，神经的撕裂甚至断裂；②椎间隙感染及切口感染；③硬脊膜撕裂致脑脊液漏；④切口血肿压迫马尾神经及神经根；⑤术后复发。其中以神经损伤及椎间隙感染最为严重。

（2）神经根损伤：多在切除纤维环残留部分、钙化椎间盘、骨赘时发生。神经损伤的原因大致可分为病因和技术两大类。病因因素包括：①病史较长，接受过长期的非手术治疗，或曾多次做硬膜外封闭，导致椎管内粘连严重，解剖不清；②椎间盘突出时间较长，椎间盘钙化，与硬脊膜及神经根粘连；③关节突增生内聚，黄韧带肥厚与硬脊膜粘连严重。

技术原因包括：①椎板间隙过宽，用定位针定位或扩张管逐级扩张时用力过猛，定位针或扩张管穿破黄韧带；②术中出血较多，又未妥善止血，导致术野不清，咬骨钳盲目操作；③剥离粘连时动作粗暴，或对神经根过度牵引，造成神经的挫伤及神经根牵拉后水肿。

防治：①正确选择适应证，对病史较长，或长期接受按摩及硬脊膜封闭的患者，或椎间盘突出时间长且钙化的患者，应慎重选用；②小心地建立工作通道，防止插入扩张管时误将定位针插入椎管，误伤硬脊膜或神经根；③保持术野清晰，解剖清楚，术中严格止血，耐心分离，保持动作轻柔，避免粗暴地强行剥离；④小心地显露及切除椎间盘，细心分离突出物与神经根及硬脊膜间的粘连，充分暴露，切开纤维环时必须充分保护好神经根，耐心地取尽病变椎间盘。

（3）椎间隙感染：主要由人为因素引起，包括：①连台手术内镜消毒不严格；②无菌操作观念不全；③术中多次 X 线定位；④手术操作粗暴，导致出血及损伤周围组织较多。

椎间隙感染重在预防：①器械严格消毒；②严格执行无菌操作；③尽量避免术中摄影、录像；④避免多次术中定位；⑤术中操作细致，减少出血及损伤周围组织；⑥深度冲洗椎间隙和术区；⑦术后应密切观察病情，一旦发现椎间隙感染，应及时、足量、有效地使用敏感抗生素，必要时手术清除病灶。

（4）臀皮神经痛：不适合 MED 手术，对此类患者术中行椎板骨膜下剥离时应剥离至关节突附近，将神经根后背支松解或剥断，术后症状可消失。

（5）改用开放手术：术中发现关节突过分内聚，以及增生椎板过厚，冠状面倾斜，因缺乏直接触觉，在狭小的平面视野下操作困难；硬膜和神经根粘连明显，极易导致硬膜破裂；一旦出血易覆盖整个视野，静脉丛较粗、出血较多的情况下，止血困难；硬膜破裂口较大；初开展 MED 手术时，咬除黄韧带时应十分小心，碰到硬膜神经明显粘连的患者，宁可改用开放手术。

四、后路椎板间隙内镜椎间盘切除术

Ruetten 等发明的全内镜椎板间隙技术，不仅可以最大限度地减少手术入路创伤，还可最大限度地减少椎管结构损伤。剖口操作鞘作为保护神经的拉钩，可以推开神经根而起到保护神经的作用。该技术的特点是可直接看到并进入突出的椎间盘组织内，较彻底减压去除突出椎间盘组织，外侧型和中央型突出是其主要适应证。

1. 适应证　L5 ～ S1 椎间盘突出症者。

2. 优缺点

优点：椎板间隙技术能直接到达并切除椎间盘病变突出组织，减压彻底。

缺点：椎板间隙技术不适合极外侧型腰椎间盘突出及复发的神经根严重粘连者。由于使用椎板间隙技术时需要切除部分黄韧带，部分患者须用磨钻磨除部分骨质以建立骨性通道，由此带来的椎体稳定性改变尚未长期随访及有效观察，所以，椎体不稳者此种手术入路属相对禁忌。

3. 术前计划　CT 定位及 MRI 检查。

4. 麻醉与准备

麻醉：连续硬膜外麻醉。

体位：俯卧在置腰垫的可透 X 线手术台上，腹部悬空。

准备：在 C 臂机透视下确定 L4 ～ L5 和 L5 ～ S1 间隙，在相应病变椎间盘椎板间隙窗口内邻近棘突处做 6mm 竖切口，插入扩张器，并尽可能使其接近黄韧带。（图 5-32）C 臂机侧位确认位置正确，经扩张器朝韧带推进带剖口的工作套管，取出扩张器。L3 ～ L4 椎板间隙较小，用磨钻去除部分 L3 椎板下缘扩大间隙。

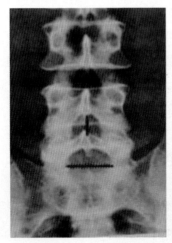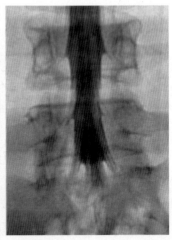

图 5-32 C 臂机透视定位

5. 手术要点

（1）内镜穿过工作套管。确认椎板间隙技术工作套管长度，在直视和生理盐水连续冲洗下，找到相应病理椎间盘间隙黄韧带，C 臂机再次确认间隙，先行射频电极进行黄韧带上方软组织止血，再用篮钳打开黄韧带，即可进入椎管。直接进入相应病变椎间盘。（图 5-33）

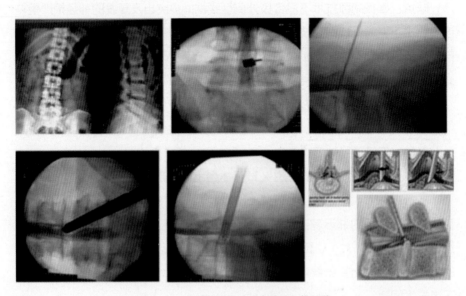

图 5-33 C 臂机可见工作套管进入椎间隙

（2）用篮钳和射频电极清除硬膜外脂肪和止血，显露硬膜囊和神经根的，转动带剖口操作鞘，显露和保护神经根和硬膜囊。须注意的是，在镜下所见肩上型和腋下型有不同表现。（图5-34）

（3）交替使用篮钳、抓钳取出突出的椎间盘髓核组织，确认压迫神经根的椎间盘组织清除彻底，最后用射频电极作髓核成形及切口止血，关闭切口。

6. 术后处理　卧床休息1天，无须口服或静滴抗生素，戴腰围6周。次日戴腰围下床活动，并开始腰背肌锻炼。1个月后开始恢复工作。

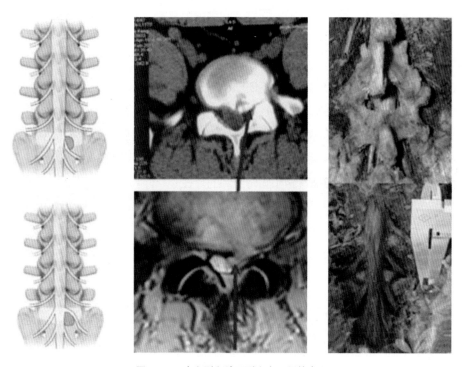

图5-34　肩上型和腋下型突出不同的表现

7. 注意事项　部分椎板间隙入路须用磨钻磨除部分骨质，难免造成骨质渗血。此外，椎板间隙技术在手术操作过程中须要牵拉神经根及硬膜囊才能暴露突出的椎间盘组织，所以有硬膜撕裂现象。

五、经通道下腰椎融合术

经通道下腰椎融合术术野清晰放大，手术操作更加精细和安全，能完整保留棘突、棘上韧带、棘间韧带及其血液供应，同时最大限度地减少对椎板、关节突关节的破坏，对于从单侧进入椎管即可完成减压和椎间融合的患者而言，使用 PLIF 附加单侧椎弓根螺钉固定则成为可能。

1. 适应证 单节段病变且只需要单侧操作即可完成减压和椎间融合，而非手术侧结构完整者均可采用，如单侧椎间盘突出并椎间隙狭窄或腰椎不稳、单侧侧隐窝狭窄、髓核摘除术后同侧椎间盘突出复发、无神经症状或仅有单侧神经症状的 I 度退变性滑脱症等。

2. 优缺点

优点：可以缩小切口，并且不增加学习的难度。

缺点：费用较为昂贵。

3. 术前计划 重视术前 CT 扫描和 MRI 检查，确定病变部位和程度，明确非手术侧解剖结构的完整性；对于复发的患者，判断手术难易度，明确瘢痕增生的程度，排除硬膜外囊肿和脑脊液漏的存在。

4. 麻醉与准备

麻醉：全身麻醉。

体位：俯卧于手术床，腹部悬空，常规消毒铺巾。C 臂机透视确定腰椎病变节段。

准备：扩张通道管系统、椎弓根钉锁系统，以及碳纤维融合器（Cage）。常规取无症状侧髂骨植骨，可减少术后供骨区长期疼痛的发生率，所取髂骨剪成黄豆大小，经自制植骨通道推至椎间隙前部并夯实。

5. 手术要点

（1）先于棘突中轴线旁开 2.5 ～ 3cm，将导针经皮刺入确定病变椎间隙水平。

（2）以穿刺导针为中点平行棘突中轴线做一个长 3 ～ 3.5cm 纵行皮肤的切口，切开腰背筋膜。

（3）经多裂肌间隙逐级置入扩张管道及 X-Tube，撑开器撑开 X-Tube 的两个叶片，扩大深部通道至 4cm，自由臂固定通道管，连接纤维光源和内镜系统。

（4）显露部分椎板、黄韧带、关节突关节，参照解剖标志攻入椎弓根螺钉，透视确保螺钉位置满意。以咬骨钳咬除部分椎板、黄韧带、上位椎的下关节突及下位椎的上关节突内缘，扩大侧隐窝和神经根管，显露硬膜囊和神经根，牵开予以保护，行椎间盘摘除和终板处理、椎体前方植骨及 Cage 置入。减少对纤维环和后纵韧带的破坏，维持其弹性收缩力量；选择合适尺寸的融合器，斜向置入椎间直至过中线，再于融合器尾部垂直叩击，使其横卧于椎间、尾部远离纤维环开口，以减少融合器从该孔退出的危险；透视确认位置满意后，安装连接棒，并用椎弓根螺钉适度加压固定。

（5）拆卸纤维光源、内镜系统及 X-Tube，创腔冲洗，置半管引流，逐层缝合。

6. 术后处理 术后第 2 天拔除引流管。4 周后佩戴腰围下地。

7. 注意事项 术中影像学定位，以免发生脊柱序列错误。

六、腰椎椎弓根螺钉置入技术

在腰椎峡部有一隆起的纵嵴，上关节突根部的后外侧也有一隆起的纵嵴，称副突嵴。该嵴斜行并与峡部嵴汇合，形成了形似"人"字的嵴。其汇合处称为"人"字嵴顶点，该"人"字嵴的出现率为 94.5%，变异少，只有少数（19% 在 L5）"人"字嵴在干燥标本上较浅和不明显，但在活体中即使"人"字嵴较浅，仍能易于辨认并找出"人"字嵴顶点作为定位点。临床应用时，将腰背肌剥离至关节突关节外缘部位，即显露"人"字嵴。实际"人"字嵴有点偏内，紧贴"人"字嵴外缘，关节突关节面外侧缘于横突中线交点紧贴"人"字嵴外缘为进钉点。（图 5-35，图 5-36）

椎弓根位于以下三个独特的生理结构的交汇处：横突中部、上小关节面、上下关节突间部分。

1. 术前准备 针对不同的脊柱患者须以病情为先，因"情"而变，要以计划固定的椎弓根为重点，术前须认真阅读 CT 片，分析须要固定节段椎体的旋转方向、椎板和椎弓根长短的变化、椎弓根的粗细及方向、椎管的位置及形

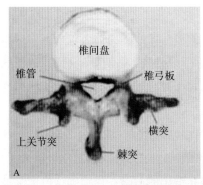

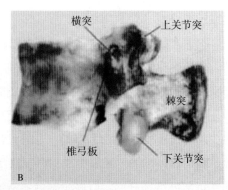

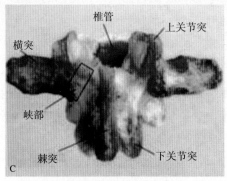

图 5-35　"人"字嵴解剖

A.水平位观；B.侧位观；C.后面观

状等各种具体情况。了解椎弓根的高度、宽度（只是大概），椎弓根与同位椎体的关系（偏高还是偏低，每个人、每个椎体都是不一样的），以及椎弓根中轴与脊柱的角度。正位：摄正位片可以了解椎弓根的位置，初步定位（俗称"狗眼"），了解相应椎体的对应位置和体表定位（结合侧位）；侧位：了解椎弓根矢状面倾角。对于 CT 片的阅读及测量，可以帮助术前确定以下要点：有无椎弓根的畸形，椎弓根中轴线与椎板的夹角（了解椎弓根成角），螺钉直

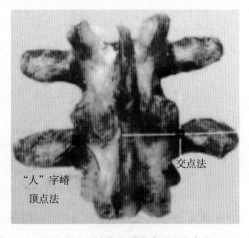

图 5-36　"人"字嵴顶点法和交点法

径、长度，椎角根在冠状位的偏角。

2. 麻醉与准备

麻醉：全麻。

体位：俯卧位，腹部悬空。

准备：C 臂机透视腰椎侧位，对当前姿势下的矢状位椎弓根方向有大致的概念，以此确定进钉的方向。多数腰椎弓根高度大于宽度，进钉点允许有一定的上下漂移，但宁高勿低。

3. 手术要点

（1）"人"字嵴顶点法：关节突呈山峰状或马鞍状，在上下小关节外侧缘以外，靠近山峰或马鞍的凹陷处用咬骨钳咬一下，出现一个松质骨骨面。在寻求滑椎进钉点时，需用电刀将前移的关节突周围软组织灼净，暴露"骨突"，再仔细参阅腰椎 X 线片或在 C 臂机下观察患椎。极易犯的错误是钉洞偏外，钻孔时钉孔的下半截偏离椎体钻破椎弓根而落空，再次钻洞可导致置入的椎弓根钉因入口骨孔较大，而呈"摇摆"状态，影响手术疗效。在寻找患椎上关节突附突的同时要摸准同椎体的棘突上缘，同时要向外侧剥出患椎的横突，这样横突根部的中央与上关节突附突的凹陷及该椎体的棘突上缘在一条直线上。骶椎定位为上关节突的外缘切线与上关节突下缘水平线的交点，内倾 25°，朝向骶骨岬。

（2）以方头锥开口：用持针器环转一圈，形成一个深深的漏斗状凹陷。（图 5-37）

（3）定向定深：冠状面进针方向的选择应以术前 CT 作为参考，L1 ～ L5 椎体，进针点进入的外展角度从 5°～ 30°逐步增大：在 L1 椎体外展角一般是 5°～ 10°，L5 椎体的外展角度一般 30°～ 40°。（图 5-38）

（4）胸椎椎弓根进针：直圆头探针刺入，椎弓根置钉区相对于直径只有 2mm 的椎弓根探子而言，不是一个点，而是一个区域，在这个区域范围内，可以通过改变头尾倾或内外倾的角度来获得探子进入椎弓根通道，

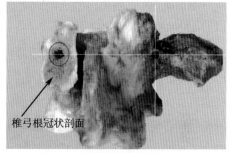

图 5-37　椎弓根和定位点的关系

椎弓根冠状剖面

因此，可以通过调整探子的角度来获取一个良好的进钉手感。

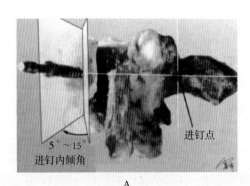

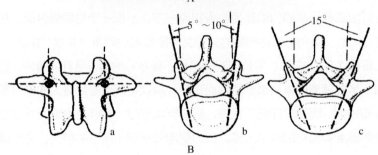

图 5-38 胸椎椎弓根进针角度

A.解剖图；B.示意图

也可以换成 Φ2mm 克氏针的钝头，用双手慢慢向下捣开椎弓根内的松质骨，可以听到特有的"嚓嚓"的声音和特殊的手感，直到椎体前皮质，可以听到较坚硬的弹响声，拔除克氏针，可以测量椎弓根钉的长度，这样的方法置入椎弓根钉，一般可保证钉位于椎弓根的中央。

（5）丝攻：C 臂机定位后用比螺钉直径小 1mm 的攻丝锥，骨质疏松骨质可不用攻丝锥。

（6）置钉：置入螺钉时避免反复拧入拧出，务必一次成功，拧入螺钉的过程中需要注意不能晃动。如果是右利手的话，使用左手把持把手的下部，控制螺钉进入的方向。对于术前阅片滑椎前移严重，且有旋转者尽量选用短节段椎弓根钉复位系统，因滑椎前移 Ⅱ 度以上并旋转时，L5 椎体可部分嵌入骶椎，L5 ～ S1 两个椎弓根钉的距离可以很短。此时如选用长节段椎弓根钉框架，L4 ～ S1 三个椎体的椎弓根钉很难呈一直线，造成框架安装困难。

4. 注意事项

（1）**其他定位方法**：对腰椎滑脱患者或骨质增生明显者，解剖不清，用"人"字嵴法＋"上关节突外缘与横突中点"定位。

小关节垂线与横突中点交线法：应用该方法时，由于上下关节突增生发生率最高，严重的关节突增生使上下关节突边缘有时难以正确辨认；另外当关节突骨折、骨破坏时也使此标志丧失，所以以上关节突外缘或者小关节间隙作为椎弓根中心的垂线标志有许多缺陷。

（2）**解剖变异**：通常是以上关节突外缘线作为椎弓根中心外侧时，由于乳突肥大外翻，使上关节突外缘的切线过于偏外。而通过 CT 术后观察以关节突间隙作为定位标志太偏内侧。

（3）**L5 椎弓根**：L5 椎体较为特殊，椎弓根明显较宽，椎弓根内倾角度大，椎弓根外壁 X 线投影往往不清，椎板外缘投影也经常欠清晰，我们可以从投影较清晰的椎弓根内壁来判断最佳进钉点，从 L5 椎弓根内壁外移 10mm，测量这个点与 L4 椎板外缘和 L5 横突上缘的垂直距离。L5 椎体由于其宽大的椎弓根允许有较多的进钉角度调整，通常不容易穿破椎弓根内壁。

（4）**骶椎的处理**：植入骶椎椎弓根钉时，由于骶骨上关节突恒定存在，右侧关节面相当 5 点处，左侧相当于 7 点处为螺钉进钉点。即寻找出 L5 的下关节突，把下关节突尖端凿去一部分：在骶椎上关节突隆起的坡面中央部分用骨钳咬一小口，戳洞方向与中线呈 10°，但倾向尾侧的方向，对照 X 线片或 C 臂机成像因人而异。有时倾斜方向可达 30°～ 40°，椎钉一般不会落空。（图 5-39）

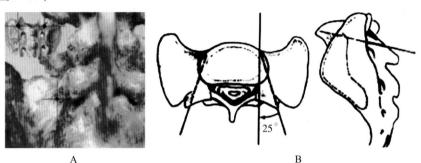

A　　　　　　　　　　　B

图 5-39　骶椎椎弓根钉的定位

A. 解剖图；B. 示意图

（5）危险：如果只是突破内侧皮质，由于椎管有一定的代偿空间，损伤硬膜囊的可能性较小，突破下方皮质，由于神经根在椎弓根下方并不是紧贴椎弓根而是有几毫米的距离，而且神经根越往外走，其距离越大。真正的危险点是在椎弓根的内下方，神经根在该处紧贴椎弓根，而且几乎没有移动的空间。所以说置钉单纯偏内或偏下，即使突破皮质一般情况下不会导致并发症，但不能偏内的同时又偏下。

七、胸椎椎弓根螺钉徒手置入技术

胸椎椎弓根较腰椎为小，变异较多，容易损伤周围结构。"人"字嵴在腰椎定位上相当准确，但椎体节段上升到 T11、T12 时副突嵴与横突相互融合，关节突的走向由腰椎矢状位变为冠状位，椎板亦呈叠瓦样向后下延伸，从棘突排列上就可以了解到这种改变趋势，故进钉点也发生相应变化。（图 5-40）

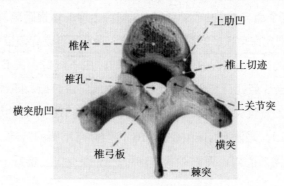

图 5-40　胸椎解剖示意图

射线暴露及其潜在的不良影响受到日益关注。因此，安全、可重复、可靠的徒手胸椎椎弓根螺钉置钉技术是一种理想的方法。现有的徒手胸椎椎弓根螺钉置钉方法主要集中在进钉点的选择及螺钉倾角的变化，而且，没有辅助方法来确定螺钉头倾或尾倾的程度。

1. 技术要点

（1）定位：对于 T10～T12 选择上关节突最突出部位进针。美国学者 Fennell 等认为现有的胸椎椎弓根螺钉技术较为麻烦，不易学习和掌握。

（图5-41）为此，他们采用统一进钉点和螺钉轨迹的徒手胸椎椎弓根螺钉置入技术。椎弓根螺钉进钉点的选择为：胸椎上关节突外侧缘与横突交界区的尾端约3mm处（图5-42），矢状面螺钉轨迹方向与椎体所在平面的生理曲线垂直，沿这一通道将螺钉直接置入。

（2）拟进针点，磨钻或者咬骨钳去表面骨皮质后，出现一个松质骨骨面。

（3）以方头锥开口。

（4）用持针器环转一圈，形成一个深深的漏斗状凹陷。

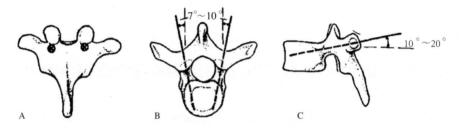

图5-41　胸椎传统进针点示意图

A. 进钉点刚好位于上关节突下缘的下方；B、C. 螺钉应向中线倾斜7°～10°，向头端倾斜10°～20°

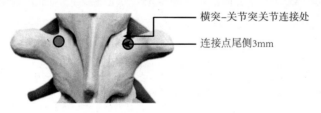

横突–关节突关节连接处

连接点尾侧3mm

图5-42　椎弓根定位

（5）定向定深：同位椎椎板与椎弓根的角度恒定，术前可通过CT重建测量；T1～T12内倾角递减，T1～T2内倾30°～40°，T3～T11内倾20°～25°，T12呈10°，与上下终板平行；以直圆头的器械如Φ2mm克氏针的钝头、器械公司提供的开路器定深。

（6）直圆头探针刺入，对于脊柱侧凸的患者，用骨膜剥离器轻轻敲打圆头探针进入，即使突破内侧皮质，碰到脊髓，一般也不会造成损伤；可用漏斗法去除松质骨，椎弓根即现。C臂机定位后置钉。

2. 注意事项

（1）胸椎的进钉方向在矢状面上一定要偏下 10°～ 15°，不能要求一定与终板平行，这与胸椎椎弓根形态有关系。

（2）与矢状面的夹角好掌握，但与冠状面的角度，患者的体位与术前影像学体位不一样。

（3）吊桥理论：病椎上打两椎体，病椎下打一椎体，因为这样会起到一个"吊桥"样的作用，不易断棒，且可以早期下地。

（4）因为神经根出椎管后是紧贴椎弓根下方出椎间孔的，在椎间孔纵面看神经根位于其上方，因此，椎弓钉位于椎弓根偏上方较安全。

八、单开门颈椎椎管扩大成形侧块螺钉结合棘突椎板螺钉内固定术

颈椎椎板成形术于 20 世纪 70 年代，作为椎板切除术的一种替代方式得到发展，被普遍用于治疗发育性颈椎管狭窄、颈椎后纵韧带骨化、多节段颈椎间盘突出等因素引起的颈椎管狭窄症。单开门颈椎管扩大成形术的远期疗效取决于如何维持椎板在开门位置，防止掀起的"椎板再关门"引起颈椎管再狭窄。目前临床上用来维持椎板在开门位置的方法大致可以分为 3 种：缝线固定、衬垫置入和微型钛板内固定。

1. 适应证 多节段脊髓型颈椎病，颈椎后纵韧带骨化症，发育性颈椎管狭窄症。患者均有进行性的脊髓受压损伤锥体束征表现。

2. 优缺点

优点： 棘突椎板螺钉和侧块螺钉固定技术较为简单，不受解剖因素的限制；由于螺钉及连接杆均较微型钛钉及钛板粗大，在生物力学上优于现行的微型钛板固定及其他技术，为开门侧提供了真正的刚性支持，维持椎板在开门位置，提高了术后的即刻稳定性；坚强的内固定对门轴侧也起到牢固的稳定作用，避免了掀起的椎板处于微动状态，有利于门轴侧的骨性融合，使椎板获得了永久的稳定，防止椎板塌陷；有效地维持扩大的颈椎管容积，防止单开门手术再关门风险，保证脊髓减压彻底，有利于脊髓功能恢复；由于连接了掀开的椎板和同侧的侧块，将硬膜囊完全保护在椎管内，达到了真正的椎管成形，不

会受到瘢痕增生的影响；在坚强内固定的保证下，患者术后可早期活动。

缺点：棘突椎板螺钉可能突破椎板的腹侧皮质进入椎管侵犯脊髓，在置钉过程中应遵循宁外勿内的原则，钉尖从对侧椎板中份背面穿出，双皮质固定可以提高螺钉的把持力。

3. 术前计划　术前均行颈椎 X 线、CT 及 MRI 检查，证实有 ≥ 3 个节段的颈椎管狭窄。排除合并颈椎前凸消失和颈椎不稳的患者。患者减压节段依据脊髓受压的范围制订，为 C3 ～ C7、C4 ～ C7、C3 ～ T1 节段减压。

4. 麻醉与准备

麻醉：全麻。

体位：俯卧，头架固定头部于轻度屈颈位，上身抬高位。（图 5-43）

准备：双极电凝。

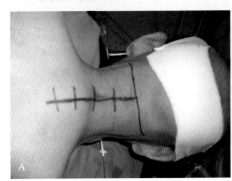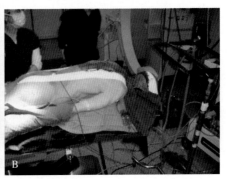

图 5-43　俯卧位，头部固定

A. 俯卧位，术前标记；B. 头部托架固定，双侧肩部胶带固定

5. 手术要点

（1）入路：在颈后正中入路依次切开皮肤、皮下组织、项韧带，将椎旁肌剥离，充分显露两侧的椎板至双侧小关节，范围应超过病变节段上下各一椎板。注意保护颈半棘肌在 C2 止点。

（2）开门：将少部分的 C6、C7 的棘突远端切除，避免其过长影响开门。具体操作：①选择神经症状较重的一侧为开门侧，用球形磨钻在开门侧椎板与侧块联合处磨出纵形骨槽，用薄式枪状咬骨钳纵行先远后近咬除残余的内板骨质保证骨槽的形成。②选用适合的球形磨钻在门轴侧做"V"形开槽，夹角为 45°～ 50°，保留 1mm 厚的松质骨和内层皮质骨。③切断开门区上下两端的黄韧带及椎板相互重叠的部分，然后向门轴侧完整掀起 C3 ～ C7 或 C6 椎板以扩大狭窄椎管。④仔细切除硬膜外粘连组织进行充分的减压，见硬膜囊后移搏动明显。⑤术中注意保护各椎板间黄韧带和棘间韧带的完整以达到开门的整体完整性。

（3）固定：跳跃式在C3、C5、C7（或C6）上置钉，开门侧应用侧块螺钉固定，对掀开椎板用棘突椎板螺钉固定。侧块螺钉的进钉点位于侧块水平等分线上，距中点内侧1mm。用磨钻在进钉点处磨去表层骨皮质，然后使用2.8mm手锥向头侧倾斜30°～40°（与椎间关节平行），向外侧倾斜20°钻入。钻孔的深度在12～14mm，拔出手钻，用Φ3.5mm的丝攻进行攻丝，选用与深度一致的万向螺钉固定。（图5-44）

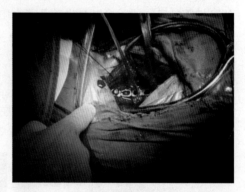

图5-44 侧块螺钉固定

以棘突和椎板的交界处进钉，螺钉置入对侧椎板内进行固定，确定进钉点后，手锥瞄准出钉点缓缓旋进手锥，钉尖从对侧椎板中份背面穿出，测深后置入Φ3.5mm相应长度（14～16mm）的万向螺钉。然后用连接棒桥架于颈椎侧块螺钉及棘突椎板螺钉卡槽中间，并用撑开器撑开开门侧的椎板，开门尺寸控制在12mm，以扩大椎管容积，最后依次拧紧各固定节段侧块螺钉和棘突椎板螺钉。（图5-45，图5-46）

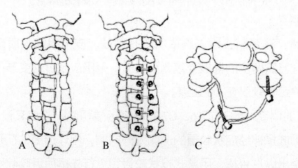

图5-45 单开门颈椎管扩大成形侧块螺钉结合棘突椎板螺钉内固定示意

A. 用球形磨钻在开门侧椎板与侧块联合处磨出纵形骨槽，用薄式枪状咬骨钳纵行先远后近咬除残余的内板骨质保证骨槽的形成，用球形磨钻在门轴侧做 "V" 形开槽，保留1mm厚的松质骨和内层皮质骨；B、C.开门侧应用侧块螺钉固定，掀开椎板用棘突椎板螺钉固定，然后用连接棒桥架于颈椎侧块螺钉及棘突椎板螺钉卡槽中间

6. 术后处理　术后 3 天佩戴颈围下床活动，术后 2 周逐渐进行颈部肌肉主动锻炼。

7. 注意事项　C6 ～ C7 不是脊髓压迫的常见节段，并且 C6 ～ C7 脊髓压迫通过 C6 椎板成形和 C7 椎板拱形切除即可解除卡压现象；其次，C7 棘突是斜方肌、小菱形肌和项韧带的起点，除去 C7 棘突是对后部肌肉系统的巨大破坏，亦是轴性疼

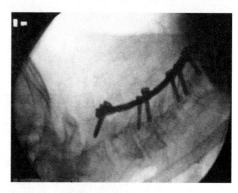

图 5-46　单开门颈椎管扩大成形侧块螺钉结合棘突椎板螺钉内固定术后侧位片

痛的原因，那么术中保留棘突上的肌肉和韧带可减少轴性疼痛。

九、颈前入路钢板内固定术

前入路手术方式包括前路椎间盘切除减压融合术（anterior cervical discectomy with fusion，ACDF）、前路椎体切除减压融合术（anterior cervical corpectomy with fusion，ACCF），以及就此衍生出的 ACDF+ACCF "混合式"减压技术（hybride decompression technique）。颈椎前入路可以暴露 C3 ～ T1 的椎体。

1. 适应证　椎体压缩性骨折及椎体爆裂骨折导致颈椎不稳、颈脊髓损伤；颈性眩晕；脊髓型颈椎病。

2. 优缺点

优点：ACDF 已成为治疗退行性颈椎间盘病变的金标准。

缺点：ACDF 会造成融合节段的活动度受限，增加邻近节段退变的发生率，可能让患者再度产生神经症状，从而造成不适和困扰，甚至需再次手术。

3. 术前计划　予气管推移训练。具体方法是用一侧手四指并拢将气管向非手术切口侧推移，使气管和食管推移过正中线，推移力量适中，术前 3 天开始训练，第 1 天从每次 1 ～ 2 分钟起，逐日增加，2 ～ 3 天内达到推移气管 10 分钟，以不产生呛咳和呼吸困难为宜，每天训练 3 次。

4. 麻醉与准备

麻醉：全身麻醉。

体位：仰卧位。（图 5-47）

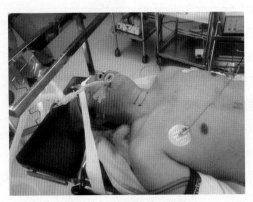

图 5-47　仰卧体位示意图

准备：肩背部垫高，头颈略过伸，颈后用适当高度沙垫垫实。枕部垫垫圈以限制头颈旋转及侧方移动，必要时头两侧用沙垫固定。

5. 手术要点

（1）入路：根据颈椎侧位 X 线片显示病变节段与喉结的相对位置决定手术切口中心，做横行切口或右侧胸锁乳突肌内侧缘切口。经右侧颈动脉鞘内侧入路，内脏鞘和血管鞘间隙钝性分离，暴露颈椎椎体前方。

（2）暴露：C 臂机定位后，所有患者均使用椎体间撑开器适当撑开病变间隙相邻椎体，尽量恢复颈椎生理曲度及合适的椎体间高度。

（3）固定

ACDF：用尖刀沿椎间盘上下缘及颈长肌内缘切开，用椎体间撑开器适当撑开，用髓核钳取出切下的椎间盘，以刮匙和薄枪钳清除后纤维环、后纵韧带（必要时）、椎体后方及两侧钩椎关节的骨赘、钙化的后纵韧带，解除脊髓及神经根的压迫，清除软骨板，保留终板骨质，稍修磨至点状渗血，准备植骨床。取自体三面皮质的髂骨块修剪成合适高度，分别植于椎体间（或者将人工骨或异体骨填于融合器中，将融合器植入病变间隙），缓慢松开撑开器，借助周围韧带的弹力作用将融合器夹紧，经导向器在固定板向上下 40°±5°拧入

4 枚螺钉，使融合器与上下位椎体牢固地结合在一起，选择合适颈椎前路钢板固定。

ACCF：按椎间盘切除术方法切除椎间盘，用咬骨钳、刮匙及薄枪钳切除病变间隙间的椎体中心部分，做椎体次全切，并清除后纤维环、后纵韧带（必要时）、椎体后方及两侧钩椎关节的骨赘、钙化的后纵韧带，解除脊髓及神经根的压迫，清除软骨板，保留终板骨质，稍修磨至点状渗血，准备植骨床。取自体三面皮质的髂骨块修剪成合适高度（或剪取合适高度钛笼，取松质骨填于钛笼内），植于椎体间，选择合适颈椎前路的钢板固定，植骨块用螺钉固定于钢板上。

缝合切口，切口内放置引流管或引流片。

6. 术后处理 术后即刻佩戴颈托制动，麻醉清醒后转入病房。术后次日拔出引流片戴颈围下床活动，复查 X 线，1 周拆线，指导患者颈部功能锻炼。

7. 注意事项 ①钢板、螺钉、钛网的尺寸术前可以借助影像检查量化，以减少不必要的重复操作。②减压应彻底明确。术中应直接彻底切除致压的骨折块、椎间盘组织等，疑有骨折块或髓核穿过后纵韧带应切除后纵韧带，显露硬膜，直至确认减压彻底。③注意恢复和维持颈椎的生理曲度、椎间高度。手术中常规使用 Carspa 撑开器，调节撑开器张力，使减压节段维持或恢复其正常的高度，并根据椎间高度和生理曲度恢复情况，酌情使用椎体后缘撑开器撑开椎体后缘，利于复位、方便减压。④钛网尺寸要适当，可以修剪成前缘略高于后缘的斜形，便于重建最佳的颈椎曲度和椎间高度。安放时应谨慎操作，距离椎体后壁须大于 2mm，安放后应承受一定的压应力，保证有一定的即刻稳定性。长度过小、安放位置过深、操作粗暴均可能使钛网滑脱入椎管，造成脊髓神经损伤。⑤植骨应修剪成 3 ~ 5mm 小块，量要足，不足时可以适量混合人工骨，钛网填充植骨块嵌压松紧要适度，钛网与椎体侧壁间隙可适量植骨以增加植骨面积、提高植骨融合率。⑥钛网接触的上下终板表面纤维环、软骨板应用刮匙刮净，观察到骨面渗血为止，可以提高植骨融合率，但要保留完整的骨性终板，必要时加用钛网垫圈以防止钛网下沉。⑦术野要清晰，减压槽居中，呈上下等宽的长方形。螺钉不要穿破后缘皮质，进钉点距离终板 5mm 左右，方向与终板平行。钢板位置要正，长度合适。借助术中透视，对歪斜大于 10°者应马上调整，10°以内的可酌情处理。应减少重复操作次数，防止螺钉松动。

十、颈前入路人工椎间盘置换术

颈前入路人工椎间盘置换术（anterior artificial disc insertion，AADI），这个式式允许颈椎在一定范围内活动。

1. 适应证及禁忌证

（1）适应证

1）患者病史、体征及影像学资料均显示脊髓压迫症状或神经根性疼痛来源于单个或两个病变节段，且存在手术指征。

2）MRI、CT及X线片显示退变节段主要表现为椎间盘退变，不伴有明显的节段不稳、椎管狭窄、后纵韧带骨化、黄韧带骨化及后方小关节退变。

（2）禁忌证

1）术前已存在吞咽困难症状。

2）有其他可能引起吞咽困难的疾病病史，如中风和脑外伤等中枢神经系统疾病史。

3）有颈部外伤史和颈部手术史。

4）合并颈椎畸形、肿瘤等。

5）术前椎体前缘骨质增生较为严重或后方小关节退变严重者。

2. 优缺点

优点：保留了颈椎的生理活动范围。

缺点：不如椎体融合术临床效果稳定可靠，尚存在一定争议。

3. 术前计划　术前均行气管推移训练2～3天。

4. 麻醉与准备

麻醉：气管内插管全身麻醉。

体位：无特殊要求。

准备：仰卧位，肩背部略垫高，体位垫垫高使其呈过伸位。

5. 手术要点

（1）入路：取经典颈前路右侧入路，纵切口3～6cm切开皮肤，依次切开皮下组织及颈阔肌，由颈血管鞘和内脏鞘之间解剖进入椎前间隙，将气管、食管向左侧牵开，剪开椎前筋膜。

（2）复位：透视定位后，以 Casper 撑开器撑开目标间隙，切除病变节段的椎间盘、椎体后缘骨赘及后纵韧带，减压后彻底止血冲洗。

（3）固定：完成减压后，适当撑开椎间隙，置入相应型号的人工椎间盘假体。再次透视检查确认植入物位置良好后，放置负压引流管，逐层缝合。

6. 术后处理　术后常规行抗生素预防感染、激素、脱水、雾化吸入治疗 2 ～ 3 天。术后第 1 天可坐起进冷流质饮食，术后第 2 天可予拔除引流管，并可在颈托保护下下地适量活动。术后均使用颈托制动，患者 1 周后可去除颈托行适量功能锻炼。

7. 注意事项　注意保护食管，术后应予以颈托保护直至植入物发挥稳定作用。

十一、后入路内镜下椎间盘切除融合术

传统开放手术行椎间植骨加椎弓根螺钉固定可以获得较高的融合率，但手术创伤较大，手术时间较长。

1. 适应证　有较严重腰痛，单侧下肢麻木感和放射性疼痛或症状以一侧为主，接受过 6 个月以上非手术治疗，症状无明显缓解。行腰椎正侧位和过屈过伸动力位 X 线片、CT 和 MRI 检查，均为单一节段病变。腰椎侧位 X 线片均显示病变节段椎间隙高度大于 5mm，腰椎过屈过伸侧位片测量相邻椎体水平移位大于 3mm，角度变化大于 11°。CT 和 MRI 检查证实病变节段椎间盘突出且与临床症状、体征相符合。

2. 优缺点

优点：腰椎间盘突出症是骨科常见病，部分患者合并有病变节段的不稳。对这类患者单纯施行减压会使该节段的不稳加重，常导致患者术后腰痛症状不缓解或加重，多数学者主张在椎管减压的同时施行椎体间植骨融合术。

缺点：椎间融合器的支撑强度要弱于其他 Cage，骨质疏松症是该术式的禁忌证。

3. 术前计划 准备可膨胀式椎间融合器，Φ5mm。

4. 麻醉与准备

麻醉：连续硬膜外麻醉。

体位：跪俯卧位。

准备：C 臂机透视确定手术椎间隙。

5. 手术要点

（1）入路：取椎间盘突出侧，中央型突出取有症状侧，棘突旁 8mm 处纵行切口约 18mm，剥离椎旁肌后插入工作套管，建立工作通道。再次透视确认手术间隙正确，内镜下行椎板开窗、黄韧带切除、显露硬膜囊和神经根。

（2）暴露：对伴有神经根管狭窄者先行神经根管扩大减压，用尾端系有长丝线的小片脑棉（神经外科用）将上位神经根推向上外侧，将下位神经根和硬膜囊推向下内侧，从而获得足够的空间，显露突出的椎间盘。用髓核钳彻底清除变性的椎间盘组织，然后根据需要依次使用配套的 7 ~ 11 号椎间刮刀（钝性）刮除上下椎体的软骨终板及残存的椎间盘组织，显露骨性终板。完全、仔细刮除软骨终板，直到上下椎体表面渗血。保留完整的骨性终板，不可使用丝攻等器械破坏骨性终板，否则容易导致融合器的下沉。对突出椎间盘伴骨化者以特制圆形凿或反向刮匙将其切除，用试模测试椎间高度，选取合适型号的融合器。将切除的骨质修剪后，用植骨漏斗植入椎间隙。因切除骨量很少，须再植入适量同种异体松质骨。用植骨器夯实后，将 1 枚融合器向内斜行置入椎间隙。透视确认位置良好（前方不超过椎体前缘，后方距椎体后缘 3mm，尽量位于椎间隙中央）。

旋转融合器手柄使其膨胀，膨胀过程中再次检查融合器所处位置。必要时可重新处理。装上融合器安装手柄，轻敲安装手柄以前后移动融合器，直至融合器位置满意。使融合器完全膨胀并去除安装手柄，再次探查神经无压迫，置胶管引流。关闭切口，术后 24 小时拔除。

6. 术后处理 术后应用抗生素 3 天，次日行直腿抬高训练。术后 3 ~ 5 天戴腰围可离床活动。3 个月内腰围保护。

7. 注意事项 不使用椎弓根螺钉固定，融合器可部分下陷、应力遮挡低，较普通 Cage 内植骨量大，植骨融合率高。

十二、颈椎侧块螺钉植入技术

颈椎较为细小，为手术带来难度。解剖概图，见图 5-48。

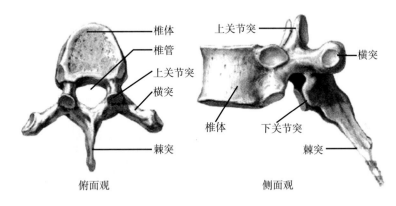

图 5-48 颈椎解剖

1. 进钉点 颈椎的侧块螺钉进钉点以椎板水平线或偏上约 1mm，上下关节突中垂线内 1mm 较佳。C2 椎弓根钉进针点的定位为选择枢椎棘突正中垂线外侧 2mm 与枢椎下关节突下缘上方 9mm 的交点处；C3～C6 椎弓根钉的进针点为侧块背侧的中上 1/4 水平线与中外 1/4 垂直线的交点；C7 进针点为侧块垂直线与中上 1/4 水平线交点；常选用的螺钉为 Φ3.5mm。（图 5-49）

2. 进钉角度 不同医师的进钉角度并不统一，术前的测量值才是最值得信赖的，也赖于术中的清晰暴露和大胆心细。

王东来法：以颈椎关节突背面中点为原点，建立平面直角坐标系，进针点为 C3～C6 在外上象限的终点，C7 在 Y 轴上，上关节面下缘下方，进针方向为 C3～C6 与矢状线呈 40°～45° 夹

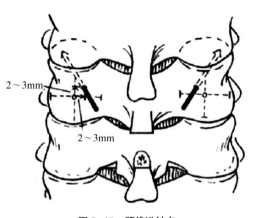

图 5-49 颈椎进针点

角，C7 与矢状线夹角呈 34°～ 40°，平行于相应节段椎体上的终板。（图 5-50）

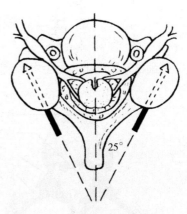

图 5-50　颈椎侧块螺钉进针角度

第六章

骨　盆

一、骨盆前环内固定术

如果双侧耻骨上支骨折合并双侧耻骨下支或坐骨支骨折，则耻骨联合与骨盆其他部分失去骨性连接，耻骨联合成为游离、浮动状态，骨盆环完整性丧失。

1. 适应证　双侧耻骨上、下支骨折移位明显，则导致前环不稳定，移位的骨折端容易刺穿膀胱、尿道、阴道及引起局部血管、神经等组织继发性损伤。

2. 优缺点

优点：早期复位固定可以稳定耻骨联合，减少局部出血及疼痛症状，同时可以避免耻骨联合周围组织结构的继发性损伤。

缺点：不能纠正后环不稳定。

3. 术前计划　前、后环同期手术时，应注意前后兼顾，以创伤小、操作简单、固定可靠为原则。

4. 麻醉与准备

麻醉：气管插管全麻。

体位：取平卧位。

准备：备皮，留置导尿。

5. 手术要点

（1）Pfannenstiel 切口（图 6-1A），即沿下腹部耻骨联合前上方 1～2cm 处横行向两侧延伸，切口长 5～8cm，依次切开皮肤、皮下，显露双侧耻骨支，骨膜剥离器沿耻骨支骨膜下潜行剥离；分离保护股神经血管束及精索（或圆韧带），切断腹股沟韧带、耻骨梳韧带及耻骨肌等部分起点，于耻骨支前上方沿骨膜下剥离至显露骨折（图 6-1B）。

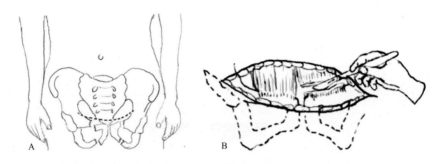

图 6-1 Pfannenstiel 切口

A. 皮肤横切口；B. 切开皮肤、皮下组织后，纵向切开腹直肌

（2）当骨折靠近外侧或累及髋臼前柱时，Pfannenstiel 切口显露骨折困难，可加用改良的髂腹股沟切口，沿髂嵴斜行切开，由外向内沿髂骨骨膜下剥离至耻骨支，显露骨折。骨折复位后，重建钛板固定双侧耻骨上支骨折。

（3）钢板置于耻骨上方，跨骨折线，左右各予 3 枚螺钉，以固定骨盆前环。（图 6-2）

（4）采用微创空心钉固定技术，从耻骨结节前下方处，切开一约 1cm 小切口，将骨折闭合复位，C 臂机透视复位满意后，在透视或导航下由耻骨结节前下方逆行向耻骨支打入导针，旋入空心螺钉固定。（图 6-3）

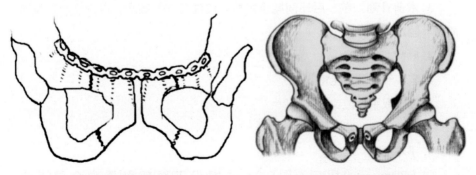

图 6-2 骨盆前环固定   图 6-3 微创空心钉固定技术

6. 术后处理　术后常规应用抗生素 1 ～ 3 天预防感染，待引流量小于 50ml 时，拔除引流管。术后患者平卧或低斜坡卧位 2 ～ 3 周后，鼓励患者行下肢主动及被动活动。根据骨折固定稳定性及随访情况，一般于术后 3 ～ 4 周坐起并下床活动，8 ～ 12 周逐渐负重行走，3 ～ 4 个月弃拐行走。

7. 注意事项

（1）标准的腹股沟入路，选用其中一段即可：自髂前上棘向中线在腹股沟韧带上方 2cm，做弧形切口，按层切开。

（2）于切口外侧紧贴髂骨内侧剥离，暴露髂骨，推开髂腰肌，注意保护股外侧皮神经。

（3）中段腹外肌连同 1cm 腹股沟韧带掀开，摸到动脉搏动后，分离股管、股神经并将其保护。

（4）在内侧寻找精索，以皮片约束保护精索，从而开窗暴露骨折部位。

二、骨盆骨折经皮重建钢板内固定术

对条件不佳的基层医院或经皮骶髂螺钉技术掌握不熟练的医师，经皮重建钢板内固定不失为一种简单而理想的治疗 Tile C 型骨盆后环骨折的微创方法。在处理累及髋臼双柱的骨折合并不稳定型骨盆后环损伤时，后环损伤的准确复位是髋臼骨折获得满意复位的解剖基础。

1. 适应证

（1）不稳定骶髂关节脱位及骶骨纵行骨折。

（2）无需骶神经或骶管减压。

（3）经术前牵引后骨折完全复位或基本复位。

对于骶骨Ⅲ区骨折，骶髂螺钉固定的有效长度不够，为手术禁忌；而经皮重建钢板对骶骨Ⅲ区骨折及骶骨和骶髂关节发育异常者也可安全应用，其适用于各型骶骨纵行骨折，不会发生骶神经和盆腔大血管的损伤。

2. 优缺点

优点：对双侧及粉碎性骶髂复合体损伤的固定，重建钢板不但可维持复位，而且对骶孔和骶管不产生压缩作用，从而避免损伤骶神经和盆腔大血管。

因骨盆后环骨折在大重量牵引复位后多可获得满意的复位效果，术前行 CT 三维重建扫描可清晰地显示复位的程度。经皮骶髂螺钉内固定术中须反复透视以指导螺钉的准确置入，手术时间和 X 线暴露次数明显增多，而经皮重建钢板内固定明显减少了医师和患者的射线损害，减少了手术创伤。

缺点：经皮重建钢板内固定的力学强度、切口长度、术中出血量控制方面不及经皮骶髂螺钉固定。

3. 术前计划　在做手术复位和内固定前，应评估治疗威胁生命的损伤，制订术前计划和准备必需的器械。

（1）对于骨盆骨折不稳定的患者，若经早期的大量液体输注抗休克治疗后仍有血流动力学不稳定时，应急诊行外固定以利复苏。其优点为：①通过减少腹膜后的容量，而对腹膜后血肿有填塞作用；②减少骨折面的活动，更有效地促进血凝块形成；③提高患者在运输和 CT 等检查时的活动能力。

（2）优先处理合并的内出血及盆腔脏器损伤，必要时进行血管造影和选择性栓塞损伤的血管，早期固定骨盆和其他骨骼的损伤。

（3）应拍摄骨盆前后位、40°尾端入口位和 40°头端出口位像，以明确骨盆旋转、移位及骶髂关节结构的变化。入口位像主要显示半侧骨盆有无旋转畸形或前后移位。出口位像主要显示半侧骨盆有无垂直移位、骶骨骨折，以及前骨盆有无变宽或骨折。如半侧骨盆向头侧移位 1cm 以上则为垂直不稳定性骨折。

（4）CT 检查可评估普通 X 线片上显示不清楚的骨盆环后部。通过 CT 三维螺旋重建和 3D 打印，可以对骨盆骨折的情况得到直观而全面的了解。CT 还可发现进入髋臼且影响治疗计划的微小移位的骨折线。

4. 麻醉与准备

麻醉：全麻。

体位：俯卧位。

准备：根据术前 CT，在 S2 水平，测量钢板长度和折弯角度，予以预弯。选用一块重建钢板，长度以双侧能固定 3 枚以上螺钉为宜。

5. 手术要点

（1）在两侧髂后上棘外侧 2cm 各做一纵行长约 2cm 的切口，切开皮肤、皮下组织及深筋膜后，显露髂后上棘，将臀肌自髂骨外板向外下方行骨膜下剥离，显露外板。根据复位要求，向髂嵴或者向下延长。

（2）骨膜剥离器做两侧切口之间潜行剥离。

（3）固定方法：①方法一：插入重建锁定钢板，两侧向体外折弯，再反转扣住骨质。②方法二：固定前钢板一端先行预弯塑形，在患侧将钢板通过皮下隧道送到对侧，再行钢板另一端预弯塑形，置于双侧髂骨背侧，分别拧上螺钉，以穿透对侧骨皮质为宜。

（4）左右两端各打入两枚锁定螺钉固定于髂骨。

（5）冲洗创口，逐层缝合切口，无菌敷料包扎。

6. 术后处理　术后第 1 天即允许患者半卧位行功能锻炼。术后 3 周可扶拐，不负重或部分负重行走。术后 3 个月，如 X 线片可见骨折线模糊，有连续性骨痂时，则可弃拐，完全负重行走，并逐渐恢复体力劳动。

7. 注意事项　在正常骶骨翼前上方有一倾斜面，骶骨翼的斜坡由近端的后方走向远端的前方。在这一区域，骶骨翼前方走行的是 L5 神经根和髂血管。骶骨翼倾斜的皮质是"安全区"的前界，供骶髂螺丝钉进入 S1 椎体，安全区的后缘是 S1 神经根孔。

三、嵴下型骨盆外固定技术

嵴下型骨盆外固定术是一项骨盆外固定的新技术，它是对可供治疗选择的前上和前下型（髋臼上）外固定架的发展。相比其他固定技术，本方法通过嵴下定位置入固定针，具有如下优点：固定针的置入更容易，更轻的皮肤刺激，更少的针道感染和松动，且对于髋关节的屈曲影响更小，允许患者穿衣、坐起和行走。骨盆外固定器能够以三种不同的方式建立复杂的固定支架：①前上固定，自前向后垂直髂嵴置入固定针；②前下固定，固定针在髋臼上前后方向置入；③嵴下固定，固定针自髂前上棘平行髂嵴置入髂嵴的皮质下骨。从髂前下棘至髂后上棘的骨质密度较高，沿此方向置入钢针较传统钢针置入有明显的生物力学优势。（图6-4，图6-5）

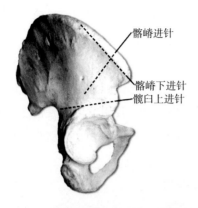

图 6-4　骨盆外固定器的三种置针类型

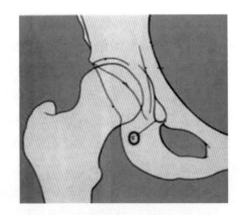

图 6-5　泪滴的位置，为髋臼上进针点

1. 麻醉与准备

麻醉：无特殊要求。

体位：平卧位。

准备：患者仰卧于手术床上，在皮肤上标记髂前上棘和髂嵴的前面轮廓。

2. 手术要点

（1）切口：于腹股沟下区与髂嵴走行一致，从髂前上棘 - 髂嵴上做一长约 2cm 的皮肤切口。钝性剥离腹股沟韧带的附着点，暴露髂前上棘的前面。

将穿刺套管装置（套管针 / 钻套 / 针套）从髂前上棘的前后、上下拧入，以确定进针点。由于髂嵴是悬突处，进针点可放在可触及的髂前上棘的中心内侧，允许将螺纹针置于髂骨内部皮质的外侧。

（2）钻孔和置钉：进针点确定之后，一手移动套管针，另一手固定钻套。用 Φ4mm 钻头钻开外部皮质，方向与髂嵴的前面平行，朝向髂骨粗隆，对侧手通过拇指和食指固定于髂嵴上，以指导钻孔方向。

保持套管针在适当的位置上，取下钻头，置入 Φ5mm 螺纹针（长 150 ～ 180mm），直至螺纹针的螺纹全部置入骨质内。

（3）注意：螺纹针要对准髂嵴内外皮质间的粗隆，这要在低速钻模式下进行操作，以便钝性的螺纹钉能沿着髂骨内外皮质之间的路径置入，在髂嵴的髂骨粗隆上改变方向之前，不要将内外皮质钻透。

（4）影像学检查：置入针的位置可通过影像增强器进行检查核实，然后

以同样的方式置入另一侧的螺纹钉。（图6-6）

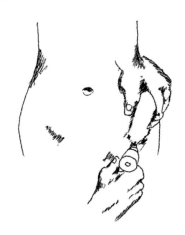

图6-6　进针

确立进针点、皮肤切口及入针方向，术者
左手固定在髂嵴上，指引固定针的置入

用150mm或180mm的两根连接棒完成固定架的组装，两枚螺纹针与连接棒间用两枚夹钳固定，两根连接棒间用一枚夹钳固定。（图6-7，图6-8）

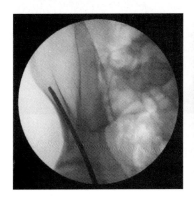

图6-7　术中通过影像增强器证实嵴下型
外固定器的固定针在髂嵴骨质内的位置

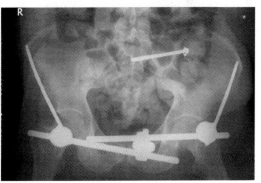

图6-8　嵴下外固定器固定3个月，
固定器取下之前的X线图像

（5）髋臼上置钉：开始置钉的部位用影像学确定，从髂前下棘到髂后下棘后方的骨性结构，其在后方直接向前看显示为泪滴状。放射线柱放置于患侧半骨盆的闭孔斜位位置上。首先，放射线旋到30°头倾（出口位）和30°外旋（闭孔斜位），每一平面的角度均可调，直到与骨性结构轴向吻合。泪滴的底面应该正好位于髋臼顶和坐骨大孔的上方，内壁皮质应该没有双重密度影并且在放射线中间显示良好，骨通道应该尽可能狭窄。在闭孔出口位透视图像上，钢针周围的骨质呈泪滴状。当泪滴的下缘恰好位于髋臼顶和坐骨大切迹时，即为标准的闭孔出口位片。另外，内侧板骨质应为一条高密度线，且无第二密度影；内外侧的骨皮质间隙应尽可能小。对骨盆解剖深入了解和精确的放射学图像是在紧急条件下迅速置钉的前提。

　　获得图像后，可用两枚克氏针交叉放置在髂前下棘上方的皮肤上并使交叉点影像位于泪滴处，以确定皮肤入口的位置。钢针在骨内插入的过程中，应多次进行髂斜位透视，以观察钢针置入的深度及其与坐骨大切迹上方的相对位置。与坐骨大切迹的距离应在 1 ～ 2cm 之间。（图 6-9，图 6-10）

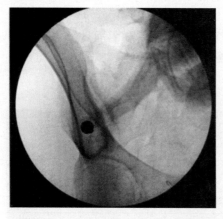 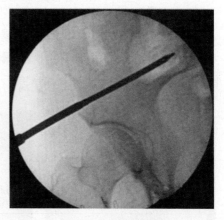

图 6-9　进针点应在泪滴的中央、距离髋臼关节　　　　　图 6-10　钢针示意图
　　　　面 2cm 以上，以避免钢针误入关节腔　　　坐骨大切迹附近有臀上动脉和坐骨神经，闭孔位可以
　　　　　　　　　　　　　　　　　　　　　　　　　　　观察到钢针全长

　　3. 注意事项　如果不能复位或维持后侧复位，可实施经皮骶髂关节螺钉固定，然后置入固定针，但不安装固定架，将固定针作为"操纵杆（joy sticks）"以利于骶髂关节螺钉固定控制和维持半骨盆到想要的位置，待后侧骨盆环稳定后再完成固定架的安装。

四、骶髂螺钉技术

熟悉骶骨上部解剖变异、准确的骨折复位和良好的术中透视是正确置入螺钉的先决条件。S1 椎弓根块的下缘：S1 神经根管和 S1 骶孔；S1 椎体后方：马尾神经；骶骨翼前方：髂内血管、L5 神经根、输尿管；S1 椎体前方：膀胱，S1 椎体上方：椎间盘。骶髂螺钉必须沿 S1 椎弓根块（方向从内上方斜向外下方）进入椎体，保持全程在骨内。

依靠入口位和出口位来定位钉道。入口位相当于骶骨自上向下投照的切线位像，入口位可确定螺钉与骶骨椎弓根、椎体和椎管的位置关系。在定进针点时，观察导针在骶骨水平面上是否指向椎体；在进针过程中，观察导针在水平面上是否穿出骶骨椎弓根，是否突入椎管及导针的最终位置。置入螺钉后，观察骶髂关节复位情况和螺钉的最终位置。（图 6-11，图 6-12）

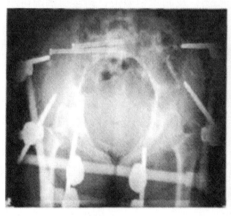
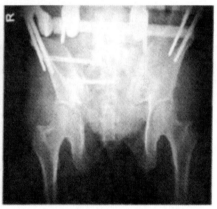

图 6-11　入口位　　　　　　　　　　　图 6-12　出口位

图 6-12 是出口位，相当于骶骨的前后位像。出口位用来确定螺钉与 L5 ～ S1 椎间盘及 S1 神经孔的位置关系，可以在定进针点时观察导针在骶骨冠状面上是否指向椎体中部，是否有可能在进针过程中侵及椎间盘或神经孔。在进针过程中，观察导针是否突入椎间盘和神经孔；置入螺钉后，可观察骶髂关节复位情况及螺钉是否存在侵入神经孔现象。

1. 适应证　移位和不稳定的骨盆后环骨折，包括髂骨骨折、骶骨骨折和骶髂关节分离。对合并头部、躯干和下肢损伤，精神病患者及老年患者不能长期卧床者，适应证可适当放宽。

2. 优缺点

优点： 经皮骶髂螺钉常用于增加骨盆后环的稳定性，具有固定牢固、出血少及软组织损伤小等优点。

缺点： 螺钉置入后，其错位的发生率为 10.5%～13%。骶髂螺钉进针方向前后 4°的偏差就能够进入 S1 神经孔或穿透骶骨前方皮质，穿出的螺钉尖可能造成髂血管和骶神经损伤。此外，还应注意术中 X 线防护。术后防止过早负重及复位不良所致的断钉、退钉、复位丢失和骶神经根损伤等问题。

3. 术前计划 在手术时机的选择上，提倡在条件允许时早期内固定。损伤后 1 周内是施行手术的最佳时机。若骨盆骨折伴有骨折区严重软组织挫伤时，首先要考虑经皮固定，包括开放性骨折、直肠损伤致外在污染、广泛脱套伤和严重裂伤等。应先抢救危及生命的损伤，及时牵引复位，待全身情况可承受手术时再行手术治疗。

复位是手术成功的关键。术前同侧大重量牵引（患侧股骨髁上牵引，牵引重量依体重给予 12～18kg，3～5 天）纠正垂直移位。如果是骨盆前环骨折应先固定前环，然后行骶髂关节螺钉固定，这样骶髂关节常能自行复位。术前仍残留少量移位的患者，可在术中使用复位螺钉来调整位置，待复位满意后再行螺钉固定。

术前 CT 测量技术：根据 CT 和 X 线片确定骨盆后方的解剖和变异情况，确定安全区的大小，判断是否存在骶骨上部发育不良、斜坡不典型，辨认骶骨翼是否有凹陷（凹陷的骶骨翼在进出的过程中容易损伤 L5 神经根）。约 40% 患者有骶骨畸形，骨盆入口位可以很好地显示畸形。在电脑上选择合适的 CT 平面，画一合适的螺钉（绿色线），过钉尾与髂骨外板的交点做一 S1 长轴平行线（红色线），如图 6-13，点 a 即为术中骶骨侧位定位点（主要看点 a 在骶骨椎板的前、中、后哪个位置）。

4. 麻醉与准备

麻醉： 全麻。

体位： 俯卧位。

准备：灌肠。

5. 手术要点

（1）复位：手法向前施压以纠正骶髂关节的前后移位。对有移位的脱位，予以骨盆复位钳复位。

（2）确定进针点：采用C臂机透视骨盆出口位、入口位，观察复位情况；患者体表

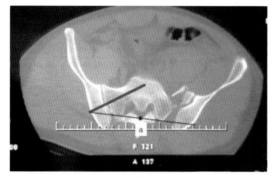

图 6-13　术前 CT 测量

放 1 枚克氏针，确定进针点，再通过侧位透视辨认骨皮质密度，以确定骶骨翼的斜坡，斜坡的皮质是安全区的前界。

（3）后侧切口：自髂后上棘至髂后下棘，再沿髂嵴向前切开皮肤及浅筋膜，沿髂骨外板行骨膜下剥离，显露髂骨外骨面，髂后上下棘移行的转折处即为骶髂关节的对应部。

经皮进针技术：确定进针点后，做皮肤切口，用内径 2cm 的套管插入切口达髂骨。

（4）定位

方法一：以髂后上下棘连线前方 2.5cm、坐骨大切迹上方 4cm 交叉点作为进针点。

方法二：髂前、髂后上棘连线的中后 1/3、尾侧 3cm 处可以作为进入 S2 的进针点。

方法三：S1 椎弓根截面矩形投影的底为 2cm，高为 3cm，在这个区域内均可以进针。高度（坐骨大切迹后下缘距矩形的下底边和上底边的距离）分别为 3cm 和 7cm。前后（髂后上下棘连线距矩形后侧边和前侧边的距离）分别为 3.5cm 和 5.5cm。投影中心点到 S1 管外缘和 S1 椎体中心的距离分别为 4cm 和 7cm。S1 椎弓根长轴在水平面上和前方髂骨翼及后方髂骨的夹角、在冠状面上和骶骨后下骨面的夹角分别为 60°、90° 和 90°。（图 6-14）

方法四：术中透视骶骨纯侧位，于 S1 中下 1/3、椎板前缘定点。

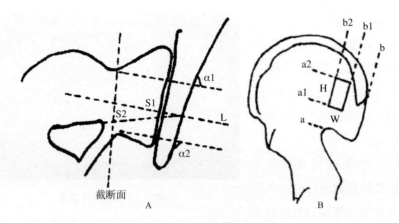

图 6-14　S1 椎弓根截面矩形投影

A.水平面；B.侧面

S1:投影区中心点到S1椎体中央的距离；S2：投影区中心点到骶管外侧缘的距离；
α1：S1椎弓根长轴在水平面上与前方骶骨翼的夹角；
α2：S1椎弓根长轴在水平面上与后方髂骨骨面的夹角；
b1：髂后上下棘连线距投影区后侧边的距离；b2：髂后上下棘连线距投影区前侧边的距离；
H：矩形投影的高；W：矩形投影的底边

（5）进针：将导针钻入 1 ～ 2mm（既可调整方向，又要在调整方向的同时不至于定点移位）。在水平面（入口位）自后外向前内成 20°角，冠状面（骨盆出口）自下向上呈 10°角。透视套管的位置符合以上角度，用 Φ2.5mm 克氏针为导针缓慢钻入，依次穿过髂骨翼后侧、骶髂关节间隙、骶骨耳状面和骶骨翼，最后进入 S1 椎体，长度以刚刚超过中线为宜。

单纯的骶髂关节脱位与骶骨骨折使用的螺钉长度和固定方向均不相同。骶髂关节脱位：进针点偏向尾端且靠向后方，螺钉垂直于骶髂关节面。骶骨骨折：进针点偏向头端且靠向前方，螺钉垂直于骨折面，在冠状位上应平行于 S1 椎体上缘。由于骶骨骨折较骶髂关节脱位更靠近中间，为达到稳固内固定，骶髂关节脱位患者所使用的螺钉更长。（图 6-15，图 6-16）

术中分别以上、下椎间隙作为其上方和下方的安全界限，S1 椎体后缘作为其后方的安全界限，前方安全界限即以髂骨皮质增厚区（iliac cortical density，ICD）为界，代替反复的出口位和入口位透视，从而节约时间。判断标准为侧位片上双侧股骨头和坐骨大切迹完全重叠。

（6）固定：用空心钻头沿导针钻孔，钻孔深度应以克氏针进针深度为参考，一般应小于导针深度 5mm。拧入 Φ6.5mm 空心加压螺钉。有骨质疏松者须用垫圈，以免螺钉内陷。

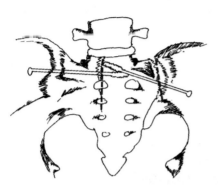

图 6-15　骶髂螺钉正位观

蓝线表示骶骨骨折，红线提示骶髂关节脱位

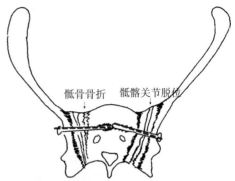

图 6-16　骶髂螺钉水平位观

蓝线表示螺钉垂直于骶骨骨折，红线提示螺钉垂直于骶髂关节脱位

6. 术后处理

术中和术后预防性应用抗生素 48 ～ 72 小时，术后 48 小时拔除引流。对后方的单侧损伤，可于术后 4 ～ 7 天患者自觉舒适时，开始步态练习。患肢可允许负重 15kg，其后 6 ～ 8 周在患者可耐受的情况下逐渐增加负重。当患者为双侧后方不稳定的骨折时，仅允许其进行上下轮椅时站立，术后 6 ～ 8 周内不可负重活动。

7. 注意事项　肥胖患者有术后不适，特别是坐位时；C 型骨折须联合使用内固定；骶髂螺钉的植入依靠有骨盆后方的解剖或接近解剖复位，小幅度移位即可明显减少植入骶髂螺钉的安全区域。5mm 的半骨盆头尾侧移位将减少适合进钉区域 30% 的空间，移位 1.5cm 则减少 80% 的空间。行骶髂螺钉固定骶髂关节脱位时，最好先解剖复位或接近解剖复位骶髂关节，以免造成骶神经损伤。

附：张力带螺钉和压力带螺钉联合固定技术

标记髂前上棘与髂后上棘连线，根据患者体格大小及肥胖情况，此连线上自髂后上棘向腹侧 3.5 ～ 4cm 为张力带螺钉体表进钉点，此点向腹侧 7 ～ 9cm 处为压力带螺钉在皮肤上的进钉点。（图 6-17）

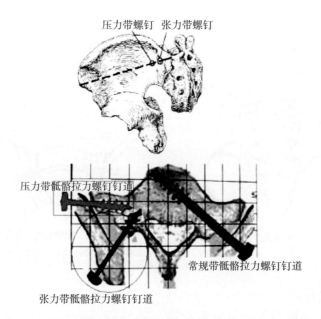

图 6-17　张力带螺钉体表进钉点

　　张力带螺钉指向躯体前正中线，与矢状面夹角 40°～ 50°，向头侧倾斜 10°～ 20°。女性骶骨后倾角比男性大，进钉方向与矢状面呈 30°。压力带螺钉与躯体冠状面平行或向背侧倾斜 3°，向尾侧倾斜 5°。

五、腰骶－髂骨钉内固定术

　　髂骨固定可以提供一个坚固和稳定的力学支撑点，髂骨内外板间固定的螺钉具有最强抗负荷能力。目前公认髂后上棘（PSIS）－髂前下棘（AIIS）作为进钉通道，在多种腰骶固定方式中，联合髂骨钉的固定强度最大，髂骨钉固定有利于避免骶骨钉失败。髂后上棘至髂前下棘存在一全长 140.6mm ± 1.1mm，最大直径男性 11.8mm ± 0.74mm、女性 8.1mm ± 0.74mm 的直线性通道。该通道中存在两个狭窄点，其中通过第二狭窄点的髂骨钉的最短长度为男性 67.1mm ± 0.62mm、女性 70.1mm ± 1.4mm。第二狭窄点富含皮质骨，可对髂骨钉起锚定作用。（图 6-18，图 6-19）

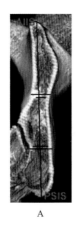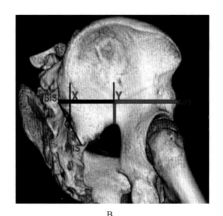

图 6-18　髂骨钉钉道影像解剖学

A.进针骨道；B.进针走向示意图

1.适应证　①骶骨肿瘤切除后重建；②脊柱畸形矫正；③重度椎体滑脱的复位；④腰骶部复杂骨折脱位的复位固定；⑤腰骶段退变性疾病；⑥平背综合征等其他病症。（图 6-20～图 6-22）

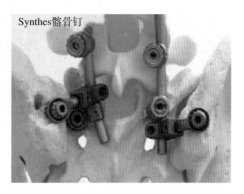

图 6-19　髂骨钉示意图

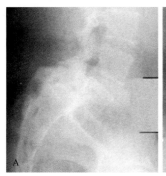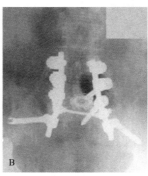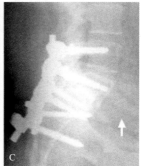

图 6-20　重度腰骶滑脱

A.骶骨侧位片；B.术后正位片；C.术后侧位片

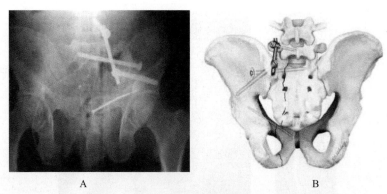

图 6-21　骶骨骨折
A. 骶髂螺钉正位观；B. 骶髂螺钉水平位观

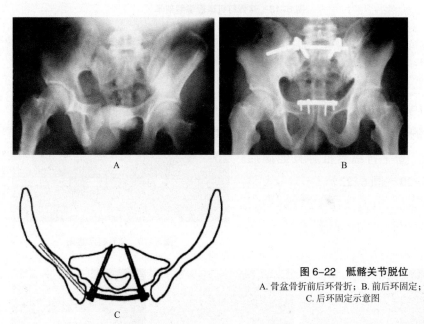

图 6-22　骶髂关节脱位
A. 骨盆骨折前后环骨折；B. 前后环固定；
C. 后环固定示意图

2. 优缺点

　　优点：操作简单方便，不易损伤血管神经，对脊柱的活动影响较小。髂骨钉虽然固定 L5 与髂骨，降低了其间的旋转活动，但对 L5 ～ S1 的屈伸活动并无影响。

　　缺点：腰骶结合部不稳定损伤常合并神经损伤，常须行椎板切除，椎管减压，为神经恢复创造条件，而减压后脊柱后柱的稳定结构也会进一步遭到破坏。因此，对减压后的脊柱需要行后外侧植骨融合，避免内固定系统的金属疲劳。

3．术前计划　术前均行 X 线及 CT 检查。

4．麻醉与准备

麻醉：全麻。

体位：俯卧位。

准备：常规留置导尿。

5．手术要点

（1）入路：两种入路方式：A 线：由髂后上棘至髋臼上顶点，全长 124.9mm 钉道，存在打穿髋臼的风险；B 线：由髂后上棘至髂前下棘，全长 141.2mm 钉道，较安全。Thomas 等提出由髂后上棘至髂前下棘最长，男性 141mm、女性 129mm。（图 6-23）

（2）暴露：后正中切口，充分暴露伤椎及上位相邻正常椎体的后方结构，双侧髂后上下棘。切开暴露髂后上棘，确认髂骨的内板和外板。（图 6-24）

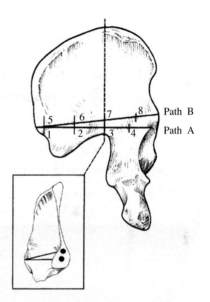

图 6-23　髂骨钉的解剖学研究图

（3）固定：首先于正常椎置入 6.5mm 腰椎椎弓根螺钉，然后选髂后上棘为髂骨钉入点，用骨圆凿凿除足够骨质，形成一方形约 2cm×2cm 的骨槽以容纳髂骨钉尾部，但须保留髂骨外板以防止内固定突出。在 C 臂机监测下确定进钉方向为髂后上棘至髂前下棘，且两钉道后延长线要在中线相交，用 Φ2mm 克氏针沿此方向插入至希望的深度，球形探子探查钉道是否在髓腔、是否穿透骨盆，丝锥攻丝，再次球形探子探查钉道。（图 6-25）

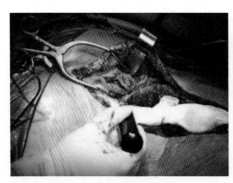

图 6-24　暴露

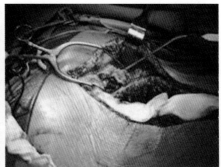

图 6-25　进针

选用 $\Phi 7 \sim 8mm$、长度为 $7 \sim 8cm$ 万向（多轴）髂骨钉沿钉道方向拧入拧紧，以减少术中过多过度塑形弯棒操作。（图 6-26）

如果是骨折压迫脊髓，再行半椎板（或全椎板）切除，使椎管减压。选择合适长度的纵形连接棒，通过连接装置将髂骨钉与纵向棒连接固定，经预弯后将髂骨钉和其他椎弓根螺钉上的螺帽拧紧。拧紧前，可通过撑开或加压以获得良好的骨折复位，然后安放横连杆。（图 6-27）

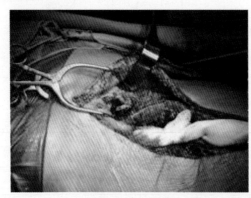

图 6-26　置入螺钉

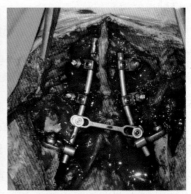

图 6-27　安装钉棒系统

6. 术后处理　术后第 2 天开始下肢康复训练，第 7 ～ 14 天开始腰背肌等长收缩锻炼，3 周后在腰骶支具保护下离床活动。

7. 注意事项　注意保护切口，术后护理避免尿液污染伤口。

第七章
皮　瓣

第一节　上肢皮瓣

一、掌背皮神经营养血管蒂岛状皮瓣术

　　吻合血管的游离皮瓣技术要求高、手术费时、皮瓣外形臃肿，且有一定的失败率，至今已逐渐少用；远位皮瓣需固定肢体及二期断蒂手术，患者痛苦较大；侧方皮瓣，同指逆行岛状皮瓣及邻指动脉逆行岛状皮瓣均破坏一侧指固有动脉；以掌背动脉为蒂的轴型岛状皮瓣，动脉位置较深，被伸肌腱覆盖，有一定的变异，操作难度较大，应用受到限制；示指背侧岛状皮瓣蒂部较短，修复远位损伤有一定的局限性。

　　掌背桡侧皮神经分布恒定，变异较小，且掌背神经的皮支均比较发达。皮神经的横径与其伴行血管口径及数目呈正相关。这类掌背皮神经旁的伴行动脉属微细动脉，一般 1 ～ 2 支，口径 0.2 ～ 0.4cm。它们通过丰富的交通支与皮支神经干内微动脉网、邻近皮肤皮下组织血管网形成良好的网状供血系统。皮瓣筋膜蒂内组成的横向血管网和众多的垂直交通支，是神经干两旁形成的较大面积皮瓣能够成活的血供形态学基础。此类皮瓣虽不含深筋膜结构，但深浅筋膜在指蹼处融为一体，存在许多交通支是神经旁血管蒂逆行供血的解剖基础。一般认为皮瓣的静脉回流主要依靠皮下浅静脉系统完成，当达到一定逆行灌注压时，静脉血可以通过深浅静脉之间的交通支相互灌流，呈非生理状态的"迷宫"样顺利逆行回流。掌背浅静脉较发达，切取皮瓣时携带浅静脉利于回流。

1. 适应证　手指血管肌腱骨组织外露，须早期采用血运丰富的皮瓣覆盖创面。

2. 优缺点

优点：①手术在同一伤肢进行，操作方便，血供丰富，成功率高，易被患者接受。②可提供较长的血管蒂，旋转灵活，角度大，修复范围远，可用于修复指端损伤。多个手指损伤时，在应用该皮瓣修复拇食指的同时，可为其他受损手指的修复提供方便。③携带神经皮支，具备重建感觉功能的条件，术后感觉功能恢复较快。④掌背的神经皮支比较发达，分支分布恒定，变异小，不需解剖深部组织，不损伤主要知名血管，血供可靠。⑤皮瓣色泽质地与受区接近，外形饱满但不臃肿。⑥供瓣区损伤表浅，可直接缝合，无肌腱粘连。

缺点：该皮瓣切取范围小，在较大范围缺损修复时受一定限制。

3. 术前计划　术前应用 Doppler 血流探测仪探测掌背桡神经或尺神经皮支伴行血管的走行，作为设计皮瓣的纵轴，以指蹼或掌指关节横轴线为皮瓣筋膜蒂旋转点，受区至旋转点的距离为筋膜蒂所需长度，依照受区形状、面积，在掌背适当部位设计皮瓣。皮瓣面积应比受区略大，以减少转移后皮瓣张力。筋膜蒂加皮瓣长度与筋膜蒂宽度之比平均达 4.8∶1。旋转点最远不能超过近节指骨中份，以防血供不足而坏死。（图 7-1）

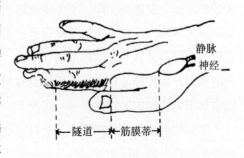

图 7-1　皮瓣设计图

4. 麻醉与准备

麻醉：臂丛神经阻滞麻醉。

体位：无特殊要求。

准备：在止血带下施术。

5. 手术要点

（1）切取皮瓣：先于逆行皮瓣的近端做切口，解剖神经皮支，根据其所在确切部位，将皮瓣位置适当调整，使浅静脉包括在皮瓣内，切开皮瓣两侧边缘至肌膜浅层，沿该层掀起皮瓣。切取蒂部时，在血管神经束两侧必须包括宽

1～1.5cm 浅筋膜组织以携带浅静脉，利于皮瓣血液回流。（图 7-2）

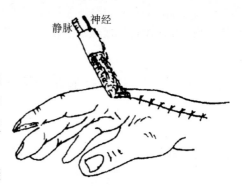

图 7-2　皮瓣切取示意图

（2）缝合：蒂部旋转点与受区创面之间紧贴皮下形成宽敞的隧道或切开形成明道，将皮瓣旋转 180°转移至受区。供瓣区创面一般能拉拢缝合。

6. 术后处理　予以松散包扎，避免吸烟。注意观察血液循环，随时处理。

7. 注意事项　切取皮瓣一定要先找到皮神经近端，沿皮神经走向切取筋膜蒂。皮瓣筋膜蒂部一定要包括静脉。切取皮瓣后，松止血带，见边缘渗血后，再通过隧道转移。青年女性皮下脂肪较多，切取时范围要稍大些。

二、神经鞘瘤的手术技术

外周神经鞘瘤除局部肿块以外，多伴有神经麻木、刺痛等临床表现，常分为中央型和周围型两种，如何完整切除肿块而不损伤神经，考验外科医师术中仔细的分辨力及应该具备的技巧。

1. 手术技巧

（1）切口采用常规神经探查切口，自肿瘤两端正常组织处向中央游离出神经干及肿块，防止损伤神经分支。应在显微镜下操作。

（2）距病变 1cm 处正常部位纵行切开或切除神经外膜，分离出各神经束，并以之为线索，用窄而锐利的刀片在肿瘤表面纵向锐性切割，逐束分离，保护神经束，切除肿块，并尽量避免损伤神经束间的交通支。

2. 术后处理　因为常有伴行血管，注意仔细止血，防止血肿的形成。

3. 注意事项　①以正常神经束为线索，可最大限度避免神经损伤。②纵向锐性切割，切不可横向。③刀片紧靠神经束，应将瘤灶组织、神经束间瘢痕组织、神经干周围瘢痕组织一并切除干净，尤其肿瘤远、近端，瘤体逐渐移行为瘢痕组织，界限不清，应予以细心分离，彻底切除。这样不仅可防止复发，还有利于手术前神经症状的恢复。

三、掌背动脉逆行岛状皮瓣术

第 2 ～ 4 掌背动脉常有两个不同的来源，即掌背动脉的近端起自腕背弓，而在近掌骨头水平处，则常接受来自掌深弓的背侧穿支，这些穿支除汇入掌背动脉之外，还经过筋膜层进入手背皮肤。当掌背动脉越过掌骨头后分成两个终末支，即掌背动脉的指背支和指背动脉。这些指背支（$\Phi 0.3 \sim 0.5$mm）供应指蹼和近节指背近 1/2 的皮肤。指动脉的背侧皮支供应近节指背远 1/2 的皮肤和中节指背皮肤。指动脉走行过程中，节段性地发出背侧穿支，通常每个指节平均有两个指动脉背侧穿支，$\Phi 0.2 \sim 0.5$mm。随着指动脉在走行中逐渐变细，其背侧穿支的口径亦明显变细。指动脉的背侧皮支与掌背动脉的指背支在近节指背中份相互吻合。指动脉的背侧皮支沿指背纵向相互吻合成网。

1. 适应证　修复手掌的小面积皮肤缺损和手指的多处组织损伤。

2. 优缺点

优点：由于手背皮肤质地好，肤色与受区相一致，另外手背供区可直接缝合，因此对于手指的组织修复和手指再造具有其他手术方法不能比拟的优点，值得临床广泛推广。

缺点：掌背动脉外径细小，供血范围不确切，切取风险大。

3. 术前计划　患肢常规消毒、铺手术巾，受区创面用 0.5% 氯己定溶液、过氧化氢溶液反复浸泡，生理盐水冲洗，去除坏死及失活组织，创面彻底止血。剪布片测量皮肤缺损大小，标记布片正反面及头尾端。创面生理盐水纱部覆盖待用。

4. 麻醉与准备

麻醉：臂丛麻醉或手腕部用 2% 利多卡因行尺神经、正中神经、桡神经浅支局部阻滞麻醉。

体位：患者取仰卧位，患肢外展无特殊。

准备：手术在驱血下进行。患肢上臂上段上气囊止血带，设定止血带压力为 35 ～ 45kPa（0.67kPa/kg），最长间隔 1 小时放松止血带，如须观察皮瓣血运，随时放松止血带。

5. 手术要点

（1）血管蒂的旋转点为近节指骨中点背侧，相当于指蹼边缘水平，皮瓣的轴线为掌骨间隙，相当于掌背动脉的走行轴线，血管蒂的长度为旋转点与掌骨头之间的距离。皮瓣切取范围近端不越过腕背横纹，远端不超过掌骨头。按受区大小、形态可沿掌背动脉的轴线在此范围内设计皮瓣。（图 7-3 ～图 7-5）

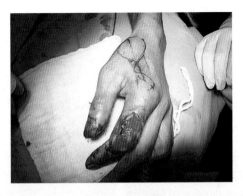

图 7-3　设计皮瓣

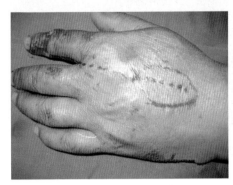

图 7-4　以示指中节缺损为例

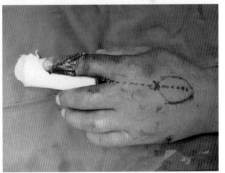

图 7-5　设计旋转点

（2）切开皮瓣桡侧缘，分开伸指肌腱，显露掌背动脉、掌背静脉，在骨间肌表面沿血管束两侧切开骨间肌肌膜，解剖掌背动脉，保留血管束周围的筋膜组织。（图 7-6）

（3）将皮瓣连同血管束完全掀起游离至掌指关节水平处。（图7-7）

（4）切开血管蒂部皮肤（相邻掌骨头间中点至近节指骨中点之间的皮肤），向指侧方剥离皮肤后显露指固有动脉及其向背侧发出的背侧支，沿背侧支向近端解剖直至指背动脉和皮瓣内的掌背动脉，保留血管蒂周围的软组织。

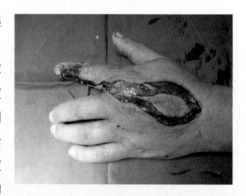

图7-6 切开皮肤，分离皮瓣

（5）切断并结扎邻指的指背动脉。

（6）皮瓣及其血管蒂完全被游离出来，从蒂的旋转点至受区创面作宽敞的皮下隧道，将皮瓣引至受区，覆盖创面，供区缺损如果在2.5cm以内常可直接拉拢缝合。（图7-8）

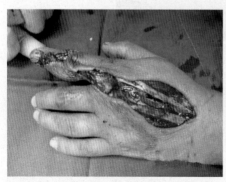

图7-7 继续解剖皮瓣

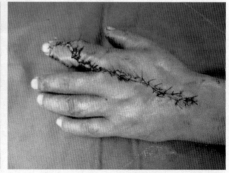

图7-8 缝合皮瓣

6. 术后处理 手术后预防感染、消肿、扩血管及抗凝血治疗。手术后两周，创口愈合、拆线。

7. 注意事项

（1）切取第二、三、四掌背动脉逆行皮瓣时，可从寻找掌背动脉与指总动脉的吻合支开始。充分游离血管蒂后自皮瓣后缘及下缘切开直达深筋膜，切取在骨间肌浅层进行，筋膜蒂宽约1cm，须至少一条手背浅静脉包含在内。旋转点距指蹼游离缘0.5cm。深筋膜与皮瓣缝合数针防止分层，在伸肌腱膜浅层游离皮瓣至血管蒂处，前侧在深筋膜下游离至设计的皮瓣前缘，最后游离皮瓣前缘及近侧。可以采用边切取边观察皮瓣渗血情况的方法，如渗血良好，逐渐完全游离皮瓣。

（2）因掌背动脉为内径不足 1mm 的细小血管，血管受刺激后容易出现痉挛，可于血管周围浸润罂粟碱针 30mg 再用温热生理盐水覆盖 15 分钟予以解痉。

（3）皮瓣内应包含手背浅静脉、掌背动脉伴行静脉等两套回流系统，否则容易发生静脉危象，导致皮瓣淤血而坏死。

四、指动脉逆行岛状皮瓣术

指端缺损的修复应以尽可能确保手指长度，并具有良好的外形和感觉功能为原则。指固有动脉远端存在着丰富的血管交通，是指动脉逆行岛状皮瓣获得血供存活的基础。

解剖基础如下：拇指和小指的手背起点和分布比较恒定，每条指掌侧固有动脉在手指每节平均发出 4 条较小的掌侧支，优势侧动脉，即示指、中指尺侧，无名指、小指桡侧可发出 4 条以上的掌侧支。指动脉皮支按与指固有神经的比邻关系可以分为 3 型：外侧优势型、均势型、内侧优势型。在手指近节和中节为外侧优势型。在手指远节，两侧的指固有动脉逐渐转向内侧，两支终动脉吻合成弓。

两侧指动脉间存在着 3 支恒定的指横动脉弓，这 3 支分别位于近端、远端交叉韧带和指深屈肌腱附着点以远的水平。这一解剖特点是分离血管蒂时不可超过远侧指间关节（DIP）的依据。

用指动脉逆行岛状皮瓣修复指端时的血供主要是通过中间指横动脉弓完成。对于 DIP 关节以近的损伤则不可选用此皮瓣修复。另外，有伴行静脉存在，且口径较细小，所以，分离血管蒂时连带适量的筋膜组织以确保静脉回流十分必要。当然过分臃肿的蒂部也会因易受压而出现血运障碍。应根据皮瓣大小确定蒂部宽度，以利回流，并确保无张力修复创面，因为皮瓣大小并非影响成活的因素。

1. 适应证 指端缺损。

2. 优缺点

优点：最大限度地保留手指长度，且质地好，手术简单，成活率高，并能使伤指外形、功能和感觉获得良好恢复，不损伤其他各指。

缺点：须牺牲一条主要供血动脉，造成伤指血供相对不足，耐寒性差，影响生存质量。对于指远节以近有损伤者不能选用。

3. 术前计划

面：根据指端缺损的大小和形态，设计皮瓣（较创面大 1/10）及血管蒂的长度。皮瓣宽度不应超过指腹、背正中线。

轴线：以近节指尺侧或桡侧指动脉血管走行为纵轴，指侧正中切口稍背侧。

旋转点：关节以近 0.5～1cm，不应超过远侧指间关节。

蒂部：在筋膜皮瓣远端设计一三角形皮蒂，在皮下组织的浅层向两侧分离皮肤。

皮肤切口：皮瓣远侧缘做指侧方锯齿切口，向远端延长至指端腹部创面。（图7-9）

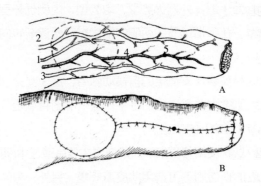

图7-9 皮瓣设计示意图

A. 皮瓣的解剖与设计；B. 皮瓣的转移与缝合

1.指背神经；2.指背浅静脉；3.指掌侧浅静脉；4.指固有动脉；5.旋转点

4. 麻醉与准备

麻醉：指神经或臂丛神经阻滞麻醉。

体位：无特殊要求。

准备：无特殊要求。

5. 手术要点

（1）沿皮瓣设计线切开皮肤

解剖指背皮神经：先于皮瓣近端切口内解剖出指背皮神经，指背皮神经位于指蹼背侧中点下 1～1.5cm，斜向指背深筋膜浅层，从指背处切口掀起皮瓣，此时可见皮神经在皮瓣内行走，锐性向近侧游离 2mm 左右后切断标记。

解剖指固有动脉：切开皮瓣四周，结扎皮瓣近端的指固有动脉，从皮瓣近侧缘开始，结扎指固有动脉沿途发出的皮支及关节支，在伸肌腱帽浅面分离、结扎切断近端指固有动脉和指神经背侧支，并将皮瓣连同浅筋膜、指血管神经蒂一同向远端逐渐掀起。务使指固有动脉包含在皮瓣内，并带少量软组织，将血管神经束内的固有神经留于原位，切勿损伤指神经背侧支。注意保护好伸肌腱表面的筋膜组织。

（2）切开蒂部皮肤：指侧行"Z"形切口，切开皮瓣蒂部，在真皮下向两侧锐性分离 0.5～1cm，寻找指浅静脉（一般为指背浅静脉，在中节中点处仍较粗大），将指背浅静脉包含在蒂内，形成含有指背皮神经、指背浅静脉的指动脉蒂逆行岛状皮瓣，血管蒂游离的长度应适当长于伤区至皮瓣缘中点的距离，筋膜瓣的宽度为 0.6～0.8cm。（图 7-10）

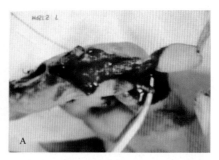
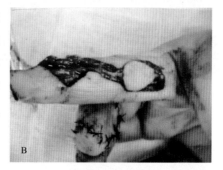
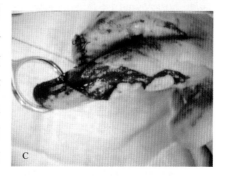

图 7-10　皮瓣的切取和缝合
A. 切取皮瓣；B. 游离皮瓣；C. 供区缝合

　　切开逆行指动脉蒂到指端缺损处的皮肤，小心向远侧游离血管束，解剖皮瓣至旋转点，将皮瓣逆行明道、无张力移转至指端缺损处。远端固定数针后，在手术显微镜下行指神经残端与皮瓣神经外膜吻合，受区皮缘与皮瓣缝合。

　　（3）皮瓣供区：缝合切开的手指皮肤，供区行全厚皮片覆盖，打包加压包扎。少数直接拉拢缝合。（图7-11）

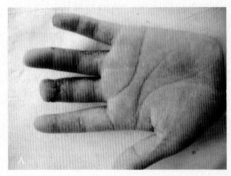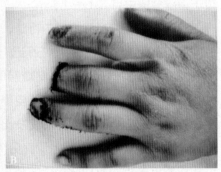

图7-11　缝合效果图
A.掌侧；B.背侧

　　6.术后处理　术后1周便可开始功能锻炼，且不妨碍其他手指的活动，患指无须保持不适的强迫体位。术后对患指功能影响不大，近节指间关节（PIP）、DIP关节活动正常，伸屈自如。

　　7.注意事项　跨越关节的直线瘢痕，易造成伸屈障碍，但通过锯齿形或弧形切口、关节处切口则尽量靠向背侧可以避免。皮瓣供区选择在各指的低功能侧，供区处理以全厚植皮为佳，切忌勉强直接缝合。在较大面积的指动脉逆行岛状皮瓣切取中，尽可能利用指背侧组织，勿累及指蹼及过多指掌侧的皮肤，以免有损功能。

　　应用带有指浅静脉的指动脉逆行岛状皮瓣，蒂部尽量少带软组织，形成深、浅静脉回流途径，预防静脉危象的发生。在手术显微镜下将指神经分离，不能单独分离指动脉，要连带指动脉周围约4mm的组织，保护好指动脉周围存在的两层微血管，可以不带浅静脉，也能确保充分静脉回流。

　　皮瓣延长切取技术：在手指近节向掌指关节侧背方延长切取指动脉逆行岛状皮瓣。根据指腹缺损的大小和形态，以近节近1/3指侧方偏背侧，经掌指关节背侧方到掌骨中段设计皮瓣（皮瓣应稍大于创面）。

五、指固有动脉背侧支为蒂的逆行掌指背筋膜术

手指背侧没有纵贯全长的轴形指背动脉。掌背动脉终末段和远侧掌深弓背侧穿支向远端发出的背侧皮支构成掌指关节背侧和手指近节近、中段指背丰富的血管网。指固有动脉在向远侧走行过程中相继发出掌侧皮支、背侧皮支、关节支、干骺支、掌横弓支等。背侧皮支进入指背浅筋膜分出上行支和下行支等多个小分支，这些不同节段的指固有动脉背侧皮支的上行支、下行支在指背外侧缘交互吻合，近节指固有动脉背侧皮支与掌背动脉及远侧掌深弓穿支发出的指背侧皮支在近节指背外侧缘相互吻合交通。这样手指背外侧缘构筑成一条纵形营养血管链，指背皮神经与该血管链伴行。（图 7-12）

手指背侧皮肤浅筋膜由掌背动脉和远端掌深弓穿支发出的指背分支及指固有动脉发出的背侧皮支和间接背侧皮支供血。掌背动脉和远端掌深弓穿支发出的指背分支主要营养手指近节中、近段指背皮肤软组织，在手指近节背外侧与指固有动脉背侧皮支交通，同时各节段指固有动脉背侧皮支交互吻合，在手指背外侧缘形成一条纵形营养血管链。

1. 适应证　手指中远节软组织缺损。

2. 优缺点

优点：以指固有动脉背侧支为蒂的逆行掌指背筋膜皮瓣旋转弧长，旋转点接近手指创面，手背皮瓣可切取面积比指背皮瓣大，适于修复手指中远节较大面积的创面。

缺点：牺牲一侧指动脉。

3. 术前计划　皮瓣蒂部旋转点理论上可以设计在手指 PIP 关节以近背外侧缘上任一点。临床应用中选择蒂部旋转点具体位置时，要保证旋转点附近至少有 1～2 支健康可

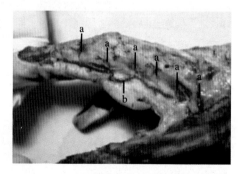

图 7-12　近、中节指固有动脉背侧支的局部解剖

a. 指固有动脉背侧支；b. 指固有动脉

靠的相对粗大的指固有动脉背侧皮支。所以，旋转点一般设计在手指近节中段或远段。若旋转点设计在近节远段时，则以距离 PIP 关节以近约 1.5cm 为宜。

皮瓣轴线以手指背外侧缘与相应掌背动脉走行方向为轴线。

4. 麻醉与准备

麻醉：臂丛麻醉。

体位：无特殊要求。

准备：在止血带下进行。

5. 手术要点

（1）皮瓣全程在伸肌腱腱周膜层以浅解剖。由于指背动脉起始部位距离指蹼缘 ≥ 0.62cm，皮瓣在指蹼区解剖时不须携带指蹼远端的脂肪体，这样可以避免皮瓣臃肿、蒂部卡压及指蹼挛缩。

（2）掌指关节背侧、指蹼区、指背外侧存在丰富的血管网，但是血管网比较细小，术中不必刻意寻找辨别掌背动脉终末段和指背动脉，掌指关节与近节指背毗邻区域只须紧贴浅筋膜层下解剖即可，同时需要携带 7 ～ 10mm 宽的筋膜组织蒂。

（3）切取皮瓣，旋转，移植到供区。（图 7-13 ～图 7-16）

6. 术后处理　予以保暖，低分子右旋糖酐点滴，患肢制动 2 周至拆线。

7. 注意事项　术后包扎不宜过紧；全身给予抗生素；避免吸烟；使用罂粟碱解除痉挛。

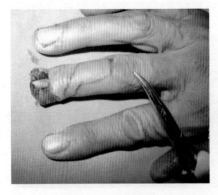

图 7-13　切取皮瓣

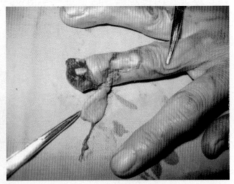

图 7-14　旋转至损伤区域

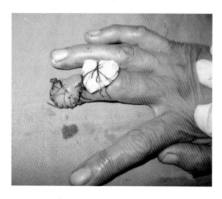
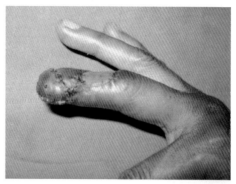

图 7-15　缝合，供区另取皮植皮　　　　　　　图 7-16　愈合后效果

六、指背静脉动脉化逆行岛状皮瓣修复指端缺损术

逆行指背皮瓣修复指端缺损已有报道，其营养由完整的指动脉背侧支逆行血流和皮下静脉提供，但其血供略显不足，成活质量较差。对该皮瓣进行改进，将皮瓣背侧静脉的近端与指动脉的断端吻合，建立新的血供，形成指背静脉动脉化逆行岛状皮瓣修复指端缺损。

1. 适应证　指端损伤伴骨质、肌腱外露。

2. 优缺点

优点：指背静脉动脉化逆行岛状皮瓣适于几乎所有的指端外伤创面，具有更广泛的临床应用范围。

缺点：须显微外科操作。

3. 术前计划　设计皮瓣时首先确定缺损的组织量，然后在近节指背侧设计相应大小的逆行岛状皮瓣，指背作"Z"形切口，在岛状皮瓣的近侧缘保留长1cm 左右的背侧静脉。如须形成感觉皮瓣时，则将桡神经指背支包含其中。

4. 麻醉与准备

麻醉：臂丛神经阻滞麻醉。

体位：无特殊要求。

准备：常规清创，修整残端。

5. 手术要点

（1）分离与吻合：皮瓣于指背腱膜上分离，形成远侧蒂的逆行岛状皮瓣，蒂的分离以皮瓣能转位到缺损处为度。于指端分离一侧指动脉作为受区血管，将指动脉与指背静脉在显微镜下行端端吻合，指背神经与指神经的断端吻合可修复感觉功能。

（2）关闭切口：背侧皮肤切口对位缝合，皮瓣供区移植全厚皮片。（图7-17）

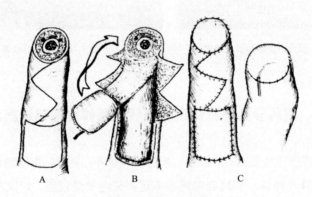

图7-17　缝合示意图

A.指背皮瓣和"Z"形切口设计；B.包含背侧静脉的岛状皮瓣形成；
C.指背静脉与指动脉吻合后皮瓣缝合于指端创面

6. 术后处理　予以保暖，低分子右旋糖酐点滴，患肢制动2周至拆线。

7. 注意事项　术后包扎不宜过紧；全身给予抗生素；避免吸烟；使用罂粟碱解除痉挛。

七、邻指近节背侧逆行岛状皮瓣术

通过对指背及掌背皮肤的解剖观察表明，指动脉背侧皮支与掌背动脉的指背支相互吻合形成皮下血管吻合支。以指动脉背侧皮支为蒂的掌背逆行岛状皮瓣及邻指背侧逆行岛状皮瓣，打破了传统的血管供区范围的限制，扩大了指背和掌背逆行岛状皮瓣的旋转弧度，为以往修复难度较大的手指末节皮肤缺损提供了一种新方法。

常规的掌背动脉逆行岛状皮瓣以第2～4掌背动脉在掌骨头水平与指掌侧

总动脉之间存在血管吻合支为蒂。所以，皮瓣仅能达到指掌侧近节。而以指动脉背侧支为蒂的跨区供血的逆行岛状皮瓣的移转范围可达到指掌中节和末节指腹。由于该皮瓣属于穿支皮瓣，不会破坏手指主干血管。

1. 适应证　手指皮肤缺损。

2. 优缺点

优点：增加血管蒂长度，从而扩大皮瓣移转范围。皮瓣内含有掌背皮神经或指背皮神经可被用来与受区神经吻合，以形成带感觉神经的岛状皮瓣。皮瓣厚度与质地符合手部创面皮肤覆盖的要求。

缺点：需要显微外科技术。

3. 术前计划　设计皮瓣的面、旋转点等。

4. 麻醉与准备

麻醉：臂丛麻醉。

体位：平卧位。

准备：手术须在驱血下进行。

5. 手术要点

（1）血管蒂的旋转点为近节指骨中点背侧。皮瓣取邻指近节指背和指侧面。血管蒂包括两个邻近掌背动脉的指背支和掌背动脉本身，形如"Y"。其供血途径为：指动脉 - 指动脉背侧皮支 - 吻合支 - 同指掌背动脉指背支 - 邻指掌背动脉指背支 - 吻合支 - 邻指指动脉背侧皮支。血管蒂的长度为旋转点与掌骨头之间距离的1倍，即包括同指掌背动脉指背支长度 + 邻指掌背动脉指背支长度（图7-18）。

（2）切开皮瓣边缘，掀起皮瓣，要包含指动脉背侧皮支和掌背动脉的指背支，以及两者之间的吻合支，将皮瓣连同血管束完全掀起，注意保留伸指肌腱表面的腱膜组织。

（3）沿掌背动脉的指背支向近端逆行游离，保留血管蒂周围的软组织，显露两个邻近掌背动脉的指背支

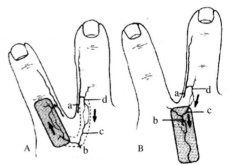

图7-18　皮瓣设计图
A. 邻指背逆行岛状皮瓣；B. 血流方向（箭头所示）
a. 指动脉；b. 掌侧动脉；c. 指背动脉；d. 指动脉背侧皮支

和掌背动脉本身，切断并结扎掌背动脉主干。

（4）皮瓣及血管蒂被游离出来，从蒂的旋转点至受区创面作宽敞的皮下隧道，将皮瓣引至受区，覆盖创面，供区缺损可用中厚皮片覆盖。

6. 术后处理

（1）监测生命体征至平稳，避免麻醉意外。

（2）术后卧床休息 7～10 天，皮瓣置于正确位置且不受压为宜，供区肢体抬高 20°～30°，以利于静脉血液和淋巴液回流。

（3）皮瓣处持续 60W 灯烤，保持灯距在 30～50cm，以防止局部温度过低，从而导致血管痉挛及血栓形成。

（4）皮瓣的血运观察：内容包括颜色、温度、张力、毛细血管反应时间和针刺放血情况。

7. 注意事项

（1）术后 7～10 天内须保持平卧并以皮瓣不受压为宜，抬高皮瓣供区的肢体 20°～30°，以利于静脉血液和淋巴液回流。

（2）皮瓣转移缝合后，患肢下面可垫薄枕，以防止患肢下坠、变位而引起疼痛及牵拉皮瓣影响血液循环。

八、尺动脉腕上皮支上下行支为蒂的前臂逆行岛状皮瓣术

通常臂逆行岛状皮瓣术的皮瓣设计特点为：点：腕上桡动脉搏动点；线：桡动脉搏动点与肘窝中央下方 2.5cm 处连线为血管轴线；面：按皮肤缺损的面积和形状及所需血管长度，在血管轴线近侧设计皮瓣。尺动脉腕上皮支上下行支为蒂的前臂逆行岛状皮瓣是在分离、结扎尺动脉腕上皮支后，由尺动脉腕上皮支的上、下行支组成其血管蒂，皮瓣的血供是从腕背动脉弓尺动脉腕上皮支下行支尺动脉腕上皮支上行支逆行提供。与尺动脉腕上皮支岛状皮瓣相比，供区较平整、旋转弧度大，可以经皮下隧道转移到受区而不损伤前臂的主要血管、神经。

尺动脉腕上皮支起始于尺动脉，距豌豆骨近侧 2～4cm，与尺动脉一样有两条伴行静脉，与浅层静脉有广泛交通，尺神经背侧支起自尺侧腕屈肌内侧，

距豌豆骨近侧 5cm，与尺动脉腕上皮支伴行分布于腕、手和指的背侧，皮瓣的感觉神经主要为前臂内侧皮神经，做成逆行岛状皮瓣时，可将尺神经的手背支与皮瓣内的前臂内侧皮神经断端吻合，以恢复皮瓣的感觉。

1. 适应证　腕部软组织缺损。

2. 优缺点

优点：蒂部柔软易于转位，皮瓣转位后外形无异常，并可经皮下隧道转移至受区。

缺点：其旋转弧度有限，仅适合腕部缺损的修复。前臂尺侧以尺动脉腕上皮支为蒂形成岛状皮瓣存在蒂短、不易旋转转位、蒂部臃肿且需二期修复等缺点。

3. 术前计划　皮瓣切取宽度可达前臂掌、背侧正中线，长度可达 25 cm，其近端可达肘横纹，远端达腕横纹。

4. 麻醉与准备

麻醉：臂丛神经阻滞麻醉。

体位：平卧位。

准备：安置止血带。

5. 手术要点

（1）首先用亚甲蓝在前臂尺侧设计皮瓣，皮瓣需较受区稍大，以避免转移缝合后张力过大，先在尺动脉腕上皮支起始处切开约长 4 cm 的切口，于尺侧腕屈肌与指浅屈肌之间显露尺动脉腕上皮支，然后沿皮瓣设计线切开，于深筋膜下逆行分离，即可看到尺动脉腕上皮支上行支，牵开尺侧腕屈肌，将尺动脉腕上皮支在分为上行支和下行支之前结扎，将包括约 1.5cm 宽的皮下组织的血管蒂向远侧分离，近尺骨头处，下行支贴近骨膜行走，此时，蒂部包括所有的皮下组织，直至尺侧腕伸肌止点处，然后经皮下隧道转移至受区。

（2）供皮瓣区宽度 <5cm 时直接缝合，若 >5cm 则行全厚植皮。（图 7-19）

6. 术后处理

（1）平卧休息，患肢石膏制动至拆线。

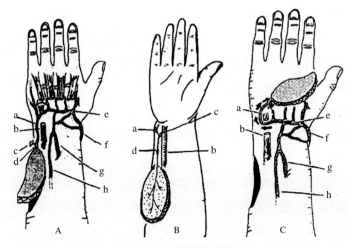

图 7-19　皮瓣血供示意图

A. 皮瓣的设计；B. 结扎尺动脉腕上皮支，切取以其上行支和下行支及腕背动脉弓为蒂的皮瓣；C. 切取以腕背动脉弓为逆行血供的岛状皮瓣

a.尺动脉腕上皮支下行支；b.尺侧伸腕肌腱；c.尺动脉腕上皮支；d.尺动脉腕上皮支上行支；e.腕背动脉弓；f.桡动脉背侧支；g.骨间前动脉；h.骨间后动脉

（2）肢体位置以皮瓣处置于正确位置且不受压为宜，供区肢体抬高 20°～30°，以利于静脉血液和淋巴液回流。

（3）皮瓣处持续 60W 灯烤，保持灯距在 30～50cm，以防止局部温度过低，从而导致血管痉挛及血栓形成。

（4）皮瓣的血运观察：包括颜色、温度、张力、毛细血管反应时间和针刺放血情况。

7. 注意事项　术后常规使用低分子肝素或者阿司匹林，适当使用镇痛药物。患者避免吸烟。

九、桡神经浅支营养血管蒂逆行岛状皮瓣术

手部是劳动和交际器官，因此，修复手部创面时不能仅考虑手功能的恢复，还应考虑如何使手的外形良好。

二期手术修薄皮瓣存在如下弊端：①破坏了皮瓣原有的和已构建好的血管系统，对皮瓣的血供产生巨大影响；②损伤了皮瓣的感觉神经，将有感觉的

皮瓣变为无神经支配的皮瓣；③由于对皮下组织的多次创伤，必然会引起手背皮下纤维的瘢痕增生和组织粘连，不利于肌腱的滑动；④导致皮瓣硬化，手背皮肤失去了良好的弹性和松弛性，影响手的功能。若在一期手术时就制成薄皮瓣，可使手部皮肤平整，外形良好，免除了二期手术。

皮神经的血供来源呈多源性节段状分布，皮瓣的血供主要是沿皮神经干走行的动脉轴发出的分支，皮神经营养血管与皮神经的距离一般在 4mm 以内，最远不超过 6mm。皮神经的营养血管与深筋膜、邻近皮肤的真皮下血管网有丰富的吻合交通联系，这为薄皮瓣的制作提供了解剖学依据。

1. 适应证　临床上由于烧伤、创伤导致的手背部皮肤软组织缺损较多见，此类创面常伴有骨、肌腱的外露，须要用皮瓣及时修复。用此种皮瓣修复手背、腕背部的中、小面积的皮肤软组织深度缺损较为理想，用来修复拇指间隙区和拇指背侧创面也不失为一种良好方法。

2. 优缺点

优点：桡神经浅支营养血管蒂逆行岛状皮瓣具有血管蒂恒定、不牺牲主要血管、血供可靠等优点。

缺点：通常须在深筋膜层切取以保证皮瓣血运，存在外观臃肿等弊端，不能令患者十分满意。而手背区皮肤的生理结构特点是皮肤薄、皮下组织少，有良好的弹性和松弛性，多数须二期手术修薄。

3. 术前计划　设计好皮瓣的点、面和旋转点。

4. 麻醉与准备

麻醉：臂丛神经阻滞麻醉。

体位：无特殊要求。

准备：常规安置止血带。

5. 手术要点

（1）切取皮瓣：以鼻烟窝为旋转点、以肘横纹中外 1/3 处与鼻烟窝连线为轴线设计皮瓣，沿标记线切开皮肤，先于皮瓣近端切口内解剖出桡神经浅支和头静脉，切断后沿周边切开皮肤，在深筋膜下切取并掀起皮瓣，可见桡神经浅支及头静脉在皮瓣内走行，纵行切开蒂部皮肤，保留蒂宽约 2 cm，游离至旋转点处。（图 7-20）

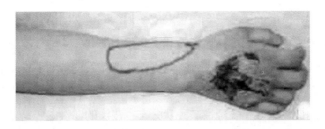

图 7-20　皮瓣的设计

（2）"脂肪摘除法"操作：将皮瓣翻转铺开，切取皮瓣后修剪掉皮瓣远端及两侧多余的脂肪，仅保留皮下 2～3mm 厚的脂肪，皮瓣轴两侧各 0.5～1.5cm 区域的脂肪组织，在放大 5～10 倍的显微镜下用"脂肪摘除法"操作，剪开脂肪外膜，释放并摘除脂肪颗粒，保留脂肪外膜和颗粒间纤维隔。

（3）结扎、缝合：修剪后逆行旋转覆盖创面，皮瓣旋转后与受区的皮神经行端端或端侧吻合，一般在受区均能找到可供吻合的皮神经以恢复皮瓣的感觉功能；皮瓣旋转后将头静脉与受区浅静脉干或其属支吻合，若受区无合适的浅静脉，则于远端结扎。最后行直接缝合或移植皮片修复。（图 7-21）

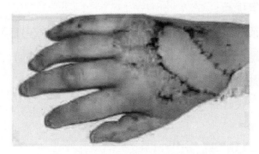

图 7-21　缝合后效果图

6. 术后处理

（1）平卧休息，患肢石膏制动，至拆线。

（2）肢体位置以皮瓣处置于正确位置且不受压为宜，供区肢体抬高 20°～30°，以利于静脉血液和淋巴液回流。

（3）皮瓣处持续 60W 灯烤，保持灯距在 30～50cm，以防止局部温度过低，从而导致血管痉挛及血栓形成。

（4）皮瓣的血运观察：包括颜色、温度、张力、毛细血管反应时间和针刺放血情况。

7. 注意事项　术后常规使用低分子肝素或者阿司匹林，适当使用镇痛药物。患者避免吸烟。

第二节　下肢皮瓣

一、股前外侧皮瓣术

股前外侧皮瓣的特点：血管蒂长、径粗，为肢体的非主干血管皮瓣，面积大、部位隐蔽、有感觉神经，皮瓣切取后对供区功能影响小。作为该区修复的首选皮瓣，适合单独或联合其他皮瓣修复大面积皮肤缺损。

股前外侧皮瓣血供来源于旋股外侧动脉降支或横支，皮支有两种走行形式：①肌间隙皮支型，即皮支走行于股直肌与股外侧肌间隙中，直接入皮；②肌皮穿支型，即皮支穿经股外侧肌然后入皮，以后者多见。旋股外侧动脉降支主干蒂长 8 ～ 12cm，相继发出肌支下行，营养沿途肌肉，最终与膝关节周围血管网沟通吻合，此即为逆行皮瓣的血供基础。旋股外侧动脉降支主干有两条伴行静脉，平均 Φ1.5 ～ 3mm，为皮瓣的回流静脉。（图 7-22）

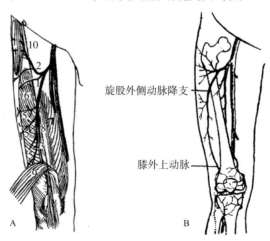

图 7-22　股前外侧皮瓣的解剖

A. 股动脉外前侧分支示意图；B. 股前外侧动脉关键分支
1. 旋股外侧动脉降支；2. 旋股外侧动脉升支；3. 内侧支；4. 外侧支；5. 肌皮动脉穿支；6. 股外侧肌；
7. 股内侧肌；8. 股中间肌；9. 股直肌；10. 髂前上棘至髌骨中点连线

1. 适应证 游离足部套状逆行撕脱伤。逆行岛状股前外侧皮瓣适用于膝关节周围软组织缺损的修复。深筋膜部分切除、脂肪修剪后的股前外侧皮瓣更加适用于修复足底。一定厚度的足底对于恢复足的负重功能至关重要。

2. 优缺点

优点：具有供区隐蔽、实用，受区感觉恢复理想的特点。股前外侧皮瓣能够携带深筋膜和部分肌肉，可根据受区缺损情况适当取舍，使患足获得足够的承重和抗剪切能力。深筋膜及脂肪组织部分切除后，可避免皮瓣臃肿等，不需二次整形。

缺点：供区损伤较大。

3. 术前计划 术前以超声多普勒监测皮瓣皮支浅出点，根据受区缺损情况设计皮瓣。

4. 麻醉与准备

麻醉：股神经阻滞或椎管内麻醉。

体位：无特殊要求。

准备（患足准备）：清创，将挫伤较轻的皮肤修剪成有血运的带真皮下血管网的逆行带蒂皮瓣备用。去除部分趾骨。对合并趾骨骨折患者用克氏针固定，对合并脱位患者给予复位并用克氏针固定。解剖胫后血管及足底内、外侧神经，腓浅神经备用。

5. 手术要点

（1）以髂前上棘至髌骨外缘的连线为轴心设计皮瓣。（图 7-23）

（2）自内侧切开皮肤全层，寻找股前外侧皮神经备用。会师法小心解剖出皮支在肌肉走行部分——结扎股外侧肌支，沿降支主干向远端游离足够长度。

（3）深达阔筋膜下，向外掀起皮瓣，仔细寻找辨认皮支血管。一经发现，即在股直肌与股外侧肌间隙找到旋股外侧动脉降支主干，注意其从横支或降支发出的皮支或肌皮支，仔细分离 2～3 支，直至皮支进入皮瓣，必要时保留 0.5cm 肌袖以免肌皮穿支损伤。（图 7-24）

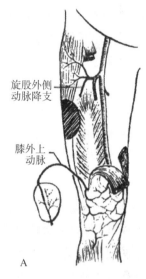
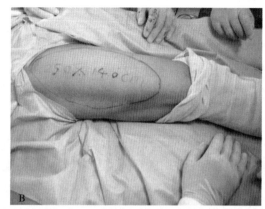

旋股外侧
动脉降支

膝外上
动脉

A

B

图 7-23　皮瓣设计

A.皮瓣切取示意图；B.术前标记

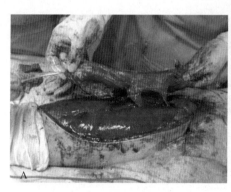
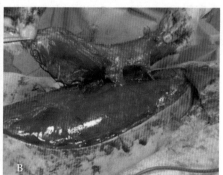

图 7-24　分离皮瓣

A.分离皮瓣，注意保护穿支血管；B.进一步分离皮瓣，此时可清晰看见3支穿支血管

（4）采用会师法完全游离皮瓣，并将股神经股外侧肌支保护于原位。在股直肌营养支发出点以下，切断旋股外侧动脉降支近端主干。根据足底面积及移植后在皮瓣上的对应位置，切除皮瓣上除修复足底部位以外的深筋膜，并适当去除脂肪组织，备用。

转移皮瓣：手术方法和常规吻合血管的股前外侧游离皮瓣相似，不同之处是以膝上外动脉为蒂。从髂前上棘至髌骨外缘做一连线，以此中点为降支第一肌皮动脉穿出点，为了便于逆行翻动皮瓣，应尽量靠上设计皮瓣。牵开股直肌与股外侧肌间隙，保护至皮瓣的第一肌皮动脉穿支，顺旋股外侧动脉降支向膝上外动脉游离，游离至髌骨外上缘时，就能使皮瓣逆行翻转至膝下 10cm 处。然后从发出第一皮动脉的上方，结扎切断旋股外侧动、静脉降支，并用小针、细线将远侧断端缝合固定于皮瓣深面，以防皮瓣旋转过程中牵拉血管蒂，造成供给皮瓣血运的穿支血管损伤。向受区做一宽松隧道，以能容纳两横指为度，然后经皮下隧道向受区转移皮瓣，修复组织缺损。

　　膝关节周围创面：同侧股前外侧皮瓣，切开受区与供区之间的皮肤，通过明道将皮瓣转移至受区；小腿远端创面：对侧股前外侧皮瓣，以交腿皮瓣形式，辅以外固定转移至受区，4～6 周断蒂。若皮瓣切取面积较大，考虑有发生静脉回流障碍时，可在受区寻找一条浅静脉与皮瓣血管蒂断端较粗的静脉吻合，增加静脉回流通道。

　　供区创面小于 $10cm^2$ 者，直接缝合无困难，大于 $10cm^2$ 者，两侧皮缘稍行游离，纵行打数排孔减张，多能顺利完成缝合。

　　（5）创面用中厚皮片植皮。（图 7-25）

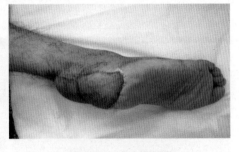

图 7-25　术后效果图

　　6. 术后处理　常规进行抗感染、抗凝、抗痉挛治疗，及时处理血管危象。

　　7. 注意事项　由于手术时间长，故手术应分组进行。足部感觉恢复较慢，3 个月之内不宜负重行走，以预防发生溃疡等并发症。

二、胫前肌瓣移植修复胫骨骨髓炎术

　　胫前外伤后如果损伤严重、继发感染或不正确的处理常导致胫前软组织缺损、骨外露及骨髓炎。但是，在创面上直接植皮不能成活，且骨髓炎不容易控制，传统的治疗方法很难处理。采用胫前肌瓣移植修复创面，既能缩短创面修复时间，尽快恢复肢体功能。骨外露和骨坏死的创面，用皮瓣覆盖后血供丰富，有利于骨折的愈合。

1. 适应证　胫骨前方缺损伴或不伴感染。

2. 优缺点

优点：胫前肌位于胫骨外侧，紧靠胫骨，其血供来自胫前动脉，胫前动脉发出 8 ～ 12 支短小血管，呈阶段性供养胫前肌。血管入肌后分成数支环绕肌肉，形成丰富的血管网，纵向间有小血管互相吻合。切除部分胫前肌肌瓣向内翻转移位外植皮片，损伤小，肌瓣成活率高，可修复较大面积胫前软组织缺损，以最小的损伤及简单的方法达到最有效的治疗结果，Ⅰ期即可完成，术后处理也简单，易于推广使用。

缺点：必须在彻底清创的基础上完成，防止感染复发。

3. 术前计划　掌握合适的手术时机，感染得到初步控制，局部软组织新鲜。

4. 麻醉与准备

麻醉：硬膜外麻醉。

体位：无特殊要求。

准备：大腿根部放置止血带。

5. 手术要点

（1）清创：首先切除溃疡及外露胫骨周围瘢痕，清除髓腔内分泌物及碎骨、死骨，凿除骨外露皮质至出血，反复用 3% 过氧化氢溶液、1‰的氯己定液、生理盐水冲洗伤口，最后用络合碘原液浸泡 3 分钟。

（2）皮瓣：再次消毒、铺巾、换手套。依缺损面积设计肌瓣。（图 7-26）

沿胫骨外侧缘纵向切开皮肤至深筋膜，钝性分离胫前肌后，沿肌肉外侧中间向内纵向切开肌肉到距胫前肌内侧缘 0.6 ～ 1cm 处。保留内侧部分肌肉，并以此为蒂部，向内侧翻转移位胫前肌填充覆盖创面。（图 7-27）

用 3-"0"丝线缝合固定，松止血带见肌瓣血供丰富，彻底止血。骨缺损死腔用该肌瓣给以填塞。取股部中厚皮片移植于肌瓣上，缝合、加压包扎，肌瓣下置引流管，适度加压包扎。（图 7-28）

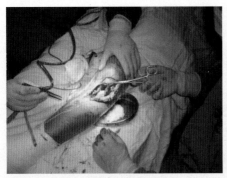

图 7-26　胫前肌瓣的设计

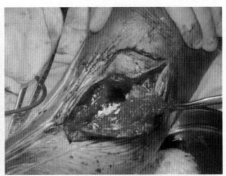

图 7-27　切取肌瓣

6. 术后处理　术后 3 天拔除引流管，术后 8 ～ 12 天打开包扎线。

7. 注意事项　①分离肌瓣时蒂部不要太小，防止肌肉与血管分离，保证肌瓣充足的血供；②固定肌瓣时要松紧适度，防止过度牵拉或扭转，影响肌瓣血运；③肌瓣位于胫骨上缓冲作用小，故包扎要适度，以免阻断肌瓣血运而发生坏死。

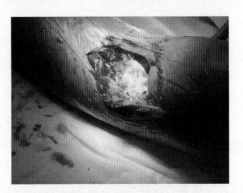

图 7-28　填充肌瓣

三、腓肠神经逆行岛状皮瓣技术

腓肠神经周围有腓肠动脉伴行，该血管除为腓肠神经提供营养外，还供应小腿远 2/3 后侧皮肤，同时与腓动脉之间有广泛的交通支，其最远端的交通支位于外踝上三横指（5 ～ 7cm）。该交通支为远端为蒂的腓肠神经伴行血管皮瓣的血供来源。逆行腓肠神经营养岛状皮瓣术的本质是腓动脉穿支供血的皮瓣。皮神经只是皮肤营养血管链式结构的指引，皮瓣的关键点是穿支血管。粗大恒定穿支多位于外踝上 6cm 左右，再上去穿支就不恒定且细小。

1. 适应证　小腿远端 1/3 胫前、踝关节及足跟部的软组织损伤移动性差，血运欠佳，如果受到外伤后易引起软组织缺损。

2.优缺点

优点：切取容易，不牺牲主要血管，血供可靠，手术方法简单、安全。

缺点：儿童患者不易配合。怀疑小腿软组织继发损伤者。

3.术前计划　皮瓣设计：①旋转点：以外踝上5cm处为皮瓣逆行转移的旋转点。②轴心线：以外踝与跟腱连线中点与腘窝中点的连线为皮瓣的中轴线，即腓肠神经及营养血管的体表投影。③解剖面：在深筋膜与肌膜之间解剖分离皮瓣，皮瓣切取范围上界不超过小腿中上1/3交界以上的部位，内外界不超过小腿三头肌的内外缘。④旋转弧：皮瓣可逆行旋转至小腿下1/3、足踝部及足跟部软组织。

4.麻醉与准备

麻醉：全麻或硬膜外麻醉。

体位：侧卧位或俯卧位。

准备：无特殊要求。

5.手术要点

（1）**设计皮瓣：**以腘窝中点至外踝后缘连线为皮瓣中轴（沿腓肠神经及小隐静脉轴）。皮瓣的旋转点位于外踝上三横指（5～7cm）。测量出旋转点至创面的距离作为蒂的长度，根据创面大小沿皮瓣轴线设计皮瓣（长、宽均比创面大0.5～1cm）。（图7-29）

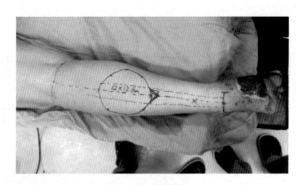

图7-29　皮瓣的设计

（2）**游离皮瓣：**于皮瓣近端深筋膜浅层找出腓肠神经及营养血管、小隐静脉，若皮瓣偏离神经血管蒂，可做适当调整。

根据受区所需蒂长及皮瓣大小在设计皮瓣上缘上方4cm处纵行切开，显露小隐静脉并结扎。标记腓肠内侧皮神经，沿皮瓣外上方切开，寻找并标记腓肠外侧皮神经。根据受区腓浅神经残留情况，将腓肠内、外侧皮神经适当向上延长3～6cm并截断，以便转移后能无张力吻合。由近端向远端深筋膜下分离血管及神经，将小隐静脉及腓肠神经完全包含在皮瓣内。沿设计线切开皮瓣两侧皮肤，深筋膜下分离。（图7-30，图7-31）

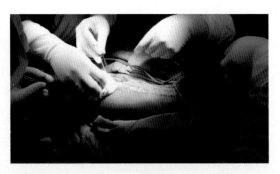

图7-30　切取皮瓣，以缝线缝合皮瓣边缘防止皮瓣分层

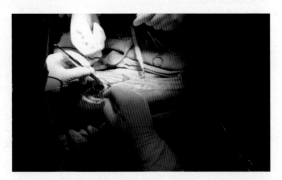

图7-31　继续切取皮瓣，在皮肤边缘之外保留部分筋膜组织

（3）皮瓣与蒂部旋转点之间切开皮肤后，以腓肠神经为中心沿真皮下向两侧分离，蒂宽2～4cm，皮瓣切取范围越大，蒂部宽度也应越大，以增加静脉血液回流。蒂部太宽，组织太多，反而影响皮瓣的旋转，会压迫蒂部，造成静脉血液回流障碍。其实蒂部只要包含腓动脉穿支，蒂部仅2～3cm就足够保证皮瓣的成活。（图7-32）

（4）将皮瓣及神经血管蒂自深筋膜下一并逆行掀起达外踝，在深筋膜下完全游离皮瓣，在外踝上约5cm处的旋

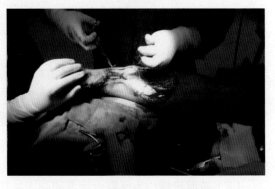

图7-32　切取皮瓣，游离至旋转点

转点旋转180°经明道或皮下隧道转位至受区。皮瓣神经与创面近端皮神经相吻合。供区宽度小于6cm者直接缝合供区，其余供区缝合缩小创面后，取中厚皮片移植修复。（图7-33，图7-34）

6.术后处理　常规进行预防感染、抗凝、抗痉挛治疗，及时处理血管危象。

淤血的处理有三种方法：①皮瓣上小隐静脉与创面处静脉吻合，②在蒂部以远处结扎浅静脉，③放血。对较大的腓肠神经营养血管皮瓣逆行转位时将小隐静脉向近端多分离一些，以便在创面处或远离创面处，用静脉作吻合。

7.注意事项

（1）该皮瓣蒂较宽，不宜经皮下隧道转移，宜切开皮肤及皮下，在蒂表面做游离植皮，以免蒂部受压。

（2）游离蒂部时，宜从后外侧进行，以免损伤远端发自腓动脉的交通支。在超大解剖时要注意从肌膜下进行保留皮瓣的血管网，此外将大的知名静脉（如小隐静脉）从踝上结扎可以减少皮瓣的静脉淤滞。

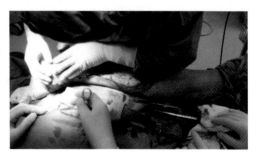

图7-33　皮瓣覆盖缺损区

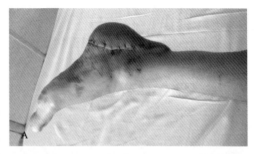

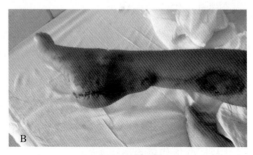

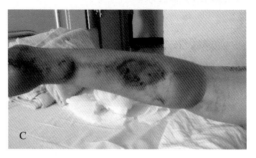

图7-34　术后效果图

A.内侧观；B.外后侧观；C.后侧观

四、胫后动脉穿支蒂岛状皮瓣修复内踝及小腿内侧创面术

深部的肌腱－骨外露不能用一期皮片移植修复，必须选用带血运的皮瓣修复覆盖创面。如何选择与受区皮肤厚薄相当、对供区破坏小且操作简单的皮瓣修复一直受到临床医生的关注。

可根据内踝及小腿内侧创面具体情况分别设计穿支蒂顺行或逆行岛状皮瓣进行修复：以小腿纵行创面距离 3.5cm 为界限，当小腿纵行创面距离小于 3.5cm，则设计胫后动脉穿支蒂的"V"－"Y"顺行推进皮瓣；当小腿纵行创面距离大于 3.5cm，则设计胫后动脉穿支蒂逆行皮瓣覆盖创面。

1. 适应证 内踝及小腿内侧创面伴皮肤软组织缺损。

2. 优缺点

优点：胫后动脉穿支蒂 V-Y 顺行推进皮瓣或胫后动脉穿支蒂逆行皮瓣具有不牺牲主干血管的优点，是修复内踝及小腿内侧不同节段创面的一种简单、有效的方法。

缺点：供区损伤较大。

3. 术前计划 行骨折固定修复重建后，创面均伴有肌腱、骨、血管及神经外露，故一期急诊行胫后动脉穿支皮瓣修复创面。创面内无血管及神经外露者，先采用真空封闭引流（vacuum sealing drainage，VSD）负压吸引，术后 5 ～ 7 天拆除 VSD，采用胫后动脉穿支皮瓣覆盖创面。

术前常规使用超声多普勒在需要解剖的区域确定穿支血管位置，为皮瓣的设计及切取提供依据。

4. 麻醉与准备

麻醉：持续硬膜外阻滞麻醉。

体位：仰卧位。

准备：气囊止血带。

5. 手术要点

（1）清创、骨折固定：受区创面彻底清创，去除患肢污染失活的组织。单纯内踝骨折患者给予空心钉固定，胫骨远端粉碎性骨折患者采用克氏针、空心钉结合外固定支架固定。

（2）顺行及逆行穿支皮瓣的设计、切取及创面的覆盖

1）顺行岛状皮瓣：定位胫后动脉穿支的穿出点，以此穿出点为中心在创面的近端设计"V"形皮瓣，底边为创面的边缘，且底边的长度等于创面的最大宽度，皮瓣的长度约为宽度的2倍（图7-35A）。先切开皮瓣后缘，分离皮肤及皮下组织，在深筋膜层由后缘向前缘分离皮瓣并翻转，在腓肠肌内侧缘与趾长屈肌间隙内找到胫后动脉的穿支。切开皮瓣前缘，注意保护皮瓣边缘的大隐静脉及隐神经（可适当将其向远、近端游离，以避免牵拉张力影响皮瓣推进）（图7-35B）。分离皮瓣，保留胫后动脉的穿支、大隐静脉及隐神经。将皮瓣向创面推移并覆盖，采用3-"0"可吸收线将皮瓣与受区缝合，但应注意皮瓣缝合时应无张力；供区直接缝合（图7-35C）。将皮瓣向创面推移时张力较大，可将皮瓣的穿支血管向主干适当游离，以增加皮瓣的推进距离。

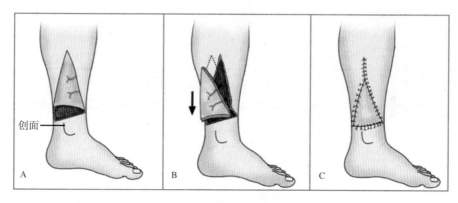

图7-35　顺行岛状皮瓣设计

A. 小腿狭长形的创面，以胫后动脉穿支的穿出点为中心，在创面的近端设计"V"形皮瓣，底边为创面的边缘，且底边的长度等于创面的最大宽度，皮瓣的长度为宽度的2倍；

B. 切开皮瓣后缘，在深筋膜层由后向前分离翻转皮瓣，在腓肠肌内侧缘与趾长屈肌间隙内找到胫后动脉的穿支，切开皮瓣前缘，分离皮瓣，保留胫后动脉穿支、大隐静脉及隐神经，箭头示皮瓣转移方向；

C. 覆盖创面

2）逆行岛状皮瓣：定位近创面胫后动脉穿支的穿出点，而后以此穿出点为皮瓣的旋转点，穿支到创面最远端的距离与到皮瓣近端的距离相等（图7-36A）。

先切开皮瓣的后缘，分离皮肤及皮下组织，在深筋膜层由后缘向前缘分离皮瓣并翻转，在腓肠肌内侧缘与趾长屈肌间隙内找到近创面胫后动脉的穿支，

暴露皮瓣内所有胫后动脉的穿支，除近创面胫后动脉的穿支外，其余穿支用微型血管夹夹闭后松止血带，观察是否影响皮瓣血运，如不影响则结扎（如影响胫后动脉的穿支皮瓣供血，可将其近端的穿支与附近血管吻合以增加皮瓣的血运）。切开皮瓣前缘，分离皮瓣，保留近创面胫后动脉的穿支、大隐静脉及隐神经（图 7-36B）。将皮瓣旋转后覆盖创面（图 7-36C）。取腹部全厚皮片植皮修复供区创面。

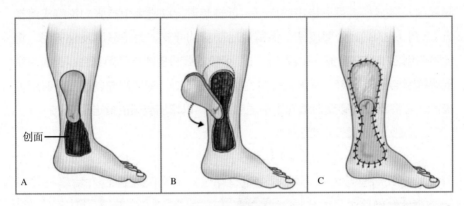

图 7-36　逆行岛状皮瓣设计

A. 创面纵行推进距离>3.5cm，以近创面胫后动脉穿支的穿出点为皮瓣的旋转点，穿支到创面最远端的距离与到皮瓣近端的距离相等；

B. 切开皮瓣的后缘，在深筋膜由后向前分离翻转皮瓣，在腓肠肌内侧缘与趾长屈肌间隙内找到胫后动脉的穿支；切开皮瓣前缘，分离皮瓣，保留近创面胫后动脉穿支，箭头示皮瓣转移方向；

C. 覆盖创面

6. 术后处理　术后予以静滴头孢菌素抗炎；静滴丹参注射液活血，连续 7天；罂粟碱每次 30mg，每 8 小时肌内注射 1 次，维持 4 ～ 5 天；40 ～ 60 W护架烤灯保暖。

密切观察皮瓣颜色、张力、毛细血管反应、皮温等指标。术后 2 周拆线；2 周后行红光收敛伤口、蜡疗改善活动等康复治疗，同时足趾行主动和被动功能锻炼，1 个月后对皮瓣行自黏绷带的加压塑形；术后 2 ～ 3 个月，待胫骨远端骨折稳定后去除外固定支架，行主动屈、伸踝关节训练。

7. 注意事项　术中应精细地锐性分离，避免损伤穿支血管，这是保证皮瓣动脉供血、静脉回流及皮瓣成活的关键。另外，切取胫后动脉穿支皮瓣时，应切断所有的纤维隔；顺行皮瓣仅保留 2 ～ 3 支穿支和支配神经与皮瓣相连，应保证皮瓣向远端推进的距离；逆行穿支皮瓣仅保留离创面最近的穿支，避免存留过多的筋膜，避免旋转时卡压穿支导致皮瓣坏死。

第三节　臀部皮瓣

一、臀部Ⅳ期压疮皮瓣修复的外科策略

根据Ⅳ期压疮的创面渗液状况、窦道和坏死组织是否完整切除、窦道切除后创面的新鲜和无菌程度、骶骨的感染程度和骨感染灶清理的彻底程度，选择手术方式。如果创面处理比较彻底，就可以选择任意皮瓣或者旋转皮瓣。

1. 适应证　臀部Ⅳ期压疮。

2. 术前计划　卧气垫床，常规压疮护理，创面认真清理，保持创面清洁干净，每天清理创面 1 ～ 2 次，或者使用 VSD 技术直至创面脓液清除，渗液基本停止。肉芽达到基本新鲜状态。纠正贫血、低白蛋白血症，控制在正常值的 80% 左右；糖尿病患者的血糖水平需要控制在 8mmol/L 以下；电解质紊乱必须纠正；各种合并症须要得到控制，以达到可以承受麻醉和手术的程度。每一例患者的创面都必须做脓液培养加细菌药物敏感试验，为手术后正确选择敏感有效抗生素做好充分准备。

3. 手术要点

（1）较大创面：创面超过 6cm 建议做臀大肌肌皮瓣或臀大肌肌皮瓣加任意皮瓣转移。可采用双侧臀大肌肌皮瓣修复。压疮 Φ10cm 以内可采用单侧臀大肌下部肌皮瓣修复。Φ6 ～ 10cm 范围内，则必须显露臀下动脉及其分支，以取得较长血管蒂以便于肌皮瓣转位，转位后创面缝合有如乒乓球拍状。"球拍"和"柄"的交界处缝合张力较大，术后须要注意观察。

臀大肌肌皮瓣有内、外侧之分，治疗骶部与坐骨结节的皮瓣选择在偏外侧，治疗股骨大转子部位的皮瓣选择在偏内侧。

手术中一般不须要显露血管蒂，旋转皮瓣的张力越小越好，为避免术中出血，也没有必要显露臀上动脉。皮瓣较大时，对从臀下神经束来的神经分支应

予以保留。

用带臀下动脉的臀大肌肌皮瓣覆盖创面，一般以梨状肌为界将其分为上臀大肌肌皮瓣和下臀大肌肌皮瓣。

（2）较小创面：骶尾部压疮 $\Phi6cm$ 内，显露臀下动脉后，单侧臀大肌肌皮瓣滑行移转即可。选择局部随意转移皮瓣，根据创面大小，保证局部皮瓣蒂部足够宽，在肌肉下潜行分离，皮瓣也足够长。

（3）缺损较大：选用全臀大肌肌皮瓣。

4. 术后处理　①为避免死腔的形成，局部积液诱发再感染，须放置负压引流。②留置尿管，防止尿液污染伤口；保留膀胱冲洗。③大便必须认真对待，决不能让大便污染手术切口。另外，患者应经常翻身，防止肌皮瓣再度受压坏死。

5. 注意事项　按创面大小设计肌皮瓣，尽量减少术后对髋关节功能的影响。皮瓣要无张力缝合。

二、臀部旋转筋膜蒂皮瓣术

骶部压疮采用传统的局部旋转皮瓣修复，在皮下分离，血运较差，容易坏死、裂开、感染，并不适用于较大的压疮。双侧滑动臀大肌皮瓣成形术修复骶尾部压疮，血运、色泽好，但手术操作较复杂，出血较多。还有采用腹部带血管皮瓣修复骶部压疮者，此术式舍近求远，风险较大，且留有腹部瘢痕。

1. 适应证　较难治疗的、脊髓损伤后发生的骶部压疮。

2. 优缺点

优点：皮瓣血供丰富，且手术操作简单。

缺点：如局部软组织僵硬，伴有感染则不适合。

3. 术前计划　设计好转移点、面，做好标记。

4. 麻醉与准备

麻醉：臂丛神经阻滞麻醉。

体位：侧卧位，压疮面积大的一侧在下，健康皮肤较多侧，即供区在上。

准备：先将压疮清创，切除压疮周围边缘硬化的瘢痕组织或坏死组织，直到正常组织，彻底清除压疮内的炎性肉芽组织及坏死组织。

5. 手术要点

（1）**设计臀部筋膜蒂皮瓣**：在压疮旁开 3 ～ 4cm，高于压疮平面约 2cm 处作为皮瓣旋转轴点，用一丝线，一头压在旋转轴点，一头旋转至压疮的最远边缘，此形成的距离，即为旋转皮瓣的长度，压疮的上下界为皮瓣的宽度，比例约 3 : 1，蒂部长 3 ～ 4cm。

（2）**筋膜蒂皮瓣的切取**：在预定皮瓣远端，比原设计皮瓣长度稍长 1cm 处，逆行做臀部筋膜下锐性分离，保留微量肌组织以保持筋膜的完整性，皮瓣完成后，远端明显渗血表示血供良好。

（3）**皮瓣与受区缝合**：把筋膜蒂皮瓣旋转 80°～ 90°，在无张力下缝合。

（4）**闭合供区**：直接缝合，如有张力可做皮下潜行分离。放置胶管负压引流。

6. 术后处理　斜卧位及俯卧位交替翻身，2 ～ 3 天拔除引流，10 ～ 12 天拆线。

7. 注意事项　①切取筋膜蒂皮瓣时，须保护筋膜的完整性，锐性分离，保留微量的肌组织；②为避免在张力下缝合，皮瓣长度应比原设计长度增加 1cm，筋膜蒂皮瓣长度比例以 3 : 1 为宜；③为使供区能较顺利地直接缝合，应取侧卧位，侧卧位时臀部皮肤较松弛，易缝合。

三、臀大肌上部肌皮瓣术

臀大肌是髋外肌之一，位于臀部皮下，形状为不规则方形的扁肌，以短腱起自髂骨臀后线以后的骨面、骶骨和尾骨的外侧面及骶结节韧带，肌纤维向外下方。上份纤维与髂胫束相连，下份纤维止于股骨臀肌粗隆。臀大肌血供主要由臀上动脉和臀下动脉供应。臀上动脉由髂内动脉发出后，经梨状肌上孔穿出至臀部，立即分为深浅两支，深支行经臀中肌深面，分支供养臀中小肌等；浅支主要营养臀大肌，行于该肌深面，发出分支布于臀大肌上份，并有分支与臀下动脉吻合。髂后上棘与股骨大转子连线的中上 1/3 交点为臀上动脉浅支穿出点，该线中 1/3 段为臀上动脉浅支的体表投影。

1. 适应证　骶部压迫性压疮。

2. 优缺点

优点：（1）肌皮瓣不受皮瓣长宽比例限制，可完全游离形成岛状肌皮瓣，转移方便，手术一次完成，较传统皮瓣血运丰富，抗感染力强，愈合快，有利于感染创面的修复，尤其是对深达骨质的压疮的治疗。

（2）臀大肌上部靠近骶骨背面，皮瓣与骶骨创面无正常组织间隔，较其他肌皮瓣转移更为方便，手术创伤小。

（3）对于截瘫患者，切取整个臀大肌肌皮瓣，将使患者丧失伸髋功能，而切取臀大肌上部肌皮瓣，则术后对患者功能影响较小。由于保留其神经支配，使肌皮瓣转移后有一定的深感觉功能，有利于压疮的治疗。

缺点：供区须要另外植皮。

3. 术前计划 对全身营养状况差的患者术前给予输血、白蛋白等营养支持治疗，改善机体状况；根据创面分泌物细菌培养结果及药敏试验选用敏感抗生素。

4. 麻醉与准备

麻醉：腰麻或硬膜外麻醉。

体位：俯卧位。

准备：彻底切除压疮部坏死组织、骶部创面，深达骨质。

5. 手术要点

（1）以臀上动脉降支为轴进行皮瓣设计：标记髂后上棘与股骨大转子尖端的连线（图7-37AB线），以该线为皮瓣设计的纵轴线，即皮瓣切取范围应位于该线的两侧。

皮瓣旋转中心位于连线中上1/3交点（C点），即臀上动脉穿出梨状肌上缘上孔处。

旋转半径（CD）线从旋转中心C到皮瓣最远端D的距离，应等于旋转中心至骶骨创面最远点D'。皮瓣内侧缘应与骶部创面相连，其间无正常组织间隔，这样转移方便，而皮瓣远端大小与形状在旋转后应能较好地封闭创面。

从轴点到皮瓣最远点的距离应稍大于从轴点到缺损最远点的距离。

（2）分离皮瓣：①沿设计线切开臀部外上方皮肤。②在相当于髂后上棘与股骨大转子弧形连线上注意寻找臀大肌与臀中肌间隙，两肌之间为疏松结缔组织，用钝性方法将两者分离，继续用手指在臀大肌深面钝性分离。③掀起臀大肌，能清楚见到 3 ～ 4 支臀上动脉浅支血管走行于肌肉深面，继续用手指在臀大肌深面向皮瓣远侧分离，臀大肌上部纤维移行于髂胫束处与大粗隆间有滑液囊相隔，容易分离。对于从臀下神经来的神经分支应尽量保留不予切断，且尽量将其向近侧游离至臀下神经出口处。④远侧皮瓣切开后，根据血管走行做皮瓣内下方切口，在臀上动脉与臀下动脉之间循肌纤维劈开臀大肌。

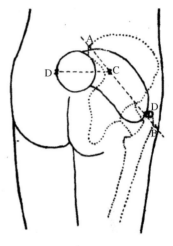

图 7-37　以臀上动脉降支为轴进行皮瓣设计示意图

⑤掀起肌皮瓣，沿肌肉深面血管向内追踪，小心分离臀上动脉浅支血管蒂部，不须暴露臀上动脉主干，以免造成难于控制的出血。⑥做内侧切口，形成以臀上动脉浅支为血管蒂的岛状肌皮瓣。

将肌皮瓣向内旋转 150°修复骶尾部压疮创面。（图 7-38）留置皮片引流。

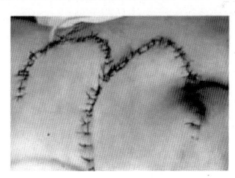

图 7-38　双叶皮瓣修复骶尾部压疮术后观

（3）供区处理：如肌皮瓣供区拉拢缝合困难，可用中厚皮片覆盖，或者设计背臀部"V"–"Y"推进筋膜皮瓣修复继发创面。可于继发创面上方腰部再作辅助切口，与臀部肌皮瓣一起形成双叶瓣。

6. 术后处理　斜卧位及俯卧位交替翻身，2 ～ 3 天拔除引流，10 ～ 12 天拆线。

7. 注意事项　负压封闭引流（VSD）可以使大多数压疮创面坏死组织及

分泌物明显减少，肿胀消退，新生肉芽组织红润有光泽，为臀大肌肌皮瓣修复打下了良好的组织学基础。

对于部分面积相对较小的压疮，只须做外上方及内侧切口，保留内下方不切开。在臀大肌深面钝性分离，找到臀上动脉浅支并将其包含在肌皮瓣内；作皮瓣内侧切口，切断臀大肌在骶骨的附着部分，形成蒂在下方的臀大肌上部肌皮瓣，向内旋转推进修复骶尾部创面。

四、臀大肌下部肌皮瓣术

髂后上棘与坐骨结节连线的上、中 1/3 交界点与大转子尖连线（图 7-39）GB 可作为臀上、下动脉供应范围的分界线。臀下动脉供应范围占臀大肌的下 3/4，面积约为 13cm×10cm。臀大肌下部肌皮瓣的皮肤血供来自臀下动脉的肌皮动脉穿支和肌间隙皮支。臀下动脉有伴行静脉。

1. 适应证 骶尾、坐骨结节、大转子等部位的压疮。

2. 优缺点

优点：属于局部转移皮瓣，手术成功率较高。臀大肌下部肌皮瓣的神经来自臀下神经，随臀下动脉分支走行，于臀大肌深面进入臀大肌下部，不妨碍皮瓣转位。

缺点：供区需要额外的植皮。

3. 术前计划 设计好皮瓣的点、面。

4. 麻醉与准备

麻醉：腰麻。

体位：俯卧位，双髋屈曲。

准备：臀下动脉主干出梨状肌下孔处在体表的投影位于髂后上棘与坐骨结节连线点。此点为旋转中心点 O，O 点至同侧髂后上棘 A 点的距离为 7cm，至股骨大转子上缘 B 点为 8cm，至臀大肌外下缘 C 点为 13cm，至臀大肌内下缘 D 点为 7cm，至对侧髂后上棘 E 点为 12cm，可以据此准确设计出肌皮瓣所能提供的面积，以保证手术顺利进行。（图 7-39，图 7-40）

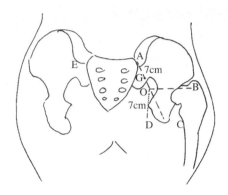

图 7-39　臀大肌下部肌皮瓣设计图

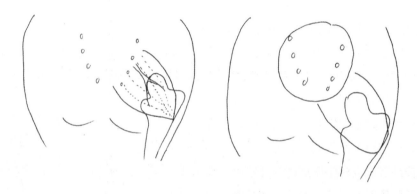

图 7-40　臀大肌下部肌皮瓣转位修复骶尾部压疮示意

5. 手术要点

（1）**骶尾部压疮**：如图 7-39，测量创面横径，沿 GB 线做切口，分离臀大肌上、下部交界肌肉，结扎臀上、下动脉在交界处的肌支，GB 线下以压疮横径为皮瓣的宽度 DC。BC 为皮瓣的远端，组成舌状。先切断臀大肌在大转子处的止点，再沿 DC 切开，横行分离臀大肌下部肌肉并向内上方提起，因臀大肌与臀中肌、臀后诸小肌间有疏松结缔组织，易于进行分离。在梨状肌下孔处游离臀下动脉及其上下两分支，妥善保护。随后将 GB、DC 延长与压疮相连，切断臀大肌在骶尾部起点，乃形成岛状臀大肌下部肌皮瓣，顺时针向创面旋转，一般旋转 120°～180°。将 D 提至压疮对侧上缘。G 点提至压疮同侧上方，间断缝合创缘，放置引流。

如果压疮感染严重，梨状肌有时会受到炎症波及。臀下动脉与周围组织明显粘连。操作时宜小心谨慎，避免损伤。

（2）**坐骨结节压疮**：测量创面的横径与深度，在创面外上方向大转子方向做适当长度切口，创面若较浅小，逆时针旋转即可缝合。但若较深大，必要时切断臀大肌下部在大转子处部分止点，以便使肌皮瓣转位。（图7-41）

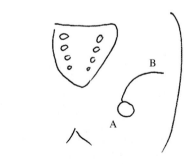

图7-41　坐骨结节压疮的处理
A. 创面；B. 切口

（3）**大转子压疮**：将DC延长与创面相接，切断臀大肌在大转子处止点。逆时针旋转肌皮瓣即可移至创面。（图7-42）

6. 术后处理　术后处理参见本章《臀部Ⅳ期压疮皮瓣修复的外科策略》。

7. 注意事项　骶尾部压疮一般较表浅，手术时创面基底应切削平整，肌皮瓣即可与其下层创面密切结合。而部分坐骨结节及大转子压疮则往往较深。须注意肌皮瓣的足够长度，应使肌肉大出皮瓣数厘米，以供转位后将肌瓣填入创底并加以固定。力求消灭残腔，防止术后发生血肿或感染。

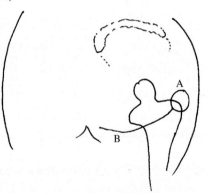

图7-42　大转子压疮的处理
A. 创面；B. 切口

第八章
骨不连

一、骨不愈合处理技术

根据髓内钉动力化后骨折或不愈合部位的机械稳定性和生物学活动，将其分为四种类型：稳定－肥大型，稳定－萎缩型，不稳定－肥大型，不稳定－萎缩型。

治疗这类疾病，须考虑多方面的因素，如骨折初始治疗的方案、畸形的矫正、感染的控制、术后的快速康复等。

治疗骨折不愈合的方法包括髓内钉动力化、接骨板、外固定、更换钢板，辅助治疗措施，如电或超声刺激、自体骨或异体骨植骨、骨形态发生蛋白（BMP）。在伴有节段性骨缺损的患者中，带血管蒂植骨是一个选择。治疗须按个体化进行，须考虑患者的相关个体因素，如年龄、生物学愈合潜力、相关内科疾病、吸烟病史，因此，对任何一个患者而言都没有标准化的治疗方案。

1. 术前计划

（1）在首次治疗骨折时使用静态锁定髓内钉的患者，如出现骨折不愈合，髓内钉动力化是首选的治疗方法。而若首次治疗时不是选择髓内钉，那么推荐使用髓内钉作为治疗骨折不愈合的首选方法。首次使用动力髓内钉治疗而发生骨折不愈合的患者，我们建议更换髓内钉作为治疗的一种选择。

（2）钢板内固定作为较有希望的一种治疗方式，可以作为骨折不愈合的第二选择，可以在不拆除先前髓内钉的基础上增加钢板内固定，且无论植骨与否。

（3）外固定也可以作为治疗的二线选择，主要应用于感染性股骨骨折不愈合和有严重畸形须要矫正的患者。植骨术可以作为其他外科治疗措施的补充技术，特别是初次使用失败的病例。BMP 作为有良好应用前景的骨诱导因子需要更多的临床研究证实其有效性。电刺激和超声可以作为治疗非感染性骨折不愈合的一个辅助或替代治疗措施。

2. 手术要点

（1）**髓内钉动力化技术**：只有稳定－萎缩型才是实施动力化的适应证。而不稳定－萎缩型实施动力化后，并发症的发生率最高，应避免应用。对于肥大型，无论是否稳定，也不建议实施动力化，这是因为肥大型本身即是由骨折端不稳所致，实施动力化后，无疑会使得这种不稳变得更加严重。

（2）**使用髓内钉或更换髓内钉**：应用髓内钉治疗股骨骨折不愈合时无须切开或者只需有限切开即可完成，可以最大限度地保护骨周膜血液供应。髓内钉作为一个负重载荷设备，可以允许负重压力通过骨折不愈合部位。内固定主要依靠在纵向方向上的三个弹力接触点支撑，在早期骨折愈合过程中提供坚强的稳定性。骨折不愈合部位的运动度在髓内钉下得到一定的限制，但并非完全的固定不动。内锁定的髓内钉扩大了髓内钉固定的适应证，它可以用在骨干及干骺端骨折，并为这类骨折提供坚强的内固定，使之能在早期即可进行功能康复锻炼，并且没有钢板内固定的后期应力遮挡效应和螺钉孔压力集中区域再骨折等问题。

扩髓髓内钉被认为会对骨内膜的血运造成一定的损伤。根据骨内膜的血液供应解剖特征，在第一次扩髓时骨内膜的血液供应破坏最为严重。另一方面，扩髓髓内钉上的颗粒上有促进骨诱导成骨的物质，而若在骨折不愈合部位骨内膜有活性，这些物质可以在骨折愈合过程中发挥极其重要的作用。在骨折不愈合部位若骨内膜没有活性，髓内钉上促进骨愈合的颗粒就成为坏死物质，而这有可能成为潜在的感染病灶。

髓内钉治疗骨折不愈合的一个绝对禁忌证是在初期骨折时伴随着严重的软组织损伤和骨髓炎。若前期存在上述情况则行髓内钉固定是可能使现有的感染灶激活或扩散至髓内腔。髓内钉的相对禁忌证为大块的骨缺损需要进行带血管蒂或不带血管蒂的植骨，从而恢复长度和轴线的病例。

额外钢板固定＋开放植骨对肥大性股骨骨折不愈合具有更好的治疗效果。

（3）钢板固定：尽管钢板在治疗骨折不愈合时有失血较多、感染率较高、骨折不愈合、治疗成功率较更换髓内钉低等缺点，但钢板治疗仍是一个有效的方法。钢板固定的适应证包括肥厚性骨折不愈合，近远端骨骺骨折不愈合而使用髓内钉治疗较为困难时。而在萎缩型骨折不愈合的治疗中，钢板内固定可以和植骨相结合。若骨折不愈合部位的畸形较为严重，须要大范围切开复位时，更换髓内钉治疗的优势较钢板固定就不太明显了。

钢板固定的缺点包括：因钢板容易断裂需要限制早期负重锻炼，手术时失血较多，感染可能性较高，对骨折部位的软组织剥离操作可能会进一步损害骨折不愈合部位的血液供应。

保留髓内钉再采用额外的钢板固定也可以取得较高的骨折愈合率。伴有感染的股骨干骨折不愈合，治疗措施包括：在治疗前停用一段时间的抗生素，对感染的骨折不愈合部位进行清创，取出内固定，全身及局部的抗生素治疗，并重新行内固定，在骨折不愈合部位植骨。

（4）Ilizarov 外固定架：主要应用于感染骨折不愈合。优势包括对骨折血运破坏减小到最少，可以在三个方向上对骨折畸形进行矫正，并可以通过植骨及牵引等方法纠正肢体的缩短畸形，稳定牢靠的固定允许患者早期运动及负重。缺点在于不能用于有精神障碍的患者，并且费用较高，手术技巧要求较高，长时间使用可能导致针道感染，在置入固定针时血管神经可能损伤。神经血管损伤在穿透性的内固定针中较容易发生，但在 Ilizarov 外固定架中少见。在其他治疗措施失败时，不取出髓内钉主钉联合 Ilizarov 外固定设备治疗骨折不愈合，其骨折愈合率仍较高。Ilizarov 外固定架还可以治疗髓内钉治疗疲劳骨折后引发的股骨骨折畸形愈合或不愈合情况。

3. 术后处理　保证手术成功的条件很多，但彻底切除软组织瘢痕和硬化骨端，创造一个血运良好的环境是先决条件。切除软组织瘢痕时，切勿损伤邻近重要的血管和神经。切除硬化骨端时常有姑息心理，唯恐切除过多，将导致骨缺损增多，愈合困难。实际上，切除硬化骨质不彻底，反而会使骨折愈合困难，甚至不愈合。因此，硬化骨质必须彻底切除，骨缺损用骨移植修复。

上肢稍有短缩一般不影响功能。因此，上肢长骨骨缺损，常将两骨折端对合、加松质骨移植来解决，不但手术简单，而且愈合可靠、迅速。下肢则应尽量恢复肢体的长度。

取骨、植骨必须严格遵守无菌技术；缝合时如渗血较多，应行负压引流，以防感染。

骨移植后，切口内容增多，缝合时如缝线结扎困难，绝不可在张力下勉强缝合，应当用局部皮瓣转移覆盖创面，皮瓣供区用皮片移植覆盖。

二、椎间盘镜下骨不连清创植骨术

多数骨不连患者经过多次手术，局部瘢痕形成，皮肤条件差，实施切开植骨后皮肤缝合困难或术后皮肤坏死，造成骨质外露，影响骨折愈合。

1. 适应证和禁忌证　骨折术后并发骨不连。椎间盘镜下植骨不适用于较大骨缺损、骨折端髓腔闭塞距离长并严重硬化者。

2. 优缺点

优点：椎间盘镜技术可以通过局部皮肤条件好的部位到达骨不连部位，不受局部皮肤条件的限制。

缺点：当内固定已失效，骨折发生再次移位时，则须要切开植骨重新内固定。

3. 术前计划　术前摄片以准确定位。

4. 麻醉与准备

麻醉：硬膜外麻醉。

体位：根据具体部位决定。

准备：四肢可以安置止血带。

5. 手术要点

（1）应用椎间盘镜的导针穿刺至骨缺损间隙中，然后用套筒逐级扩大。进入椎间盘镜，在电视监控下，用微型剥离器剥离周围骨膜及软组织，用刮匙、髓核钳及骨凿清除骨不连间隙中的纤维组织至对侧皮质，用方形刮匙或方形钻头打通两端髓腔，然后将同种异体骨小块填充髓腔及骨不连周围骨膜下，以填充结实为度。

（2）取出椎间盘镜，缝合切口，弹力绷带加压包扎。

6. 术后处理　术后用石膏外固定，原内固定物稳固者可不用外固定。适当应用抗生素预防感染。术后定期 X 线片检查，并按临床愈合标准进行功能评定，鼓励患者循序渐进地进行功能锻炼。

7. 注意事项　在内固定有效的情况下，对骨不连或术后骨缺损的患者可行椎间盘镜下植骨；如果内固定已失效，在椎间盘镜下植骨后，通过简单的外固定也能达到稳定固定，避免再次行内固定手术。

参考文献

[1] Pyle SC，Marks SL，Kass PH，et al. Evaluation of complications and prognostic factors associated with administration of total parenteral nutrition in cats:75 cases （1994－2001）[J]. J AmVet Med Assoc，2004，225（2）：242–250.

[2] 王穗源，肖扬，童作明，等. 阻挡钉在下肢长骨干骺端骨折中的应用价值[J]. 临床军医杂志，2013，41（2）：157–159.

[3] LT Michael，McCabe，John C，et al. Use of blocking screws in intramedullary nailing of long–bone fractures[J]. Current Orthopaedic Practice，2015，26（1）：56–63.

[4] 杜玉喜，刘年喜，牛智慧，等. LISS锁定钢板和普通解剖钢板修复胫骨近端关节内骨折：最佳植入物选择[J]. 中国组织工程研究，2015（35）：5669–5673.

[5] 朱敏，徐永清，丁晶，等. 一种取滑丝螺钉的方法[J]. 中国骨与关节损伤杂志，2012，27（5）：475–475.

[6] 裘华德. 负压封闭引流技术介绍[J]. 中国实用外科杂志，1998（4）：233–234.

[7] 程永涛，王维，赵岩，等. 外固定支架与有限内固定及负压封闭引流修复Gustilo Ⅱ、Ⅲ型关节骨折：时效性与分阶段概念[J]. 中国组织工程研究，2015（4）：554–561.

[8] 校佰平，李明，张经纬，等. 外固定架更换为内固定治疗Gustilo Ⅲ型开放性胫骨骨折的临床探索[J]. 中国骨与关节损伤杂志，2009，24（6）：497–499.

[9] 梁世昶，张春建，钱金. 手法复位夹板外固定治疗桡骨远端骨折[J]. 湖北中医药大学学报，2013，15（2）：58–59.

[10] 姜自伟，高怡加，罗伟东，等. 黄枫教授手法复位夹板固定治疗不稳定型桡骨远端骨折的经验[J]. 广州中医药大学学报，2012，29（5）：590–592.

[11] 潘桂华，张金标. 椎间盘镜下植骨术治疗骨不连16例疗效观察[J]. 山东医药，2006，46（3）：38.

[12] 张铁良. 如何运用闭合复位技术治疗四肢骨折（上）[J]. 中国骨与关节损伤杂志，2012，27（4）：381–384.

[13] E Guerado，ML Bertrand，JR Cano. Management of calcaneal fractures: What have we learnt over the years [J]. Injury，2012，43（10）：1640–1650.

[14] 王钧，李亚明. 经皮微创锁定加压钢板治疗锁骨骨折[J]. 生物骨科材料与临床研究，2008，5（2）：44–45.

[15] 胡洪军，樊云.经皮微创锁定加压钢板治疗锁骨骨折[J].中国中医骨伤科杂志，2008，16（2）：23.

[16] 吴兴临，张明军，徐鉴，等.保留伸肘装置的后正中入路在肱骨远端骨折应用[C].宁夏医学会第八届骨科学术会议论文汇编.2013.

[17] 徐杏荣，冯万文，李向东，等.经保留伸肘装置的后侧入路手术治疗成人肱骨远端骨折[J].中国修复重建外科杂志，2014（07）：921-922.

[18] 冯万文，韩成相，王小红，等.经保留伸肘装置的后侧入路手术治疗成人肱骨远端骨折[C].第四届长三角地区创伤学术大会暨2014年浙江省创伤学术年会论文汇编.2014.

[19] 沈影超，王强，董启榕.改良双Endobutton技术治疗肩锁关节脱位和锁骨远端不稳定性骨折的肩关节功能评定[J].临床外科杂志，2011，19（11）：56-58.

[20] 彭国常，沈影超，王强.双带祥钢板联合带线锚钉动力性固定Rockwood Ⅲ-Ⅴ型肩锁关节脱位[J].创伤外科杂志，2013，15（4）：362.

[21] 高庆峰，成雪，何耀华.关节镜下双针头定位入路肌腱固定术治疗肱二头肌腱近端病损[J].中华骨科杂志，2014，34（6）：664-671.

[22] 季成，朱六龙，陆凯，等.关节镜下单排法修补肩袖全层撕裂30例分析[J].现代实用医学，2012，24（10）：1112-1114.

[23] 陆伟，王大平，欧阳侃.关节镜下缝合锚钉加骨隧道缝合方法修复肩袖损伤[J].中华手外科杂志，2009，25（6）：335-338.

[24] 陆晴友，王秋根，张秋林，等.肱骨近端骨折的手术治疗[J].中华创伤骨科杂志，2003，5（4）：316-319.

[25] 张飞.AO锁定肱骨近端接骨板治疗肱骨近端骨折[C].全国中西医结合学会骨伤科专业委员会学术年会暨浙江省中西医结合学会骨伤科专业委员会学术年会，2004.

[26] 张晓星，唐康来，陈光兴，等.关节镜下关节囊松解治疗原发性冻结肩的早期临床随访[J].中国矫形外科杂志，2006，14（7）：1291-1293.

[27] 张玉勤.缓解肩部疼痛的注射技术[J].国外医学情报，1984（10）：174.

[28] 张前法，庞清江，黄涛，等.人工肱骨头置换治疗老年肱骨近端骨折[J].中华骨科杂志，2004，24（7）：414-417.

[29] 陈忠义，陈海啸，周晓波.人工肱骨头置换术治疗老年肱骨近端复杂性骨折[J].中华创伤杂志，2008，24（4）：260-262.

[30] Steven S. Goldberg and Louis U. Hemiarthroplasty for the Rotator Cuff-Deficient Shoulder[J]. Surgical Technique. Bigliani J Bone Joint Surg Am. 2009（91）：22-29.

[31] 钱齐荣，吴海山，周维江，等.人工肩关节置换术治疗肱骨近端骨折[J].中国骨与关节损伤杂志，2003（3）：161-163.

[32] 陈志伟，杨乐忠，刘春磊.胸锁关节前脱位和/或锁骨近端骨折的手术治疗[J].中南医学科学杂志，2011，39（1）：62-64.

[33] 王配军，姚忠军，唐杰.改良式张力带法胸锁关节固定术的解剖学基础[J].解剖与临床，2003，8（4）：207-208.

[34] 李新春，李保文，朱晓东.创伤性胸锁关节损伤的诊断及治疗方法的选择（附69例报道）[J].中国矫形外科杂志，2001，8（7）：650-653.

[35] 牟遐平，孔建中.锁骨钩钢板与张力带固定治疗胸锁关节脱位的病例对照研究[J].中国骨伤，2010，13（9）：668-671.

[36] 刘海波，王文礼，叶红武.胸锁关节脱位锁骨钩钢板固定的临床疗效观察[J].中国修复重建外科杂志，2008，22（10）：1193-1195.

[37] 滕范文，张史飞，屠永刚.Kocher入路治疗肘部损伤"三联征"[J].创伤外科杂志，2013，15（2）：182-183.

[38] 蒋协远，李庭，张力丹，等.人工桡骨头置换治疗桡骨头粉碎骨折合并肘关节不稳定[J].中华骨科杂志，2005，25（8）：465-471.

[39] 李庭，公茂琪，蒋协远.关于"人工桡骨头置换在肘关节恐怖三联征中的应用"一文的不同看法[J].中华骨科杂志，2014，34（8）：883-885.

[40] 左玉明，王志强，王月光，等.尺骨冠突骨折的治疗[J].中华骨科杂志，2006，26（6）：366-370.

[41] 王友华，刘璠，周振宇，等.尺骨冠突骨折的分型及治疗[J].中华骨科杂志，2006，26（6）：361-365.

[42] 安康，洪笃开，李文锐，等.肘部联合切口张力带治疗复杂性儿童肱骨髁上骨折[J].中国骨伤，2009，18（5）：550.

[43] 王成琪，郭德亮，张永亮，等.带蒂的桡骨筋膜瓣移植治疗陈旧性舟状骨骨折[J].解放军医学杂志，1987（3）：225.

[44] 张颖，路来金，宫旭，等.舟骨、月骨骨折和（或）脱位的疗效分析[J].中华骨科杂志，2015，35（2）：183-188.

[45] Krimmer H，Schmitt R，Herbert T. Scaphoid fracture-diagnosis，classification and therapy [J]. Unfallchirurg，2000，103（10）：812-819.

[46] 田光磊.用于舟骨骨折的桡骨瓣及其血管[J].中华手外科杂志，2007，23（6）：321-326.

[47] 张景僚，张海瑞，单文涛，等.Herbert 钉内固定联合带血管蒂桡骨瓣植骨治疗陈旧性舟状骨骨折[J].实用医药杂志，2013，30（8）：701-702.

[48] 杨朔，赵红芳，白江博，等.掌侧入路微创治疗舟状骨骨折的研究[J].河北医药，2013，35（10）：1455-1457.

[49] 谢作完，缪心朗.微创切口加Herbert螺钉内固定治疗急性腕舟状骨骨折14例[J].中国中医急症，2011，20（4）：644.

[50] 熊涛，吴煜，沈金明，等.掌侧与背侧经皮入路空芯Herbert螺钉手术治疗新鲜腕舟状骨骨折的临床疗效分析[J].山西中医学院学报，2015（2）：54-56.

[51] 樊建新，毛成鹏，徐景红.保留旋前方肌手术治疗桡骨远端骨折的体会[J].中国骨与关节损伤杂志，2013，28（3）：279-280.

[52] 李军，马保安，龙华，等.桡骨远端关节内粉碎性骨折内外联合固定的手术疗效[J].中国矫形外科杂志，2009，17（8）：593-596.

[53] 宋修竹，顾玉东，贺长清，等.掌部小切口腕管松解术的应用解剖[J].中国临床解剖杂志，1999，17（1）：50-51.

[54] 陈聚伍, 黄宗强, 吴学建, 等. 小双切口治疗腕管综合征15例体会[J]. 中华显微外科杂志, 2005, 28 (8): 270-271.

[55] 张增方, 吴玉仙, 朱朝晖. 经甲下克氏针压迫复位技术治疗Mallet骨折[J]. 中华创伤骨科杂志, 2008, 10 (7): 605-608.

[56] 张文龙, 王玉峰, 王良. 闭合复位克氏针横向固定治疗第5掌骨基底骨折[J]. 中华骨科杂志, 2013, 33 (7): 714-718.

[57] 韦瑛, 欧举胜, 陈宝耀. 经皮针头穿刺切开松解微创治疗弹响指97例[J]. 广西医科大学学报, 2010, 27 (6): 927.

[58] 熊革, 栗鹏程, 薛云皓, 等. 掌腱膜桡侧挛缩的临床特点与治疗[J]. 中华手外科杂志, 2004, 20 (4): 221-223.

[59] 路来金, 杨喜林, 张志新, 等. 手掌腱膜挛缩症的诊断与显微外科治疗[J]. 中华显微外科杂志, 1999, 22 (2): 149-150.

[60] 赵立连, 张耀南, 薛庆云, 等. 经皮针刺筋膜切开术治疗掌腱膜挛缩症短期随访研究[J]. 实用骨科杂志, 2011, 17 (6): 510-512.

[61] 姜育智, 邢新. 细钢丝治疗掌腱膜挛缩症[J]. 中国煤炭工业医学杂志, 2005, 8 (9): 953.

[62] 李中檀, 李炳万, 李锐. 掌腱膜挛缩症术后皮肤坏死及其防治[J]. 解剖与临床, 2005, 10 (4): 281-282.

[63] 李建峰, 赵民, 赵亮. 微型锁定加压接骨板治疗掌指骨骨折[J]. 临床骨科杂志, 2012, 15 (3): 360-361.

[64] 闫祥辉, 王煜, 黄小进. 微型钛板内固定治疗掌指骨骨折[J]. 实用骨科杂志, 2005, 11 (2): 107-108.

[65] 杨国敬, 张雷, 张力成. AO微型钢板与交叉克氏针治疗掌、指骨骨折的疗效对比[J]. 中华手外科杂志, 2006, 22 (1): 40-42.

[66] 邱建忠, 陈勤, 周政, 等. 微型钢板与克氏针内固定治疗掌指骨骨折的临床比较[J]. 四川医学, 2009 (6): 895-896.

[67] 邵云潮. 后路小切口 THA手术技巧. 第四届全国人工关节置换技术规范与新进展学习班, 2013.

[68] 张仲阳, 陈晓华, 付宏伟, 等. 交锁髓内钉在骨折不愈合或骨折畸形愈合中的应用[J]. 青海医药杂志, 2006, 36 (2): 37-38.

[69] 马若凡, 许杰, 刘尚礼. 数字化模板与传统胶片模板术前测量在髋假体精确性选择上的比较研究[J]. 中华关节外科杂志 (电子版), 2008, 2 (4): 420-426.

[70] 黄奎, 彭松明, 张记恩, 等. 全髋关节置换术中恢复双下肢等长和外展偏心距的处理[J]. 生物骨科材料与临床研究, 2013, 10 (2): 10-14.

[71] 曹知贲. 人工全髋关节置换术后双下肢不等长的原因分析及其对策[J]. 中医药导报, 2008, 14 (9): 38-40.

[72] 陈晓东, 崔一民, 沈超, 等. Stoppa入路在髋臼骨折中的应用[J]. 中华骨科杂志, 2011, 31 (11): 1245-1249.

[73] 陈雁西, 梅炯, 毕刚, 等. PFNA治疗股骨转子间伴或不伴外侧壁骨折的疗效分析[J]. 中华骨科杂志, 2012, 2 (7): 614-620.

[74] 连鸿凯，李兴华，王爱国. 经髂腹股沟和Kocher–Langenbeck联合入路治疗复杂移位髋臼骨折[J]. 中华骨科杂志, 2011, 31（11）：1250–1254.

[75] 孙俊英，唐天驷，董天华. 移位复杂型髋臼骨折的手术治疗[J]. 中华骨科杂志, 2002, 22（5）：300–304.

[76] 陆健民，黄富成. 用人工股骨头置换术治疗老年人股骨颈骨折[J]. 上海第一医学院学报, 1984（5）：353–356.

[77] 卢世璧，孙燕群. 无骨水泥固定珍珠面人工股骨头置换术的实验研究[J]. 中华外科杂志, 1989（3）：180–182.

[78] 王宇，王芳，梅继文，等. 表面髋关节置换术中期疗效观察[J]. 山东医药, 2010, 50（48）：79–80.

[79] 许伟杰. 髋臼假体外展角和前倾角与全髋关节置换术后脱位的关系[D]. 吉林大学, 2015.

[80] 蔡春元，张力成，李永奖，等. 全髋关节假体安装参数的优化组合[J]. 中华创伤杂志, 2012, 28（7）：648–653.

[81] Archbold HAP, Mockford B, Molloy D, et al. The transverse acetabular ligament: an aid to orientation of the acetabular component during primary total hip replacement: a preliminary study of 1000 cases investigating postoperative stability[J]. J Bone Joint Surg Br. 2006 Jul;88–B[7]:883–886.

[82] 张志勇，夏庆，邵云潮，等. 骨盆倾斜与髋臼假体方向的关系研究[J]. 中国临床医学. 2014. 21（4）：421–423.

[83] 陈康，黄振飞，崔巍，等. 高位髂腹股沟入路治疗累及四方区髋臼骨折[J]. 中华骨科杂志, 2014, 34（7）：723–729.

[84] 辛景义，曹红彬. 克氏针辅助闭合复位治疗难复性股骨颈骨折[J]. 中华骨科杂志, 2013, 33（2）：708–713.

[85] 赵烽，熊鹰，张武，等. 桥接组合式内固定系统治疗股骨干粉碎性骨折[J]. 中国骨科临床与基础研究杂志, 2013, 5（5）：268–272.

[86] 林杨景，林炎水，蒲静，等. 分体式髌骨爪联合可吸收缝线治疗髌骨骨折的疗效观察[J]. 成都医学院学报, 2013, 8（5）：613–616.

[87] 刘耀辉. 解剖锁定钢板治疗老年股骨远端骨折的疗效[J]. 中国老年学杂志, 2011, 31（24）：4953–4954.

[88] 王永清，高庆，毕红宾，等. 多向锁定带锁髓内钉顺行固定股骨远端骨折[J]. 中华骨科杂志, 2013, 33（1）：44–49.

[89] 康凯，高石军，郑晓佐，等. 单髁置换术治疗中年膝关节内侧间室骨关节炎的中期疗效[J]. 中华骨科杂志, 2014, 34（6）：638–644.

[90] 郭万首，张启栋，刘朝晖，等. 小切口单髁置换术治疗膝关节内侧间室骨关节炎94膝的中短期疗效研究[J]. 中国矫形外科杂志, 2011, 19（17）：1412–1415.

[91] 侯煜，郝艳坤，卜宏建，等. 关节镜下可吸收螺钉内固定术治疗早期前交叉韧带止点撕脱骨折[J]. 河北医药, 2011, 33（5）：702–703.

[92] 戴祝，唐进军，陈志伟. 关节镜下治疗前交叉韧带止点胫骨髁间嵴骨折[J]. 南华大学学报·医学版, 2007, 35（2）：189–191.

[93] 李永刚，陆军，韦继南，等.关节镜下自体六股带骨膜腘绳肌腱四重固定重建前交叉韧带的中期疗效评价[J].东南大学学报（医学版），2012，31（3）：313-317.

[94] 马少波，舒化兴.玻璃酸钠在膝骨性关节炎关节镜清理术后的应用[J].医学信息，2011，24（7）：4581-4852.

[95] 张晋，洪雷，王雪松.基于后十字韧带的膝关节多发韧带损伤两种重建技术的对比研究[J].中华骨科杂志，2013，33（5）：480-486.

[96] 任姜栋，张晓岗，曹力.重度膝关节外翻畸形的全膝关节置换术[J].中华骨科杂志，2014，34（6）：645-651.

[97] 张永刚，李柏辉.无痛膝关节腔穿刺点部位选择分析[J].中国美容医学，2012，21（9）：298.

[98] 朱红，韩咏梅，韩乙庭，等.改良髌下膝关节腔穿刺术在膝骨关节炎中的应用[J].中医正骨，2006，18（7）：8-9.

[99] 郑晓辉，沈泽培，黄枫.经皮微创锁定加压钢板内固定术的临床应用[J].中华骨科杂志，2005，7（6）：515-518.

[100] 王加宽，王峰，陈军，等.膝关节后内侧入路支撑钢板内固定治疗胫骨后侧平台骨折[J].中国骨与关节损伤杂志，2013，28（6）：578-579.

[101] ROBERT T，JOHN J. A Simplified Approach to the Tibial Attachment of the Posterior Cruciate Ligament[J]. Clinical Orthopaedics and Related Research，1990，254：216-219.

[102] 俞光荣，汪文.Pilon骨折治疗方法的选择和疗效评价[J].中华骨科杂志，2007，27（2）：149-155.

[103] 戈涛，张光明，邝炯祥.微创经皮钢板内固定术下运用锁定加压板治疗胫骨远端骨折[J].实用医学杂志，2009，25（5）：680-682.

[104] 朱海涛，王文跃，王俭.外后侧弧形切口双肌间隙入路治疗胫骨后外侧平台塌陷骨折[J].中华骨科杂志，2014，34（7）：703-708.

[105] 冯刚，潘志军，李杭，等.双锁定钢板交叉支撑固定治疗累及后外侧的C3型胫骨平台骨折[J].中华骨科杂志，2014，34（7）：695-702.

[106] 王智，周雪明，刘彬，等.外侧扩大"L"形切口、不植骨、钢板内固定治疗跟骨关节内骨折[J].中国实用医药，2013（16）：29-30.

[107] 高彦军.改良扩大跟骨外侧"L"形切口治疗跟骨骨折疗效分析[J].中华实用诊断与治疗杂志，2011（5）：510-511.

[108] 王海立，王娟，李旭.微创解剖钢板及加压螺栓治疗跟骨毁损性骨折[J].中华骨科杂志，2013，33（4）：310-314.

[109] Benthien，Ross A. The Posterolateral Approach to the Posterior Malleolus: An Alternative Surgical Strategy for Unstable Trimalleolar Ankle Fractures[J]. Techniques in Orthopaedics. 2014，29（1）：8-12.

[110] 何锦泉，马信龙，马宝通，等.距骨合并同侧跟骨骨折的临床特征及疗效分析[J].中华骨科杂志，2013，33（12）：1212-1217.

[111] 陈龙，尹善青，郭晓山.内倾型后踝骨折的诊断与治疗[J].中华骨科杂志，2014，34（4）：454-459.

[112] 王斌，罗毅文，胡年宏. Lisfranc损伤的临床疗效分析及治疗策略探讨[J]. 安徽医药，2013，17（1）：72–73.

[113] 杨兵，江庭彪，韦家宁. 手术治疗Lisfranc骨折脱位临床体会[J]. 实用骨科杂志，2013，19（1）：30–32.

[114] 刘笠，刘涛，任国文. 切开复位内固定治疗 Lisfranc关节损伤[J]. 临床骨科杂志，2012，15（3）：320–322.

[115] 周跃，李长青，王建，等. 椎间孔镜YESS与TESSYS技术治疗腰椎间盘突出症[J]. 中华骨科杂志，2010，30（3）：225–231.

[116] 赵伟，李长青，周跃，等. 经皮椎间孔镜下TESSYS技术治疗腰椎间盘突出症[J]. 中国矫形外科杂志，2012，20（13）：1191–1195.

[117] 刘宪义，李淳德，于峥嵘. 微创TLIF手术治疗腰椎间盘突出症[J]. 脊柱先锋，2010，6（4）：30–32.

[118] 陈长青，申俊生，高锁兰. 显微椎间盘镜治疗腰椎间盘突出症的难点及对策[J]. 华北国防医药，2003，15（1）：34–35.

[119] 吕宏乐，刘全喜，翁习生. 后路显微内窥镜手术治疗腰椎间盘突出症[J]. 中华骨科杂志，2007，24（4）：249–252.

[120] 姜岩，张春霖，钟楚楠. 腰椎后路椎间盘镜的手术技巧[J]. 河南外科学杂志，2006，12（2）：32–33.

[121] 何向阳，李平生. MED椎间盘镜治疗腰椎间盘突出症[J]. 中国骨与关节损伤杂志，2005，20（6）：403–404.

[122] 刘尚礼. 对腰椎后路椎间盘镜技术的一些看法[J]. 中华骨科杂志，2004，24（2）：90.

[123] 谢林，王庚启，康然，等. 全内窥镜下椎板间隙和侧后路技术治疗腰椎间盘突出症[J]. 中国中西医结合外科杂志，2013，19（1）：27–29.

[124] 王运涛，吴小涛，陈辉，等. 内镜下单节段后路腰椎椎间融合术的临床分析[J]. 中华显微外科杂志，2007（30）：413–416.

[125] 王运涛，吴小涛，陈辉，等. 内窥镜下后路腰椎椎体间融合附加单侧椎弓根螺钉固定的临床初探[J]. 中国矫形外科杂志. 2013，20（23）：2113–2116.

[126] 温超轮，李严兵. 徒手腰椎椎弓根钉置入技术的临床应用现状[J]. 临床军医杂志，2011，39（6）：1243–1245.

[127] 许俊杰. 经肌肉胸腰椎椎弓根螺钉置入的微创技术[J]. 脊柱外科杂志，2006（5）：318–318.

[128] Ronald A. Lehman, Daniel G. Kang. The ventral lamina and superior facet rule: a morphometric analysis for an ideal thoracic pedicle screw starting point[J]. The Spine Journal, 2014, 14, 137–144.

[129] 周嗣盛. 单开门颈椎椎管扩大成形术治疗颈椎椎管狭窄症的临床观察[J]. 当代医学，2013，19（2）：301–302.

[130] 顾永杰，胡勇，徐荣明，等. 单开门颈椎椎管扩大成形侧块螺钉结合棘突椎板螺钉内固定治疗颈椎管狭窄症[J]. 临床骨科杂志，2013，16（1）：1–6.

[131] 刘百峰，王晓芳，徐行，等. 颈前路钛网植骨及带锁钢板固定治疗下颈椎骨折[J]. 脊柱外科杂志，2013，11（3）：146–148.

[132] 汪冉，王焰，赵志芳. ACIF 在颈前路减压融合术的应用[J]. 颈腰痛杂志，2012，33（6）：428-431.

[133] 曾小军，施永彦，李安军. 颈前路减压两种术式治疗二或三节段颈椎病的比较[J]. 中国骨与关节损伤杂志，2013，28（1）：4-6.

[134] 顾一飞，杨立利，袁文，等. 颈前路人工椎间盘置换术与颈前路椎间减压融合术后吞咽困难并发症的比较分析[J]. 中国脊柱脊髓杂志，2013，23（1）：25-29.

[135] 王宏，杨群，姜长明. 后路内窥镜下椎间盘切除单枚B-twin融合器植骨融合治疗腰椎间盘突出症[J]. 中国脊柱脊髓杂志，2010，10（6）：453-456.

[136] 郝定均，贺宝荣，周劲松，等. 后路寰椎侧块螺钉结合枢椎椎弓根螺钉治疗寰枢椎不稳[J]. 中华创伤杂志，2005，21（10）：764-767.

[137] 刘景堂，唐天驷，刘兴炎，等. 两种长度的颈椎椎弓根螺钉和侧块螺钉钢板系统的稳定性比较[J]. 中华创伤骨科杂志，2005（4）：349-352.

[138] 李连欣 王永会 郝振海. 切开复位内固定治疗耻骨联合浮动伤[J]. 中华骨科杂志，2014，24（4）:436-440.

[139] 陈红卫，王子阳，黄洪斌，等. 经皮重建钢板与经皮骶髂螺钉固定治疗Tile C型骨盆后环骨折[J]. 中华骨科杂志，2009，29（11）：1019-1022.

[140] Solomon L B, Pohl A P, Sukthankar A, et al. The subcristal pelvic external fixator: technique, results, and rationale. [J]. Journal of Orthopaedic Trauma，2009，23（5）：365.

[141] 潘进社，张英泽，郑占乐，等. 应用入口位和出口位X线监视下经皮微创螺钉内固定治疗骶髂关节骨折脱位[J]. 中国矫形外科杂志，2008，16（18）：1430-1431.

[142] 彭阿钦，潘进社，王庆贤. S1椎弓根截面投影在骶髂螺钉置入中的作用[J]. 中华创伤杂志，2004，20（10）：589-591.

[143] 李明，徐荣明，校佰平，等. 经皮空心骶髂螺钉LX内固定技术的临床应用[J]. 中国骨伤，2008，21（11）：814-817.

[144] 彭朝华，杨彬，杨军，等. 髂骨钉联合椎弓根螺钉固定在腰骶段骨折脱位的初步应用[J]. 中国医药导报，2011，8（14）：44-46.

[145] 郑召民，张加芳，于滨生，等. 髂骨短钉骨水泥强化与长钉的固定强度比较[J]. 中华骨科杂志，2009，29（4）：336-340.

[146] 冯世海，刘群，赵永健，等. 掌背皮神经营养血管蒂岛状皮瓣修复手指深度烧伤[J]. 中华整形外科杂志，2005，21（2）：98-100.

[147] 宋建良，范希玲，吴守成，等. 掌背皮神经营养血管及筋膜蒂逆行岛状皮瓣的临床应用[J]. 中华显微外科杂志，1996，19（3）：176-179.

[148] 吴海钰，贺钊君，步建衡，等. 臂丛及周围神经鞘瘤手术治疗38例[J]. 中国矫形外科杂志，2008，16（13）：966-968.

[149] 杨大平，徐学武，田晓丽. 跨区供血的手部微型岛状皮瓣的设计和应用[J]. 中华整形外科杂志，2001，17（4）：201-203.

[150] 刘伟军，李文翠，王大平，等. 指背动脉蒂逆行岛状皮瓣修复指端皮肤缺损的临床研究[J]. 中国现代医学杂志，2007，（12）：1470-1473.

[151] 宋震坤，姚建民，吴守成，等. 指动脉逆行岛状皮瓣修复63例69指指端缺损[J]. 中华整形外科杂志，2001，17（2）：78-79.

[152] 杜永军，冯祥生，徐国建.指根侧部逆行岛状皮瓣的临床应用[J].中华整形外科杂志2001，17（5）：267-268.

[153] 潘希贵，田万成，管同勋.延长的指动脉逆行岛状皮瓣的临床研究[J].中华整形外科杂志，2004，20（1）：33-34.

[154] 谢松林，唐举玉，陶克奇，等.指固有动脉背侧支为蒂的逆行掌指背筋膜皮瓣的应用解剖[J].中国临床解剖学杂志，2010，28（1）：97-100.

[155] 李建兵，宋建良，姚建民，等.指背静脉动脉化逆行岛状皮瓣修复指端缺损[J].中华整形外科杂志，2002，18（1）：36-37.

[156] 杨大平，徐学武，田晓丽.跨区供血的手部微型岛状皮瓣的设计和应用[J].中华整形外科杂志，2001，17（4）：201-203.

[157] 李建兵，宋建良，吴守成.尺动脉腕上皮支上下行支为蒂的前臂逆行岛状皮瓣修复手部缺损[J].中华整形外科杂志，2004，20（6）：429-431.

[158] 李宗宝，赵风林，吴德富，等.桡神经浅支营养血管蒂逆行岛状薄皮瓣修复手背创面12例[J].中华整形外科杂志，2006，22（6）：476-477.

[159] 刘勇，裴国献，张成进，等.股前外侧皮瓣和腓肠神经营养血管皮瓣联合修复足部套状撕脱伤[J].中华骨科杂志，2006，6（9）：598-600.

[160] 徐达传，钟世镇，刘牧之，等.股前外侧部皮瓣的解剖学一个新的游离皮瓣供区[J].中国临床解剖学杂志，1984，2（3）：158-160.

[161] 张功林，葛宝丰，姜世平，徐达传.逆行股前外侧岛状皮瓣的解剖学基础和临床应用[J].中国临床解剖学杂志，1993，11（2）：138-141.

[162] 田勇.应用胫前肌瓣修复胫骨骨髓炎合并软组织缺损[J].中国骨伤，2006，19（10）：622.

[163] 王云亭，林朋，李子荣.远端为蒂的腓肠神经伴行血管岛状皮瓣修复下肢软组织缺损[J].中华骨科杂志，1999，19（8）：477-478.

[164] 周晓，薛明宇，强力，等.胫后动脉穿支蒂岛状皮瓣修复内踝及小腿内侧创面[J].中华骨科杂，2014，34（8）：824-830.

[165] 凡桂勇，华锦明，田康松.臀部Ⅳ期褥疮皮瓣转移的外科策略[J].中国现代医药杂志，2009，11（9）：6-8.

[166] 陈沐吉，冯伟如.臀部旋转筋膜蒂皮瓣修复骶部褥疮[J].医师进修杂志，2000，23（8）：28-29.

[167] 柏士平，潘拥军，宗艳霞.负压封闭引流结合臀大肌肌皮瓣在骶尾部褥疮修复中的应用[J].中国矫形外科杂志.2012，20（1）：27-29.

[168] 侯春林，包聚良，张文明.臀大肌上部肌皮瓣转移修复骶部褥疮[J].临床应用解剖学杂志，1998，3（2）：84-85.

[169] 陈志峰，黄文铎，王胜标.臀大肌下部肌皮瓣修复骶臀部褥疮[J].中华烧伤整形外科杂志，1991，7（2）：91-93.